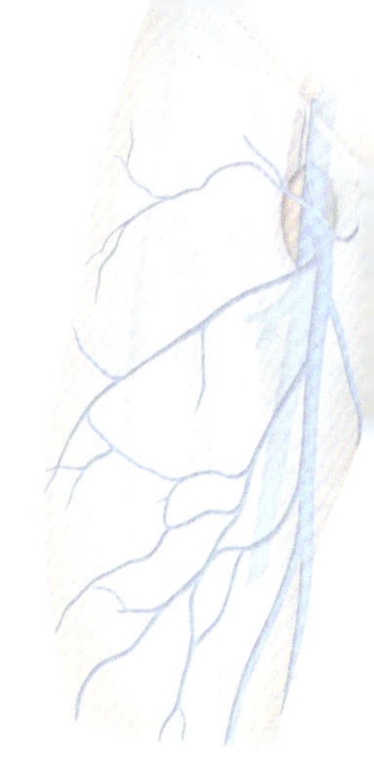

Feridas

Úlceras dos Membros Inferiores

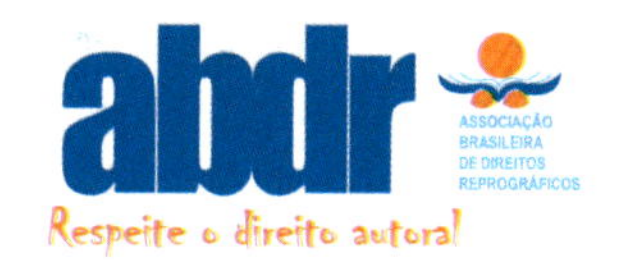

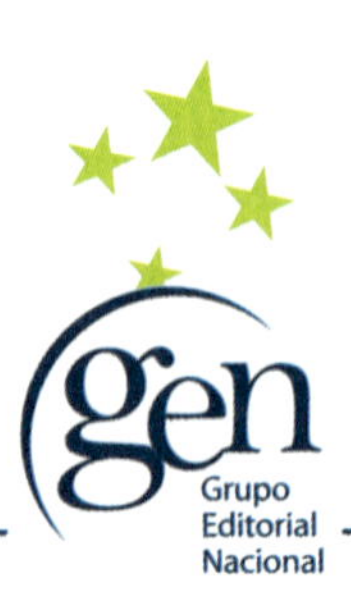

O GEN | Grupo Editorial Nacional reúne as editoras Guanabara Koogan, Santos, Roca, AC Farmacêutica, Forense, Método, LTC, E.P.U. e Forense Universitária, que publicam nas áreas científica, técnica e profissional.

Essas empresas, respeitadas no mercado editorial, construíram catálogos inigualáveis, com obras que têm sido decisivas na formação acadêmica e no aperfeiçoamento de várias gerações de profissionais e de estudantes de Administração, Direito, Enfermagem, Engenharia, Fisioterapia, Medicina, Odontologia, Educação Física e muitas outras ciências, tendo se tornado sinônimo de seriedade e respeito.

Nossa missão é prover o melhor conteúdo científico e distribuí-lo de maneira flexível e conveniente, a preços justos, gerando benefícios e servindo a autores, docentes, livreiros, funcionários, colaboradores e acionistas.

Nosso comportamento ético incondicional e nossa responsabilidade social e ambiental são reforçados pela natureza educacional de nossa atividade, sem comprometer o crescimento contínuo e a rentabilidade do grupo.

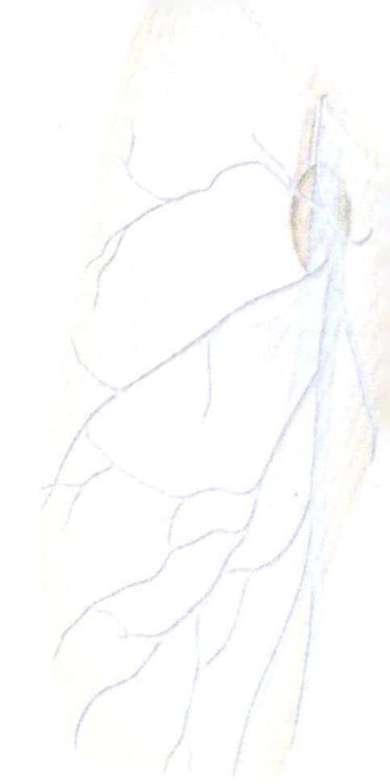

Feridas

Úlceras dos Membros Inferiores

Eline Lima Borges

Enfermeira. Especialista em Estomaterapia pela Universidade de São Paulo (USP). Mestre em Enfermagem pela UFMG. Doutora em Enfermagem pela Escola de Ribeirão Preto – USP. Enfermeira Estomaterapeuta Titulada pela Associação Brasileira de Estomaterapia (SOBEST). Professora Adjunta do Departamento de Enfermagem Básica – Escola de Enfermagem da UFMG. Coordenadora do Projeto de Extensão "Atendimento ao paciente portador de ferida crônica". Coordenadora do Curso de Especialização em Enfermagem Hospitalar – área de concentração Estomaterapia da Escola de Enfermagem da UFMG. Membro da SOBEST.

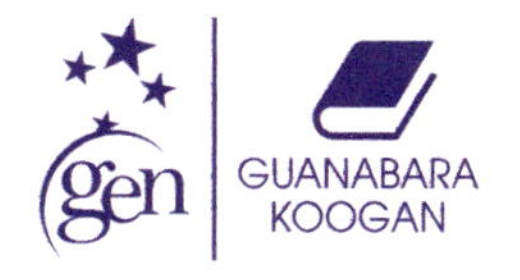

Travessa do Ouvidor, 11
Rio de Janeiro – RJ – CEP 20040-040
Tels.: (21) 3543-0770/(11) 5080-0770 | Fax: (21) 3543-0896
www.editoraguanabara.com.br | www.grupogen.com.br | editorial.saude@grupogen.com.br

- Capa: Editora Guanabara Koogan
Editoração eletrônica: ANTHARES
Projeto gráfico: Editora Guanabara Koogan

- **Ficha catalográfica**

B73f

Borges, Eline Lima
Feridas : úlceras dos membros inferiores / Eline Lima Borges. - Rio de Janeiro : Guanabara Koogan, 2011.

ISBN 978-85-277-2077-9

1. Pernas - Úlceras. 2. Pés - Úlceras. I. Título.

11-7279.

CDD: 616.545
CDU: 616-002.44

Colaboradores

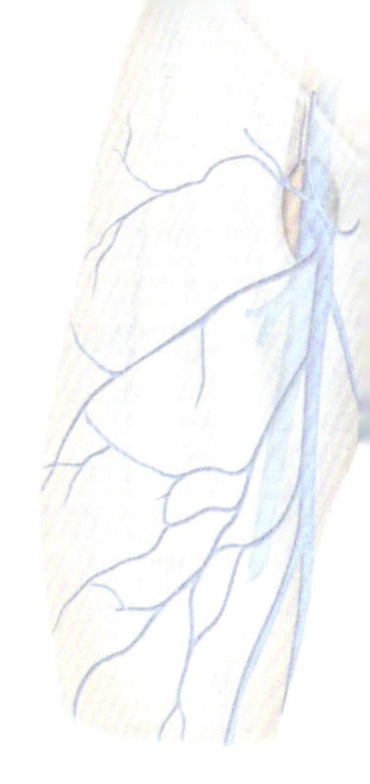

Aidê Ferreira Ferraz

Enfermeira. Doutora em Enfermagem. Professora Associada do Departamento de Enfermagem Básica da Escola de Enfermagem da UFMG.

Antônio Carlos Martins Guedes

Professor Associado do Departamento de Clínica Médica da Faculdade de Medicina da UFMG. Doutor em Dermatologia pela Universidade Federal de São Paulo (UNIFESP).

Daclé Vilma Carvalho

Mestre e Doutora em Enfermagem pela USP. Professora Associada do Departamento de Enfermagem Básica da Escola de Enfermagem da UFMG, onde ministra disciplinas no Curso de Graduação em Enfermagem e na Pós-Graduação.

Elizabeth Geralda Rosa

Enfermeira Estomaterapeuta. Servidora do Ministério da Saúde e da Fundação Hospitalar de Minas Gerais (FHEMIG). Membro da Equipe do Ambulatório do Pé Diabético da Unidade de Referência Secundária – Padre Eustáquio, da Comissão de Assistência aos Portadores de Feridas da Secretaria Municipal de Saúde da Prefeitura de Belo Horizonte e da Equipe Multiprofissional de Terapia Nutricional do Hospital Alberto Cavalcanti da FHEMIG.

Maria Helena Larcher Caliri

Enfermeira Graduada em Enfermagem pela Universidade Estadual de Londrina (UEL). Mestre em Enfermagem pela USP. Doutora em Enfermagem pela USP com Programa "Sandwich" na Universidade de Illinois. Estágio Sênior na Universidade de Michigan – College of Nursing em Ann Arbor para desenvolvimento de atividades de pesquisa. Professora Associada da Escola de Enfermagem de Ribeirão Preto da USP, onde ministra disciplinas na Graduação e na Pós-Graduação. Líder de Grupo de Pesquisa, atuando principalmente nas áreas Úlcera por Pressão, Terapia Tópica para Feridas Crônicas, Prática de Enfermagem Embasada em Evidência, Utilização da Pesquisa na Prática de Enfermagem e Segurança do Paciente. Membro do Conselho Editorial de periódicos nacionais e internacionais de enfermagem. Membro da Wound, Ostomy and Continence Nursing Society (WOCN) e da SOBEST.

Mércia de Paula Lima

Enfermeira Graduada pela UFMG. Docente do Departamento de Enfermagem Básica da Escola de Enfermagem da Universidade Federal de Minas Gerais. Mestre e Doutora em Ciências Biológicas pelo Departamento de Fisiologia e Biofísica do Instituto de Ciências Biológicas da UFMG – área de concentração Fisiologia.

Salete Maria de Fátima Silqueira

Enfermeira. Professora do Departamento de Enfermagem Básica da Escola de Enfermagem da UFMG. Mestre em Enfermagem pela Escola de Enfermagem da UFMG. Doutora em Saúde Pública pela USP – Ribeirão Preto. Coordenadora do Curso de Especialização em Enfermagem Hospitalar da Escola de Enfermagem da UFMG – área Cardiovascular. Membro da Sociedade Brasileira de Cardiologia.

Selme Silqueira de Matos

Enfermeira Graduada em Enfermagem pela PUC-MG. Especialista em Enfermagem Médico-cirúrgica pela Escola de Enfermagem da UFMG. Mestre e Doutora pela Escola de Enfermagem da UFMG. Docente do Departamento de Enfermagem Básica da Escola de Enfermagem da UFMG nas disciplinas Comunicação como Base para Qualidade da Assistência e Estágio Curricular. Coordenadora do Curso de Especialização em Enfermagem Hospitalar – área Transplante de Orgãos e Tecidos. Coordenadora do Colegiado do Curso de Graduação em Enfermagem da Escola de Enfermagem da UFMG. Chefe do Departamento de Enfermagem Básica da Escola de Enfermagem da UFMG.

Vera Lúcia de Araújo Nogueira Lima

Enfermeira. Coordenadora de Enfermagem do Anexo de Dermatologia do Hospital das Clínicas da UFMG. Especialista em Enfermagem ao Portador de Lesões Cutâneas pela PUC-MG. Coordenadora do Setor de Estomaterapia do Hospital das Clínicas da UFMG.

Prefácio

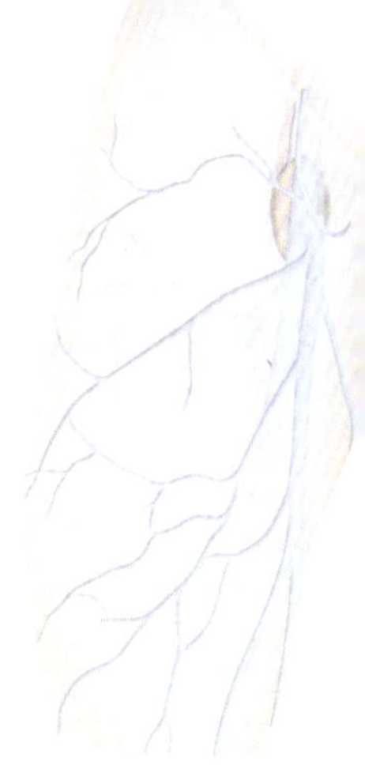

Graças à produção de uma grande diversidade de coberturas que tornaram possível a cicatrização de feridas crônicas – anteriormente consideradas incuráveis –, as últimas décadas foram testemunha de uma formidável transformação nesse tipo de tratamento. O avanço tecnológico impõe aos profissionais da área de saúde grande carga de estudo e dedicação para que se mantenham atualizados. Se, por um lado, a internet facilitou o acesso ao conhecimento produzido, por outro, acelerou o processo de produção e divulgação, o que tornou a atualização uma tarefa hercúlea para os profissionais de saúde.

Expressão do domínio teórico e prático de sua autora, este livro aborda as inovações ocorridas nos últimos anos no manejo das úlceras dos membros inferiores, um grave problema de saúde.

Ricamente ilustrada, esta obra é uma ferramenta segura e efetiva para a ampliação do conhecimento de estudantes e profissionais da saúde, dando suporte técnico às tomadas de decisão durante a assistência aos portadores de úlceras de perna e às pessoas que apresentam risco de desenvolvê-las, ou, ainda, na gestão de serviços voltados a essa clientela.

Entre as úlceras dos membros inferiores, 70 a 90% são venosas, razão pela qual nove dos 14 capítulos da obra foram dedicados a lesões dessa etiologia e a temas relacionados: o Capítulo 1 descreve a anatomia e a fisiologia do sistema venoso dos membros inferiores; o 2 trata, detalhadamente, da insuficiência venosa crônica; o 3 apresenta em pormenores o diagnóstico e o tratamento da dermatite que, frequentemente, está associada às ulceras venosas; o 4 aborda a epidemiologia e a patogênese da úlcera venosa; o 5 enfatiza a necessidade do reconhecimento de processo de malignização de úlceras; o 6 delineia, com propriedade, como deve ser realizada a avaliação do paciente portador de úlcera venosa e quais itens devem ser considerados na avaliação da própria úlcera; o 7 discute o processo de limpeza e apresenta as possibilidades existentes para a terapia tópica das úlceras, com uma explanação da ampla variedade de coberturas atualmente disponíveis, suas indicações e cuidados na sua utilização; o 8 aborda as medidas para melhorar o retorno venoso e prevenir as recidivas, com uma explanação da terapia compressiva atualmente disponível; o 9, por fim, conclui a parte dedicada às úlceras venosas, apresentando a diretriz para o tratamento desse tipo de lesão e as recomendações baseadas em evidências científicas.

O Capítulo 10 apresenta o estudo das úlceras arteriais, abordando a anatomia e a fisiologia do sistema arterial dos membros inferiores, a fisiopatologia e o quadro clínico da insuficiência arterial.

O Capítulo 11 discorre sobre a avaliação do paciente suspeito de ser portador desse tipo de úlcera, bem como as especificidades na avaliação, na prevenção e no tratamento dessas desafiadoras lesões.

O Capítulo 12 é dedicado a outro problema extremamente instigante e desafiador: as úlceras em pés de diabéticos. Primeiro é apresentada a patologia de base, seguida pelos tipos e pela patogênese dessas lesões, a avaliação do paciente diabético e de seus membros inferiores, com destaque para os pés, bem como as recomendações para a prevenção e o tratamento dessas afecções.

O Capítulo 13 constitui uma coletânea de situações reais em que o conteúdo do livro foi aplicado e avaliado. Esses relatos visam à elucidação de dúvidas com as quais os profissionais da área se deparam no seu cotidiano.

O Capítulo 14 aborda, com propriedade, a necessidade, a importância e as características dos registros em saúde, em especial no que se refere ao tema do livro.

Concluindo, parabenizo as autoras pela produção de uma obra que será de grande valia tanto para o ensino quanto para a prática profissional.

Lúcia de Fátima Rodrigues Moreira
Professora Aposentada da UFMG

Apresentação

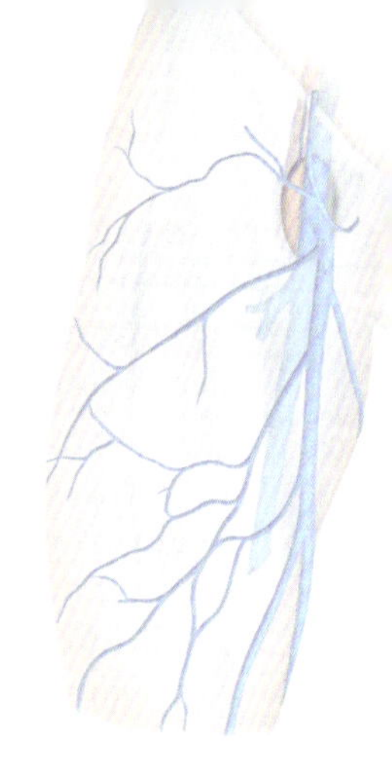

Diversos processos patológicos, incluindo distúrbios e deficiências metabólicas, podem resultar na formação de úlceras na perna ou no pé, e são denominadas úlceras de perna ou de membros inferiores. Alguns autores definem úlcera de perna como ulceração localizada abaixo do joelho, em qualquer parte da perna, incluindo o pé.[1] Em contrapartida, outros autores excluem as úlceras de pé, justificando que as causas associadas a lesões nesse local são habitualmente diferentes das associadas à lesão na perna, com um maior componente arterial do que as úlceras de perna.[2] A úlcera de perna é caracterizada por perda do tegumento, podendo atingir o tecido subcutâneo e os tecidos subjacentes. É causada, geralmente, por disfunção do sistema vascular arterial ou venoso.

De acordo com a etiologia, as úlceras de perna podem ser classificadas como venosas, por insuficiência arterial, neuroisquêmicas, neuropáticas e decorrentes de doença hematológica. A principal etiologia, em muitos países, é a doença vascular periférica de membros inferiores, principalmente a insuficiência venosa.[3]

Como principais causas desse tipo de úlcera, destacam-se a hipertensão venosa crônica, geralmente desencadeada pela incompetência das válvulas do sistema venoso profundo, superficial ou perfurante, e a doença arterial, decorrente da oclusão por aterosclerose, o que resulta em isquemia tecidual. A combinação de hipertensão venosa crônica e doença arterial propicia o surgimento das úlceras mistas. Como causas menos usuais (2 a 5% do total) podem ser citados: neuropatia associada ao diabetes melito, espinha bífida ou hanseníase; vasculite, decorrente de artrite reumatoide, poliarterite nodosa; malignidade, por exemplo, carcinoma de células escamosas ou basocelular, sarcoma de Kaposi e melanoma; distúrbios sanguíneos (policitemia, anemia falciforme e talassemia) e infecção (p. ex., tuberculose, hanseníase, sífilis e micoses).[4]

Em geral, a úlcera de perna está associada a dor e comprometimento da qualidade de vida: a ulceração afeta a produtividade no trabalho, resultando em afastamento da atividade laboral e aposentadorias, além de restringir as atividades da vida diária e de lazer.[5]

Na abordagem ao paciente com úlcera de perna, é importante que o profissional proceda a uma avaliação vascular apropriada que requer observação do estado anatômico e funcional dos sistemas arterial e venoso (superficial, profundo e perfurante), além da verificação de sinais de doença sistêmica. Este é o primeiro passo para obter êxito final; isto é, a cicatrização completa da ferida.

O cuidado a esses pacientes deve ser centrado nas medidas para melhorar o fluxo arterial e o retorno venoso, controlar os fatores sistêmicos e garantir um ambiente adequado na ferida para promover a cicatrização.

Na prática clínica, observa-se que, apesar dos avanços das pesquisas, ainda persistem dúvidas a respeito da melhor terapia tópica para a úlcera de membros inferiores, por exemplo, muitos profissionais afirmam que basta a implementação da terapia compressiva para propiciar a cicatrização das úlceras de etiologia venosa..

Na rede básica de saúde do Brasil muitos pacientes são, periodicamente, avaliados por médicos, sem contar, entretanto, com o acompanhamento do tratamento e da evolução objetiva da cicatrização e dos resultados terapêuticos pela equipe multiprofissional. Essa situação ocorre, em geral, porque os profissionais que tratam dos portadores de ferida crônica, em especial o enfermeiro generalista, provavelmente não têm conhecimento sobre a melhor maneira de avaliar, tratar e acompanhar o paciente com ferida crônica ou, também, porque faltam recursos materiais e humanos para implementar a conduta mais adequada.

O conhecimento produzido sobre esse assunto nas últimas décadas sugere que o sucesso do tratamento da úlcera de membros inferiores está fundamentado na eliminação ou no controle dos fatores sistêmicos e locais que interferem no processo da cicatrização.

A baixa qualidade da atenção à saúde é um desafio que abrange tanto os aspectos da qualidade técnica quanto a qualidade percebida pelos usuários. Entre outros problemas existem a baixa resolutividade dos serviços no nível primário de atenção, a falta de coordenação entre os diferentes níveis de assistência, o uso ineficiente dos recursos e a insatisfação dos usuários com os serviços.[6]

A melhoria da qualidade é possível, e, para isso, deve-se considerar, entre outros aspectos, o desenvolvimento das competências técnicas, clínicas, de saúde pública e administrativas do pessoal de saúde, bem como as habilidades para o trabalho em equipe.[6]

Espero, com esta obra, contribuir para esse esforço de aprimoramento do ensino e da prática clínica.

Eline Lima Borges

Referências

1. Lees TA, Lambert D. Prevalence of lower limb ulceration in urban health district. *Br J Surg* 1992; 79(10):1032-4.
2. Cornwall JV, Doré CJ, Lewis JD. Leg ulcers: epidemiology and aetiology. *Br J Surg* 1986; 73(9):693-6.
3. Margolis DJ, Bilker W, Santanna J, Baumgarten M. Venous leg ulcer: incidence and prevalence in the elderly. *J Am Acad Dermatol* 2002; 46(3):381-6.
4. Motison M, Moffatt C, Bridel-Nixon J, Bale S. A colour guide to the nursing management of chronic wounds. 2 ed., London: Mosby, 1997: 298p.
5. França LH, Tavares V. Insuficiência venosa crônica. Uma atualização. *J Vasc Br* 2003; 2(4)318-28.
6. OMS/OPAS. Atenção primária de saúde nas Américas: as lições aprendidas ao longo de 25 anos e os desafios futuros. *In*: Sessão do Comitê Executivo, 132. Washington: OMS, 2003. 22p.

Sumário

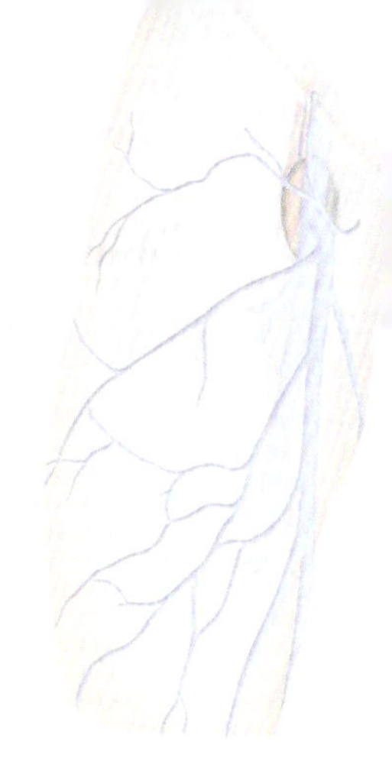

Parte 3 Úlceras de Pé em Diabéticos, *119*

Parte 4 Casos Clínicos, *165*

Parte 1
Úlceras Venosas

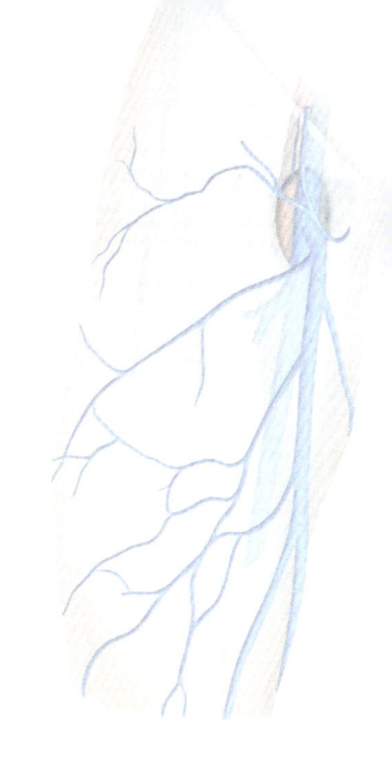

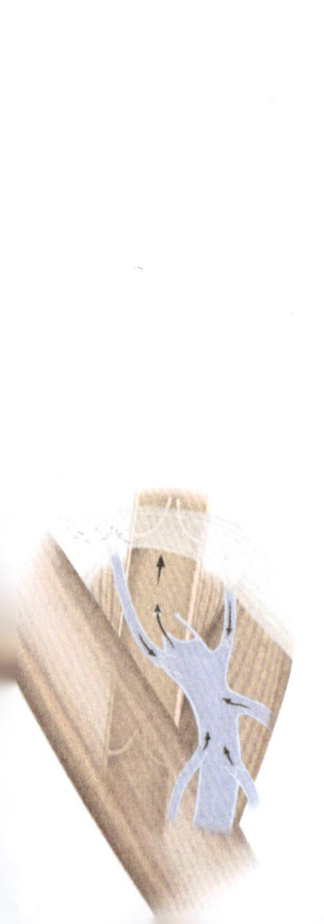

1 Funcionamento do Sistema Venoso

Eline Lima Borges e *Maria Helena Larcher Caliri*

Para compreender as condições que desencadeiam a insuficiência venosa e a formação da úlcera e os princípios para o manejo desses distúrbios é necessário um claro entendimento da fisiologia e da anatomia do sistema venoso normal.

Funcionamento venoso normal

A circulação venosa do membro inferior pode ser dividida em dois compartimentos funcionais. O primeiro envolve a região plantar, denominada "esponja" ou "sola de Lejars", acoplada ao sistema venoso infrapatelar e associada à região da panturrilha, representa o sistema propulsor sanguíneo do membro. O segundo compartimento, que envolve o seguimento da coxa e da bacia, é responsável quase que exclusivamente pela condução ou escoamento do sangue. Danos ocorridos no primeiro compartimento normalmente tendem a ser mais lesivos para o equilíbrio circulatório do membro.[1]

As veias dos membros inferiores pertencem a três sistemas: superficial ou subcutâneo, profundo ou subfacial e comunicante ou perfurante. O primeiro é externo à fáscia do membro inferior, o segundo ocupa posição subfascial e o terceiro comunica os dois primeiros, atravessando a fáscia aponeurótica, como apresentado Figura 1.1.[2–5]

A drenagem do fluxo sanguíneo venoso é centrípeta, aferente e unidirecional ao coração. Do total do fluxo, 85 a 90% do deságue são realizados pelo sistema venoso profundo. Para o sucesso dessa operação, o fluxo tem de vencer a pressão positiva abdominal e a intensa ação da gravidade exercida sobre os membros inferiores, pois o homem é bípede de posição ereta.

Além da função de drenagem, o sistema venoso atua como reservatório sanguíneo e, para isso, as veias abrigam maior volume de sangue do que as artérias, principalmente nas extremidades. Esse volume varia em decorrência da contração ou do relaxamento da musculatura lisa das paredes venosas. O maior volume sanguíneo nas veias ocorre porque:[6]

- as veias são mais numerosas do que as artérias
- no tecido subcutâneo há uma vasta rede venosa superficial que não é acompanhada de artérias

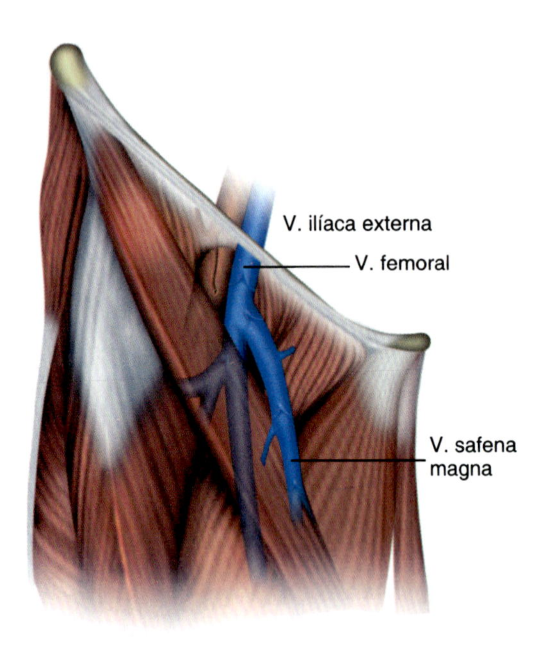

Figura 1.1 Drenagem unidirecional do fluxo sanguíneo.

- na camada muscular, abaixo do joelho, há de modo constante duas veias para cada artéria.

As veias são providas de válvulas de única direção que levam o fluxo de sangue para uma mesma direção – o coração. Esse sistema valvular previne o fluxo de sangue retrógrado e divide o sistema venoso das pernas em pequenos segmentos, produzindo uma força gravitacional mais suportável dentro de cada segmento.[5]

Quando a pessoa está em pé, a pressão que empurra o sangue nas veias dos membros inferiores em direção ao coração não é suficiente para equilibrar a gravidade que força o sangue para baixo, por isso as veias desses membros contêm válvulas para evitar o refluxo de sangue.[7]

O sangue é recolhido dos tecidos para os vasos capilares, as pequenas veias e as vênulas, que o drenam para as veias e o devolvem ao coração. Diversos mecanismos tais como a compressão das veias pela contração do músculo da panturrilha e as variações nas pressões intra-abdominais e intratorácicas estão envolvidos nesse processo.[3]

A pressão venosa na perna é baixa durante a marcha ou o exercício em virtude da ação muscular que comprime as veias, associada ao funcionamento das válvulas que impedem o fluxo retrógrado, determinando que o sangue seja impulsionado no sentido distal-proximal e da superfície para a profundidade.[4] As veias superficiais têm muitas válvulas e são responsáveis pelo transporte do sangue de baixa pressão; mantêm-se fora da fáscia profunda e fazem drenagem no sistema venoso profundo. As veias profundas são responsáveis pelo transporte do sangue de volta ao coração sob pressões maiores e têm poucas válvulas.[7] O sistema superficial e o profundo são ligados por veias perfurantes como apresentado nas Figuras 1.2 e 1.3.

O movimento de contração e relaxamento do músculo da panturrilha e as veias profundas dentro do músculo trabalham juntos para propulsionar o sangue venoso de volta ao coração, esforço colaborativo que corresponde à função do ciclo cardíaco. Durante a deambulação, o músculo da panturrilha contrai e comprime o sangue das veias profundas, de

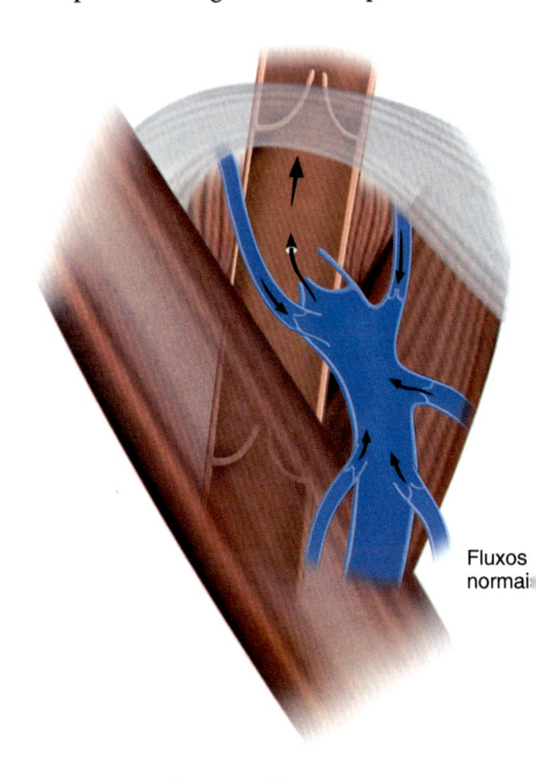

Figura 1.2 Fluxo venoso.

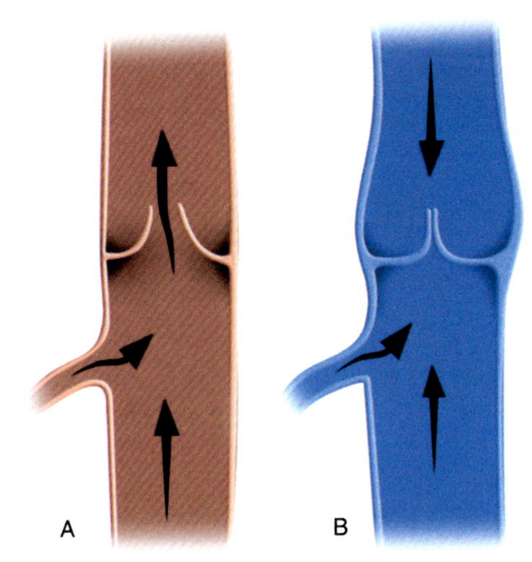

Figura 1.3 A e **B**. Funcionamento venoso com válvulas íntegras. Em A observa-se a válvula aberta.

modo semelhante à contração e ao esvaziamento do ventrículo durante a fase sistólica do ciclo cardíaco.[5]

Enquanto o sangue é bombeado das veias profundas, as válvulas de sentido único das veias do sistema perfurante são fechadas (Figura 1.3B) para evitar o retorno do sangue para as veias superficiais, comparáveis com válvulas do coração, que impedem o refluxo do sangue do ventrículo para dentro do átrio. O músculo da panturrilha relaxa, as válvulas das veias perfurantes abrem e permitem que o sangue do sistema superficial flua para as veias profundas. Isso é análogo ao reenchimento do ventrículo com sangue do átrio durante a abertura da válvula atrioventricular durante a fase diastólica do ciclo cardíaco.[5]

O músculo da panturrilha é o sistema mais importante do membro inferior e é considerado coração da perna. Esse mecanismo é auxiliado pelos músculos do pé e da coxa, que também apoiam o retorno venoso para o coração.[5]

O aspecto da hemodinâmica venosa que merece destaque é o efeito da pressão venosa nos membros inferiores. Em um indivíduo em pé, a pressão média na raiz da aorta é de 90 a 100 mmHg. No tornozelo desse mesmo indivíduo, a pressão atinge valores da ordem de 170 a 180 mmHg, em virtude do acréscimo que faz o peso da coluna de sangue que tem a altura do coração ao pé.[5]

Em repouso, a pressão nas veias profundas dos membros inferiores é de 0 mmHg. A pressão aumenta para 200 mmHg quando a bomba da panturrilha se contrai, conduzindo o fluxo sanguíneo na direção do coração. Durante essa contração, a pressão nas veias superficiais não muda. Quando a bomba relaxa, a pressão nas veias superficiais também não altera, e a pressão nas veias profundas diminui de 0 a 10 mmHg, permitindo ao sangue fluir para dentro do sistema venoso comunicante. A função normal da bomba é confirmada quando a pressão das veias do pé diminui para 90 e 30 mmHg durante exercícios. O relaxamento da bomba da panturrilha, associado ao funcionamento das válvulas, previne a ocorrência de fluxo retrógrado.[8]

A bomba do pé é a única que não requer a contração do músculo para esvaziar o plexo venoso do pé. O caminhar facilita o retorno venoso, pois produz o movimento do tornozelo, que leva à contração e à descontração do tendão de Aquiles, que contrai e relaxa alternadamente o músculo da panturrilha, melhorando o retorno venoso. O esvaziamento das veias do pé é facilitado pela pressão externa originada no momento em que o calcanhar se apoia no chão durante a caminhada.[1,3,5]

Anatomia do sistema venoso

Os sistemas venosos superficial e profundo são compostos por diversas veias. No superficial destacam-se as veias do pé, a veia safena magna, a veia safena parva e as veias das faces posterior e lateral da coxa. No sistema profundo destacam-se as veias do sistema venoso axial do pé e da perna, as veias soleares, as veias gêmeas, a veia poplítea e as veias femorais (Figura 1.4A e B).

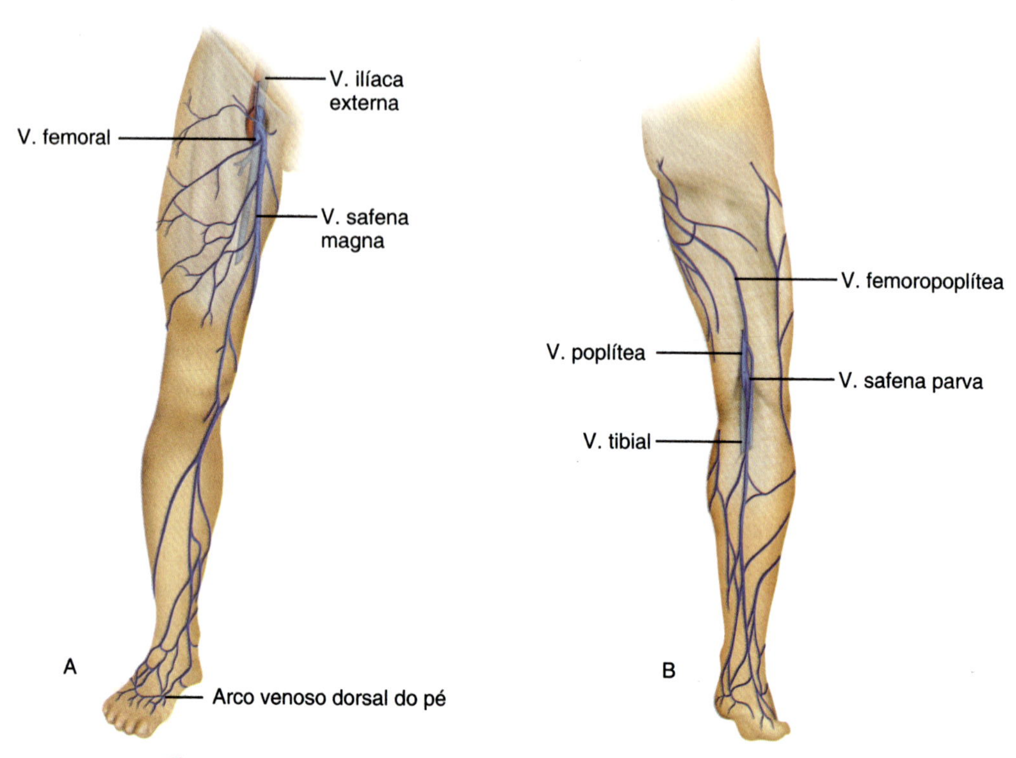

Figura 1.4 Veias do membro inferior: vista anterior (**A**); vista posterior (**B**).

Sistema venoso superficial

Na Tabela 1.1 encontram-se as veias mais importantes que compõem o sistema venoso superficial com a respectiva formação.[2]

A veia safena magna, em virtude da sua distribuição, apresenta variações na sua disposição morfológica das veias varicosas, inclusive nas alterações tróficas no nível do maléolo, uma vez que é nesse local que repercute sobre os tecidos

Tabela 1.1 Veias do sistema venoso superficial e sua formação.

Veia	Formação
Veias do pé	Originam-se de ricos plexos venosos de pequenas veias subcutâneas. O sistema venoso superficial no pé é de importância hemodinâmica maior que o profundo, pois as veias superficiais formam arcos, dispostos um na face dorsal e o outro na plantar. Na região plantar existe uma verdadeira esponja venosa que, durante a deambulação, é pressionada e comprimida pelos movimentos de flexão dorsal e plantar do pé de encontro ao chão, facilitando assim o fluxo venoso. Vale ressaltar que as perfurantes que comunicam os sistemas venosos superficial e profundo comunicam também a rede superficial plantar com a dorsal. Cabe destacar também que, como essas veias são desprovidas de válvulas, a corrente sanguínea se faz nos dois sentidos, embora a drenagem preferencial das regiões superficiais do pé seja feita para as veias safenas.
Veia safena magna	Origina-se na junção da veia marginal medial, oriunda da região plantar. Após a sua formação, a veia safena magna ascende na região do tornozelo, medialmente, em localização constante, pré-maleolar, sempre palpável e muitas vezes visível. Na perna, a veia safena magna ascende verticalmente, na coxa, segue obliquamente na mesma direção do músculo sartório e dos vasos profundos dos quais está separada pela fáscia aponeurótica e pela fáscia subcutânea. A veia safena magna deságua na veia femoral no nível da região inguinal.

(*continua*)

Tabela 1.1 Veias do sistema venoso superficial e sua formação (continuação).

Veia	Formação
Veia safena parva	Originada da união entre o ramo lateral do arco dorsal do pé e a veia marginal lateral, após ser formada, contorna o maléolo lateral, em plano subcutâneo. Nessa localização comunica-se com a veia tibial posterior por meio de importante veia perfurante. À medida que ascende, a veia safena parva segue plano superficial na face posterior da perna, na linha média, penetrando, a altura variável, no compartimento subaponeurótico, situando-se logo abaixo da fáscia aponeurótica até o oco poplíteo. No seu trajeto pela face posterior da perna, recebe vários ramos subcutâneos e emite perfurantes que se lançam nas veias profundas axiais (peroneiras e tibiais posteriores). O término da veia safena parva pode ser alto, na veia femoral; médio, na veia poplítea; ou baixo, nas veias musculares ou axiais da perna.
Veias das faces posterior e lateral da coxa	Nessa região a maioria das veias tem trajeto descendente, desembocando nas safenas e em seus ramos. Ramos venosos subcutâneos procedentes da região glútea ou genital descem obliquamente para alcançar a veia safena magna ou seus ramos, ou, ainda, a veia femoral superficial, onde deságuam.

Tabela 1.2 Veias do sistema venoso profundo e sua formação.

Veia	Formação
Sistema venoso axial do pé e da perna	O sistema axial inicia-se nas veias plantares, que, ao se unirem, formam as veias tibiais posteriores. Na perna também existem as veias peroneais e as veias tibiais anteriores. As veias plantares também se comunicam com as veias pediosas, que se iniciam no pé pela confluência de veias do músculo pedioso com ramos oriundos do arco dorsal superficial do pé. As veias tibiais posteriores são formadas pela união das veias plantares mediais e laterais, no nível da goteira retromaleolar medial e passam pelo plano intermuscular, abaixo da bainha aponeurótica dos músculos flexores. Da união das veias peroneiras com as tibiais posteriores forma-se o tronco venoso tibioperoneiro, no qual desembocam as veias tibiais anteriores, dando origem à veia poplítea.
Veias soleares	A drenagem do músculo solear é feita por veias variáveis em quantidade, disposição e modo de desembocadura. Dois tipos de veias são observados nessa drenagem: as veias curtas, oblíquas e veias longitudinais dispostas em arcadas. As primeiras lançam-se nas veias peroneiras e nas veias tibiais.
Veias gêmeas	Lançam-se na veia poplítea e, não raro, uma delas o faz por tronco comum com a veia safena parva, principalmente a medial. As veias gêmeas recebem perfurantes da panturrilha.
Veia poplítea	Origina-se da junção das veias da perna e termina ao penetrar o anel do músculo adutor, quando passa a chamar-se veia femoral superficial. A veia poplítea ocupa o oco poplíteo, em meio ao tecido gorduroso aí existente, para protegê-la, permitindo o movimento do joelho. Nela desemboca a veia safena parva.
Veias femorais	A partir do anel do músculo adutor e com a denominação de veia femoral superficial, o tronco venoso axial ascende obliquamente pela coxa. A veia femoral passa a se chamar veia femoral comum, após receber a veia femoral profunda o que ocorre aproximadamente a 8 cm da arcada crural. A junção da veia femoral superficial com a femoral profunda corresponde à projeção da veia safena magna. Os dois vasos estão separados pela fáscia aponeurótica e por estruturas musculares, como o costureiro. A partir da região poplítea, o sistema venoso axial do membro inferior abandona a sua habitual duplicidade, isto é, após a veia poplítea, em direção cefálica, há apenas uma veia para cada artéria na maioria dos indivíduos.

a maior hipertensão venosa, que varia também de acordo com a disposição das perfurantes incompetentes no terço distal da perna.

Sistema venoso profundo

O sistema venoso profundo é constituído pelas veias subfasciais e drena 85 a 90% do sangue dos membros inferiores por intermédio de veias axiais, também chamadas de intermusculares, situadas entre grupos musculares. Essas veias, distalmente à veia poplítea, são duplas, margeando a artéria homônima que se situa entre elas. Somente a partir da veia poplítea o sistema venoso profundo torna-se singular, embora possa ser encontrada duplicidade transitória da veia poplítea e, mais frequentemente, de veia femoral. Na Tabela 1.2 estão apresentadas as veias consideradas de maior importância para o sistema venoso profundo.[2]

Pacientes que permanecem imóveis por longos períodos ficam sem o funcionamento dos músculos do pé e da panturrilha, reduzindo, assim, a eficácia do retorno venoso e propiciando o risco de desenvolver a trombose da veia profunda.[1]

Referências

1. Thomas JB, Thomas YC. Úlceras venosas dos membros inferiores. *Ars Cvrandi* 1993; 26(6):136-72.
2. Garrido MBM. Anatomia médico-cirúrgica do sistema venoso dos membros inferiores. *In*: Maffei FHA. *Doenças vasculares periféricas*. 2 ed., Rio de Janeiro: Medsi, 1995:745-770.
3. Morison M, Moffatt C, Bridel-Nixon J, Bale S. *A colour guide to the nursing management of chronic wounds*. 2 ed., London: Mosby, 1997. 298p.
4. Fonseca PF. Úlceras de membros inferiores. *In*: Fonseca PF, Rocha PRS. *Cirurgia ambulatorial*. 3 ed., Rio de Janeiro: Guanabara Koogan, 1999:332-348.
5. Doughty DB, Waldrop J, Raimundo J. Lower-extremity ulcers of vascular etiology. *In*: Bryant RA. *Acut and chronic wounds: nursing management*. 2 ed., St. Louis: Mosby, 2000:265-300.
6. Lopes OU. Fisiologia do sistema vascular aplicada ao estudo das doenças vasculares periféricas. *In*: Maffei FHA, Lastória S, Yoshida WB, Rollo H. *Doenças vasculares periféricas*. 2 ed., Rio de Janeiro: Medsi, 1995:1003-1011.
7. Willians C. Tratamento de úlceras venosas nas pernas. *Nursing Lisboa* 1996; 105:28-34.
8. Falanga V. Venous ulceration: assessment, classification, and management. *In*: Krasner D, Kane D. *Chronic wound care: a clinical source book for healthcare professionals*. Waynes: Health Management Publications, 1997:165-171.

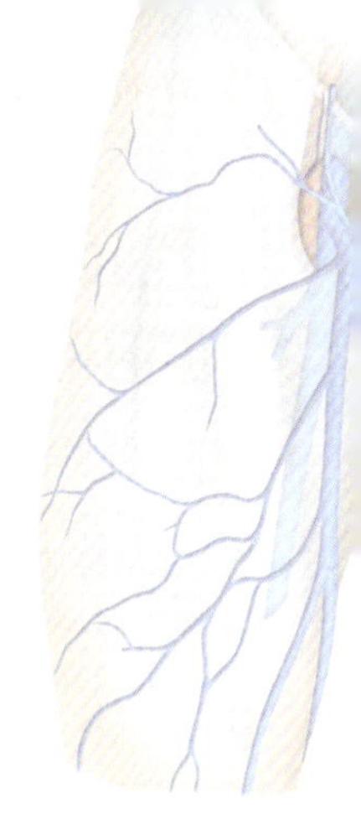

2 Insuficiência Venosa Crônica

Eline Lima Borges e *Maria Helena Larcher Caliri*

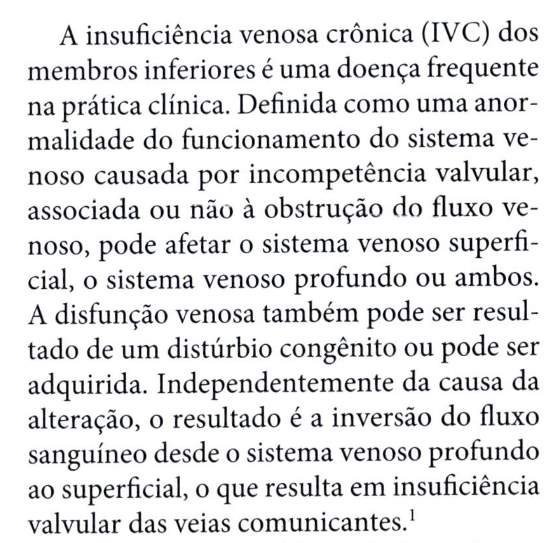

A insuficiência venosa crônica (IVC) dos membros inferiores é uma doença frequente na prática clínica. Definida como uma anormalidade do funcionamento do sistema venoso causada por incompetência valvular, associada ou não à obstrução do fluxo venoso, pode afetar o sistema venoso superficial, o sistema venoso profundo ou ambos. A disfunção venosa também pode ser resultado de um distúrbio congênito ou pode ser adquirida. Independentemente da causa da alteração, o resultado é a inversão do fluxo sanguíneo desde o sistema venoso profundo ao superficial, o que resulta em insuficiência valvular das veias comunicantes.[1]

Na doença venosa, há insuficiência do sistema venoso (profundo, superficial ou perfurantes) e, geralmente, também há incompetência na bomba do músculo gastrocnêmio (músculo da panturrilha). Esse comprometimento promove a manutenção da pressão venosa elevada durante a deambulação ou os exercícios, propiciando a ocorrência de fluxo retrógrado.

A insuficiência venosa determina hipertensão venosa, que se caracteriza pela presença, nos membros inferiores, de modo isolado ou associado, de veias varicosas secundárias, edema e alterações tróficas cuja expressão máxima é a úlcera de estase. O edema é mais frequente na região distal da perna e desencadeado ou agravado pelo ortostatismo prolongado. Entre os distúrbios tróficos destacam-se dermite ocre, eczema, angiodermite purpúrica, celulite endurativa, crises de linfangites, hipodermite ou dermatoesclerose e úlcera, esta última geralmente de localização mais comum na face interna do terço inferior da perna.[2–4]

A IVC é um problema de saúde comum na população e aumenta com a idade, com incidência de aproximadamente 5,9% nos países industrializados. Nos EUA, mais de 7 milhões de pessoas são afetadas por esse agravo, causa de 70 a 90% de todas as úlceras de membros inferiores.[5]

Embora a IVC acometa os adultos jovens, a sua prevalência é maior na população idosa. Para a população de norte-americanos com idade superior a 65 anos é estimada uma taxa de 22% para o ano de 2030. Na Europa, em adultos entre 30 e 70 anos de idade, 5 a 15% apresentam IVC. O número exato de úlceras venosas é desconhecido, mas sua prevalência é de aproximadamente 1% no mundo ocidental.[6,7]

Fisiopatologia da insuficiência venosa

O mecanismo patológico básico para a IVC e ulceração é a hipertensão venosa, geralmente causada por um ou mais fatores como: obstrução, que impede o fluxo; incompetência valvular, que permite o fluxo retrógrado; e falência do músculo da panturrilha, que resulta em esvaziamento incompleto.

A causa mais comum da obstrução do fluxo é a trombose venosa profunda (TVP) ou síndrome pós-trombótica. A TVP está presente em aproximadamente 75% dos pacientes com IVC.

Outras condições predisponentes que desencadeiam a hipertensão venosa são múltiplas gravidezes, edema, obesidade, ascite, anomalia congênita, traumatismos graves na perna ou tumores, insuficiência cardíaca congestiva e estilo de vida ou trabalho sedentário, o que predispõe à permanência na posição de pé ou sentada por muitas horas sem alternar com a deambulação. O surgimento da úlcera venosa é o auge de uma cascata de eventos deletérios e do fracasso das condutas para controle efetivo da hipertensão venosa.[5]

Na posição ortostática, em repouso, a pressão venosa no terço inferior da perna é semelhante à do indivíduo normal, do indivíduo com varizes do sistema venoso superficial sem acometimento do sistema venoso profundo e do paciente com insuficiência do sistema venoso profundo.[8]

Com o exercício – marcha, por exemplo –, a pressão não reduz muito no paciente com varizes do sistema venoso superficial e permanece a mesma de repouso no paciente com insuficiência do sistema venoso profundo.[8]

Quando as válvulas das veias perfurantes se tornam incompetentes, a pressão de retorno é transmitida diretamente para o sistema venoso superficial, revertendo o fluxo, danificando mais vasos distais e, eventualmente, levando à formação de veias varicosas (Figura 2.1). As válvulas danificadas

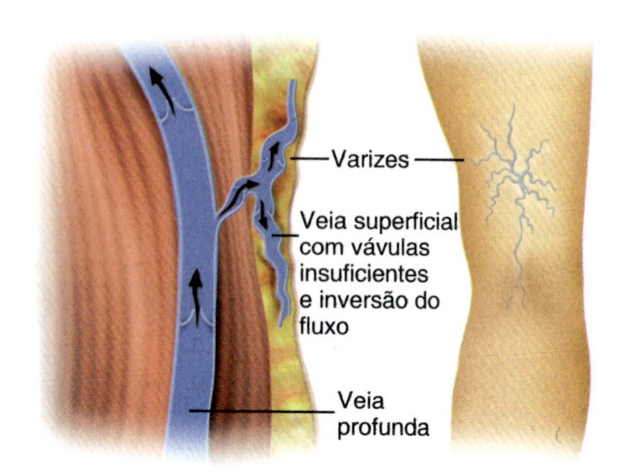

Figura 2.1 Inversão do fluxo sanguíneo do sistema venoso e formação de varizes.

nas veias profundas e perfurantes constituem uma das causas da hipertensão venosa crônica nos membros inferiores, com uma pressão de retorno alta, o que provoca estase venosa e edema.

Quando ocorre a obstrução e o prosseguimento do fluxo é prejudicado, as veias distais obstruídas tornam-se distendidas e a pressão venosa aumenta, resultando em estase venosa. A gravidade da obstrução venosa e da estase formada é determinada pela extensão anatômica comprometida com a obstrução venosa e o desenvolvimento de circulação colateral.[5]

As causas da incompetência valvular não são completamente conhecidas. Há uma teoria de que folhetos valvulares são danificados por distensão venosa, hipertensão venosa, trombose venosa profunda ou agenesia valvular.[5]

As causas de falência do músculo da panturrilha também não são completamente entendidas, mas são, no entanto, relacionadas com inatividade, anormalidades neuromusculares ou mudanças musculoesqueléticas associadas ao envelhecimento, artrite ou um estilo de vida sedentário. Quando o músculo da panturrilha não consegue esvaziar completamente as veias durante a deambulação, o sangue começa a acumular e inicia-se a hipertensão venosa.[5]

As úlceras venosas originam-se como consequência de processos patológicos prévios que já tenham lesionado irreversivelmente o sistema venoso, principalmente o profundo.

As distrofias ulcerosas decorrentes da disfunção primária das veias perfurantes, acompanhadas ou não de transtornos funcionais valvulares das junções safenofemoroiliais, somente em condições excepcionais é que levam ao desenvolvimento de modificações importantes na arquitetura do membro e promovem o surgimento de ulcerações de grande magnitude.[9]

Alterações decorrentes da insuficiência venosa

Em 1995, foi criada uma classificação para a doença venosa crônica como resultado de um consenso de especialistas de vários países, realizado em fevereiro deste ano. Essa classificação, denominada CEAP, é composta de três partes e tem por finalidade pontuar o comprometimento do sistema venoso e suas manifestações. A primeira parte refere-se a classificação e aborda os sinais clínicos (C), a etiologia (E), a localização anatômica (A) e a fisiopatologia (P).[10]

Os sinais clínicos (C) são avaliados em uma variação de C_0-C_6, em que C_0 representa a inexistência de sinais clínicos; C_1, presença de telangectasias ou veias reticulares; C_2, presença de veias varicosas; C_3, presença de edema; C_4, alterações que ocorrem na pele e no subcutâneo (hiperpigmentação, eczema, lipodermatoesclerose); C_5, além das alterações de C_4, apresenta úlcera cicatrizada; e C_6 apresenta alterações de C_4 e úlcera ativa.[10]

A etiologia (E) está diretamente relacionada com disfunção venosa, que pode ser congênita (E_C), primária (E_P) ou secundária (E_S). Os problemas congênitos podem ser aparentes ao nascimento ou manifestar-se mais tarde. Os primários não têm causas determinadas e os secundários são decorrentes de condições adquiridas como pós-trombose ou pós-traumatismo.[10]

A classificação anatômica (A) descreve a extensão anatômica da doença venosa, se em veia superficial (A_S), profunda (A_D) ou perfurante (A_P). A doença pode comprometer um, dois ou todos os sistemas.[10]

Tabela 2.1 Classificação para a doença venosa crônica – CEAP.

Sinais clínicos (C)		Etiologia (E)		Localização anatômica (A)		Fisiopatologia (P)	
C_0	Inexistência de sinais clínicos	E_C	Congênita	A_S	Veia superficial	P_R	Refluxo
C_1	Telangiectasias ou veias reticulares	E_S	Secundária	A_D	Veia profunda	P_O	Obstrução
C_2	Veias varicosas	–	–	A_P	Veia perfurante	$P_{R,O}$	Refluxo e obstrução
C_3	Edema	–	–	–	–	–	–
C_4	Hiperpigmentação, eczema, lipodermatoesclerose						
C_5	Hiperpigmentação, eczema, lipodermatoesclerose; úlcera cicatrizada		–		–		–
C_6	Hiperpigmentação, eczema, lipodermatoesclerose; úlcera ativa						

Quanto à fisiopatologia, os sintomas e os sinais clínicos da disfunção venosa podem resultar de refluxo (P_R) decorrente da insuficiência valvular, obstrução (P_O) ou ambos ($P_{R,O}$).[10]

Outros sinais decorrem da hipertensão venosa, tais como: surgimento de área brilhante na região do tornozelo ou distensão das pequenas veias na porção média do pé, quando as válvulas das perfurantes do tornozelo e parte inferior da panturrilha são incompetentes e atrofia da pele ou adelgaçamento da derme decorrentes da deficiência de fornecimento de sangue, tornando a pele suscetível ao trauma[11]. As alterações são mais graves nos pacientes com insuficiência do sistema venoso profundo do que nos que apresentam insuficiência do sistema venoso superficial.[8]

Veias varicosas

As veias varicosas, também denominadas varizes (Figura 2.2A e B), definidas como veias do subcutâneo dilatadas, tortuosas, palpáveis, normalmente com mais de 4 mm^2, são encontradas em 10 a 20% da população adulta. O aparecimento de varizes na infância faz supor angioplasia congênita, e em indivíduos mais idosos poderá ser resultado de síndrome pós-trombótica muitas vezes não diagnosticada, ou a evolução natural da afecção varicosa.[3,4]

A profissão constitui um dado importante a ser considerado nesse caso. Por isso, profissionais como enfermeiros, professores e vendedores, que permanecem de pé por longos períodos, são considerados potencialmente sob risco.[4]

A presença de veia varicosa é um dos primeiros sinais de hipertensão venosa dos membros inferiores e geralmente resulta de danos das válvulas venosas, os quais podem ser congênitos ou adquiridos. Como resultado desses danos, a rede venosa superficial é exposta à pressão muito superior à normal (superior a 90 mmHg em vez de 30 mmHg). As veias superficiais, especialmente as relativamente finas, tributárias das veias safenas magna e parva, tornam-se dilatadas, alongadas e tortuosas.[4]

Aproximadamente 3% dos pacientes com varizes desenvolverão úlcera venosa, mas nem todos os pacientes com úlcera venosa têm veias varicosas. Portanto, não é claro se veias varicosas e úlcera venosa são simplesmente condições associadas a uma etiologia comum ou se veias varicosas são fatores predisponentes para a úlcera venosa.[4]

A hereditariedade ou a tendência familiar é considerada também fator predisponente das veias varicosas. Segundo a maioria dos autores, ela está presente em 65% das varizes primárias, principalmente nas de herança materna. Quanto ao sexo, já é conhecida a maior incidência das varizes entre as mulheres. Os distúrbios neuroendócrinos têm participação importante na etiopatogenia das varizes primárias, e a alta frequência das tromboses venosas obstétricas explica a alta incidência da síndrome pós-flebítica no sexo feminino.[3]

Alguns pacientes podem apresentar telangiectasia, caracterizada pela confluência de vênulas intradérmicas dilatadas com calibre inferior a 1 mm, veia reticular, conceituada por veia azulada, subdérmica, com calibre de 1 a 3 mm, geralmente tortuosa (Figura 2.2C). O profissional deve ter cuidado para não considerar as veias normais, visíveis em pessoas com pele fina e transparente como veia reticular.

Definidas como veias do subcutâneo dilatadas, tortuosas, palpáveis, normalmente com mais de 4 mm^2 (Figura 2.2A e B), as veias varicosas constituem um dos achados físicos mais comuns em associação à úlcera venosa

Edema

O edema nos membros inferiores é um achado comum nos pacientes com doença venosa e pode estar presente em diferentes

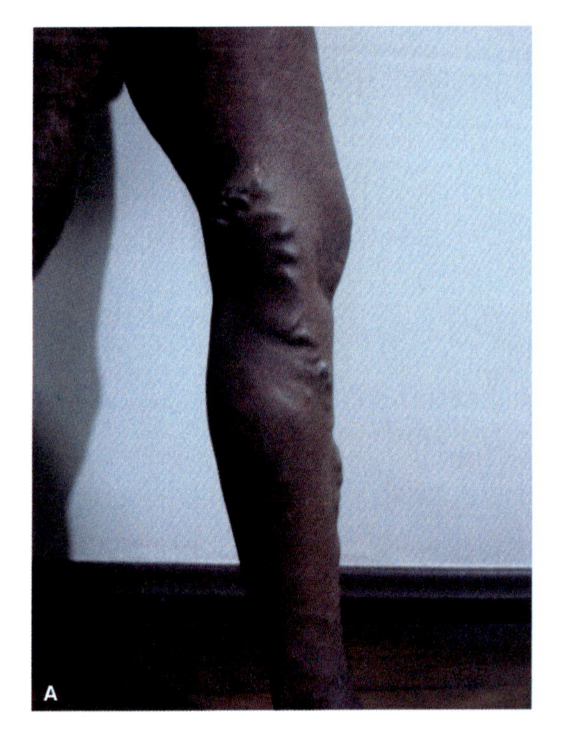

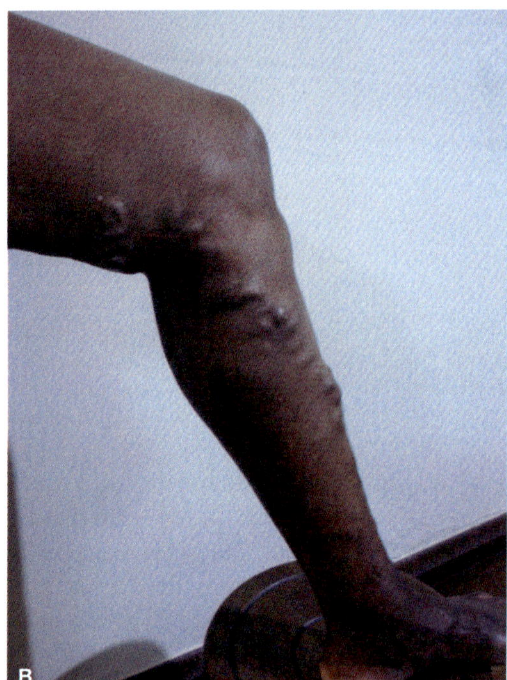

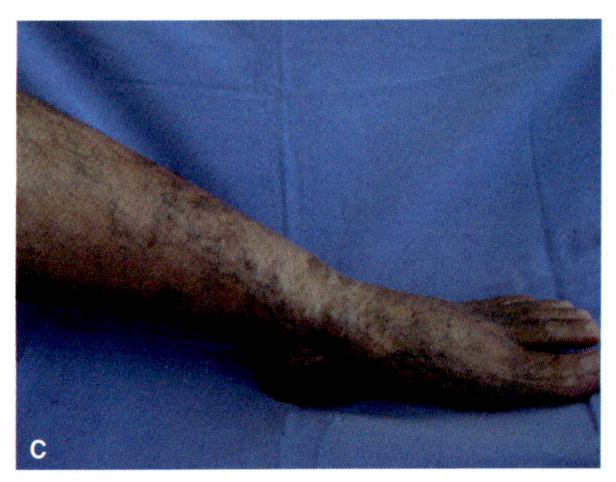

Figura 2.2 A e **B**. Membros inferiores com varizes. **C**. Veia reticular na região do dorso do pé.

graus. Geralmente se localiza na região perimaleolar ou estende-se ao terço inferior da perna e está frequentemente associado à insuficiência venosa crônica.

O edema em geral é vespertino, de consistência mole e cede à pressão dos dedos (cacifo) (Figura 2.3A e B). Inicialmente, sua formação é gradual e agrava-se com a prolongada permanência em pé, piorando no horário vespertino. Regride após o descanso na posição deitada com as pernas elevadas. A insuficiência venosa prolongada, entretanto, predispõe à formação do edema, que é persistente a despeito de períodos de elevação dos membros inferiores (Figura 2.4). Além disso, o edema pode modificar-se nos estágios mais avançados do agravo, tornando-se duro, não cedendo à pressão dos dedos. Ele predomina em 20% dos casos de insuficiência venosa crônica. Nas fases iniciais, prevalece o componente venoso, que se torna um edema misto – venolinfático – (Figura 2.5A e B) à medida que se prolonga a estase.[3,5]

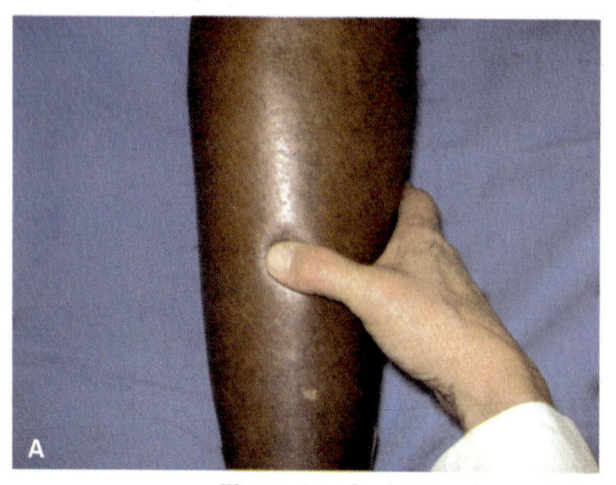

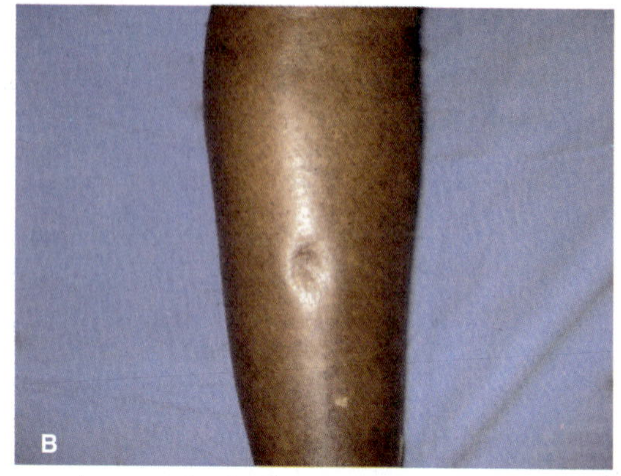

Figura 2.3 A e **B**. Membros inferiores com edema macio. Cacifo à pressão.

O aumento da pressão hidrostática capilar, como consequência da hipertensão venosa constante, mesmo durante a deambulação, leva ao aparecimento do edema, que tende a limitar-se à perna, sendo geralmente pouco importante nos pés. Em posição supina, a pressão venosa, em geral, não leva à formação de edema, uma vez que raramente alcança valores de 11 a 15 mmHg, pressão

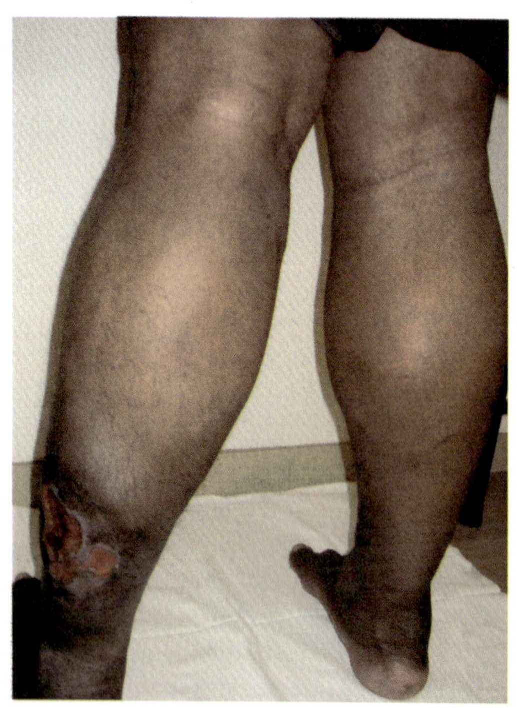

Figura 2.4 Pernas com edema duro que não cede à pressão.

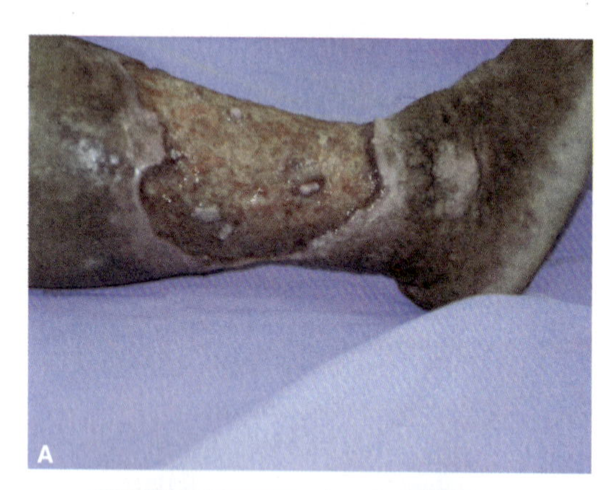

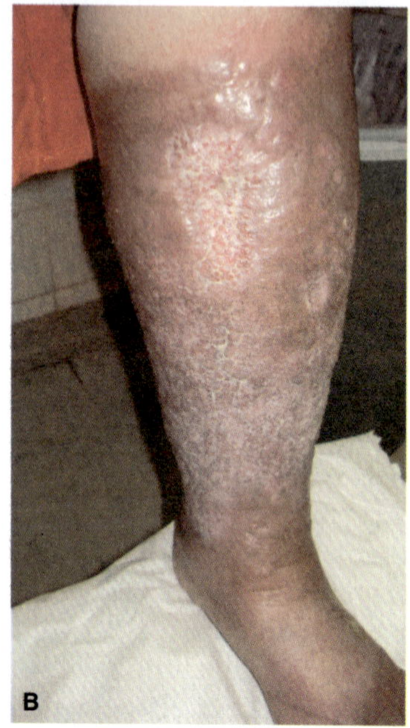

Figura 2.5 A e **B**. Membro inferior com edema decorrente de comprometimentos venoso e linfático.

necessária para desencadear a formação do edema.[2]

Na posição ortostática e em total imobilidade, a pressão se eleva para níveis de 80 a 90 mmHg e o edema se forma. No indivíduo normal e na maior parte dos portadores de varizes em estágio inicial, a movimentação promove redução da pressão, impedindo a formação de edema. Entretanto, nos indivíduos com varizes de longa duração e com trombose venosa profunda, o próprio movimento pode aumentar o extravasamento de líquido dos capilares.[2]

Existem outros dois mecanismos que favorecem a formação do edema nos casos de IVC: o aumento da pressão oncótica tecidual e o bloqueio de linfáticos locais. O primeiro mecanismo decorre do aumento da saída de proteínas dos capilares desencadeada pela hipertensão, que leva à distensão da parede capilar com aumento dos poros endoteliais, permeabilidade capilar com acúmulo intersticial de albumina e, principalmente, de fibrinogênio. O segundo mecanismo é o bloqueio de linfáticos locais. Esses vasos, na fase inicial do edema, sofrem aumento do fluxo para facilitar a retirada do excesso de líquido e de proteínas intersticiais, e, posteriormente, os processos de erisipela (linfangite reticular) podem ocasionar trombose de canalículos linfáticos desencadeando a obstrução desses vasos.[2]

Aumento da pressão hidrostática capilar

Hipertensão venosa constante

↓

Aumento da pressão hidrostática capilar → Formação de edema (perna)

Lembretes

- Pressão na posição supina: em torno de 11 a 15 mmHg (não acarreta formação de edema)
- Pressão na posição ortostática (imobilidade): em torno de 80 a 90 mmHg (predispõe à formação de edema)

Aumento da pressão osmótica tecidual

Hipertensão venosa constante

↓

Distensão da parede capilar

→ Aumento dos poros interendoteliais

Permeabilidade capilar/aumento da saída de proteínas dos capilares

Acúmulo intersticial de albumina e fibrinogênio

Bloqueio dos linfáticos locais

Hipertensão venosa constante

Fase inicial do edema: linfáticos sofrem aumento de fluxo para facilitar a retirada do excesso de líquidos e proteínas

↓

Lembrete

- Pode ocorrer trombose dos canalículos linfáticos nos casos de IVC e processos de erisipela (linfangite reticular)

Mecanismos de formação do edema

Fisiologia linfática

- Sistema linfático é uma via diferenciada com função específica de permitir o fluir constante dos líquidos dos espaços intersticiais de volta para o sangue, que não podem ir pelo capilar sanguíneo
- É via alternativa do retorno de água à corrente sanguínea; também faz retornar ao sistema circulatório as proteínas que eventualmente possam ter passado pela barreira capilar, ou proteínas liberadas quando há decomposição celular; além disso é via de saída de partículas dos espaços intersticiais
- É a única saída das proteínas plasmáticas que se encontram nos interstícios.

Transporte da linfa

- Contração da musculatura lisa
- Compressão externa.

Funções do sistema linfático

- Drenagem de água e proteínas
- Participação no sistema de imunidade (produção de linfócitos)
- Remoção de células defeituosas (malignas), partículas estranhas do interstício, restos de células em decomposição, bactérias, microrganismos.

Celulite ou erisipela

Os pacientes podem desenvolver celulite ou erisipela no decorrer da evolução do agravo. O edema de longa duração rico em proteínas é frequentemente sede de infecção, principalmente por germes gram-positivos, em geral estreptococos beta-hemolíticos que penetram a pele através de pequenas fissuras, ferimentos, picadas de insetos, produzindo infecção da pele e do tecido subcutâneo – celulite – e da vasta rede linfática subcutânea – erisipela ou linfangite reticular. A infecção pode comprometer grandes extensões da perna, com dor intensa e hiperemia decorrentes do processo inflamatório, geralmente acompanhadas de febre alta. As crises de celulite e erisipela levam, muitas vezes, à piora da insuficiência venosa por aumento da obstrução linfática.[3]

Distúrbios tróficos

Quanto às alterações tróficas presentes nos pacientes com IVC, destacam-se a hiperpigmentação, a dermatite de estase, o eczema, a lipodermatoesclerose e a "coroa flebectásica" (*ankle flare*):

- *Hiperpigmentação*: com o tempo, a hipertensão capilar provoca a distensão dos capilares sanguíneos e, consequentemente, lesões das paredes endoteliais. Também pode levar a ruptura do capilar ou abertura de espaços intercelulares, permitindo o extravasamento de hemácias e grandes moléculas de proteínas para o líquido intersticial (subcutâneo). Nesse local, as hemácias desintegram e a hemoglobina é degradada à hemossiderina, que dá a cor castanho-azulada ou marrom-cinzentada aos tecidos (Figura 2.7A e B). Pode ocorrer também a deposição local de melanina, decorrente de irritação ou escarificação da pele.[2,5,12]

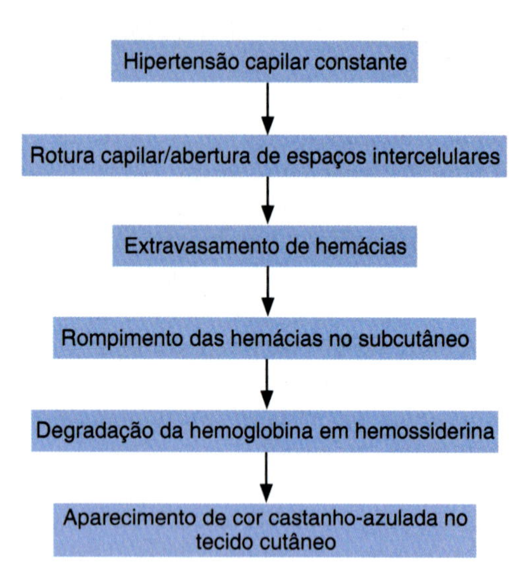

Figura 2.6 Hiperpigmentação ou dermite ocre.

- *Dermatite venosa ou dermatite de estase*: é caracterizada por eritema, edema, descamação e exsudato na parte inferior da perna (Figura 2.8A) e pode também estar presente prurido intenso. Essas mudanças na pele produzem maceração e pequenas aberturas na integridade que podem comprometer significativamente a função de barreira da pele (Figura 2.8B) e levar ao aumento de absorção das substâncias tópicas aplicadas. Consequentemente, os pacientes tornam-se sensibilizados e ocorre o aumento do risco para o desenvolvimento da dermatite de contato ou de reações alérgicas.[5]

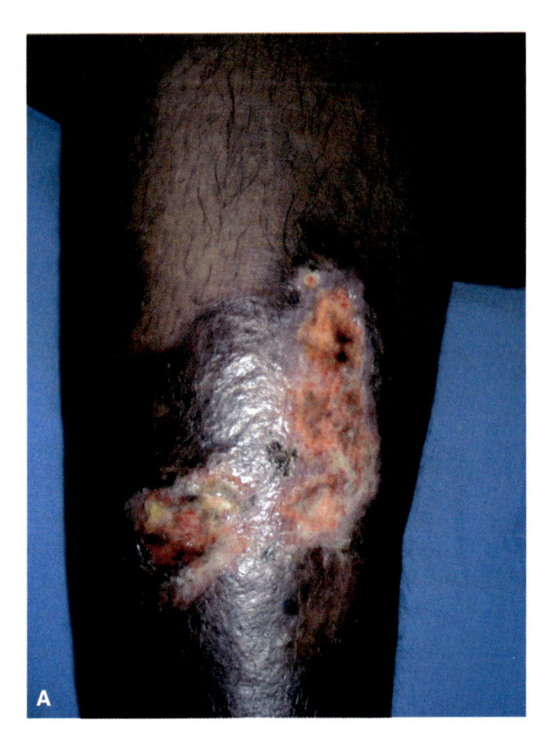

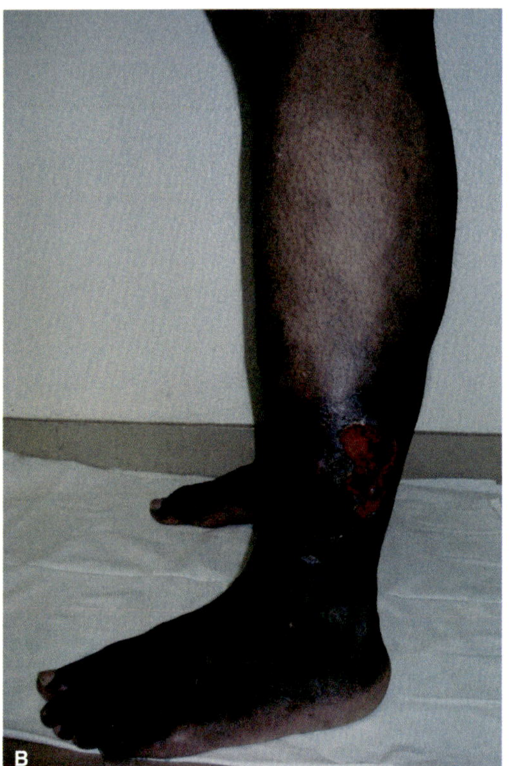

Figura 2.7 A e **B**. Perna com úlcera venosa e área de hiperpigmentação decorrente de insuficiência venosa.

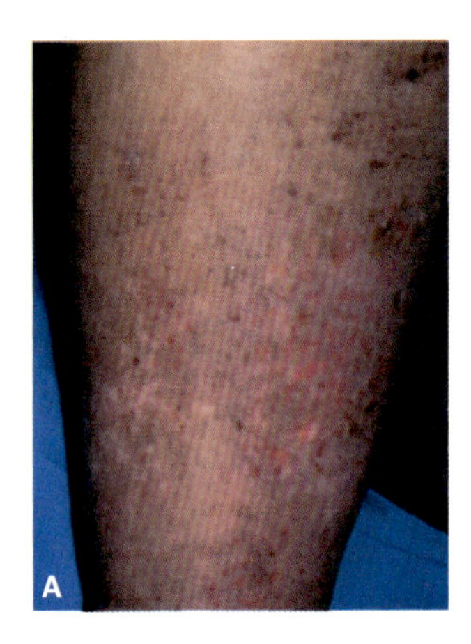

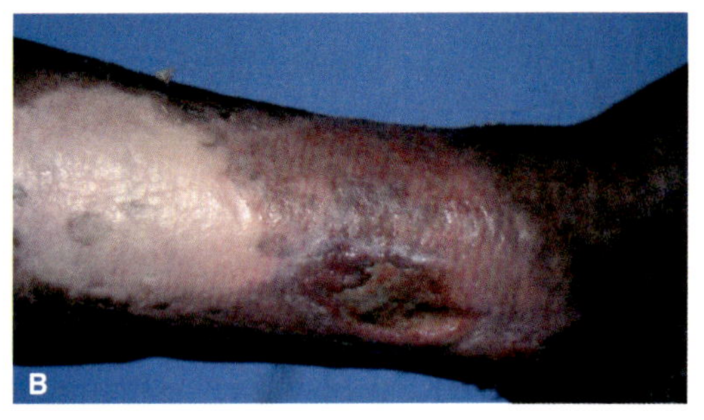

Figura 2.8 A. Região de dermatite no terço inferior da perna. **B**. Região de dermatite ao redor da úlcera; dermatite desencadeada pelo contato do exsudato da lesão que compromete a função de barreira da pele.

- *Eczema de estase*: surge, em geral, na região hiperpigmentada (Figura 2.9A) ou de intensa congestão em torno de úlceras ou cicatrizes. A hipótese é de uma reação autoimune contra proteínas extravasadas e degradadas no subcutâneo ou contra bactérias infectantes (Figura 2.9B). Muitas vezes, porém, esse eczema é desencadeado por alergia local a po-

Eczema de estase

- Reação autoimune decorrente de proteínas extravasadas e degradadas no subcutâneo
- Desencadeado por alergia local a pomadas, principalmente as com antibiótico e óxido de zinco, pós secantes, materiais das meias de compressão e bandagens elásticas.

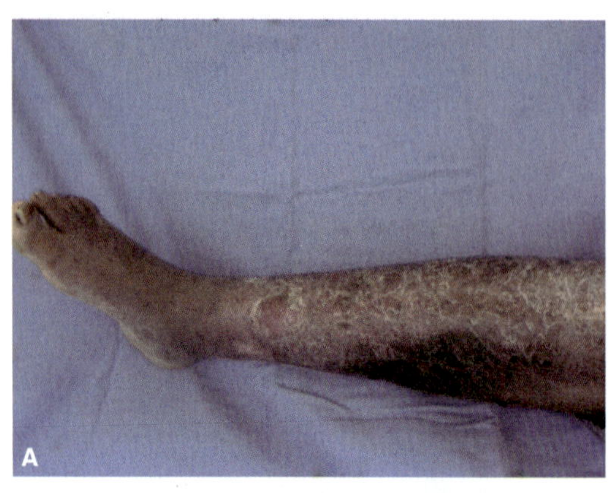

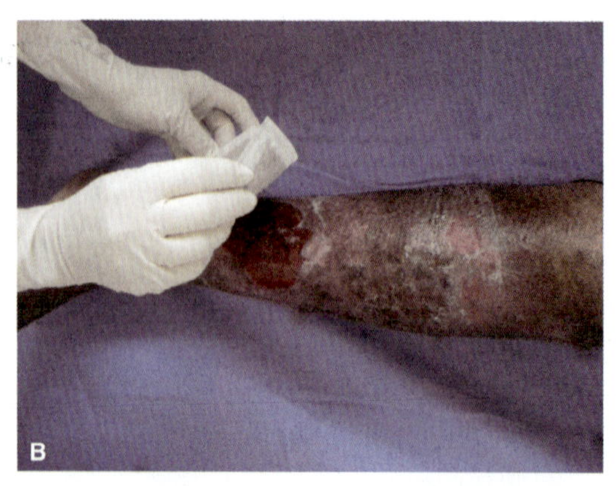

Figura 2.9 A e **B**. Membros inferiores com eczema venoso.

madas, pós secantes, antissépticos, material das meias de compressão, faixas elásticas ou até ataduras de crepom.[2]

- *Lipodermatoesclerose*: a combinação de edema crônico com depósito de fibrina e a presença de mediadores inflamatórios causam lipodermatoesclerose, que envolve esclerose da derme e do tecido subcutâneo. Lipodermatoesclerose é indicativo de doença venosa de longa data. Esse processo é também denominado dermatosclerose, hipodermite, celulite endurecida ou enduração. Pode aparecer insidiosamente, causando alterações na pele, que se torna lisa, endurecida e escurecida, comprometendo inclusive o subcutâneo, espessando-o e endurecendo-o. Às vezes ocorre retração da pele. A perna geralmente assume a forma de bombachas ou taça de champanhe invertida (Figura 2.10). A retração agrava o retorno venoso e linfático.[2,4]

A lipodermatoesclerose pode iniciar-se com o surgimento de placas avermelhadas dolorosas de temperatura pouco aumentada, que desaparecem ou deixam em seu lugar área endurecida e pigmentada. Alguns autores como Maffei[2] sugerem que essas fases agudas correspondem a crises de necrose da derme e do tecido adiposo

- *"Coroa flebectásica" (*ankle flare*)*: essa alteração trófica, que consiste em distensão das minúsculas veias na região do maléolo medial (interno) ou lateral (externo), pode aparecer na IVC e está frequentemente associada à incompetência das veias perfurantes; a atrofia da pele ocorre em função do

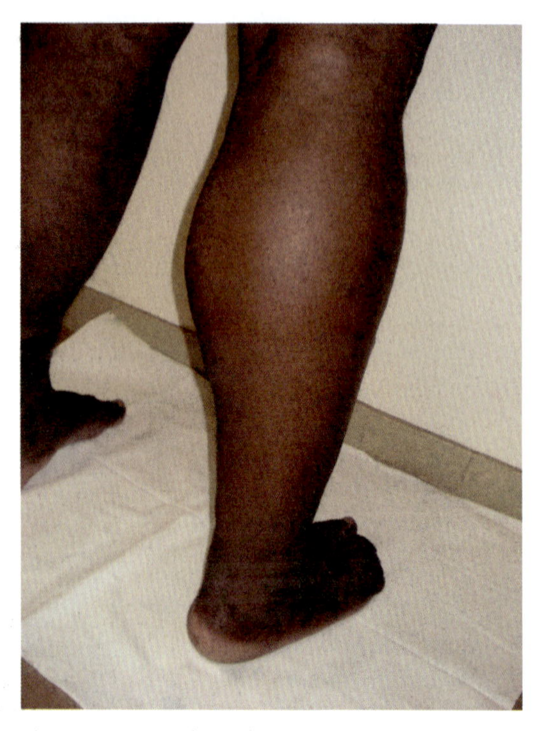

Figura 2.10 Membro inferior com formato de taça de champanhe invertida decorrente da lipodermatoesclerose.

Dermatoesclerose
Dermatoesclerose (hipodermite, celulite endurecida, enduração, lipodermatoesclerose)
Edema rico em proteína
• Fibrose
• Constrição arteriolar
• Isquemia tecidual
Hipertensão venosa
• Estase venular e capilar
• Isquemia tecidual
• Necrose subcutâneo
Formação de pele lisa, endurecida e escurecida
Subcutâneo endurecido/retração da pele

adelgaçamento da derme associado a um pobre suprimento sanguíneo, o que torna a pele suscetível ao traumatismo.[4]

Referências

1. Falanga V. Venous ulceration: assessment, classification, and management. *In*: Krasner D, Kane D. *Chronic wound care: A clinical source book for healthcare professionals*. Waynes: Health Management Publications, 1997: 165-71.
2. Maffei FHA. Insuficiência venosa crônica: conceito, prevalência, etiopatogenia e fisiologia. *In*: Maffei FHA, Lastória S, Yoshida WB, Rollo H. *Doenças vasculares periféricas*. 3 ed., Rio de Janeiro: Medsi, 2002: 1581-90.
3. Silva MC. Insuficiência venosa crônica: diagnóstico e tratamento clínico. *In*: Maffei FHA. *Doenças vasculares periféricas*. 2 ed., Rio de Janeiro: Medsi, 1995: 1013-25.
4. Morison M, Moffatt C, Bridel-Nixon J, Bale S. *A colour guide to the nursing management of chronic wounds*. 2 ed. London: Mosby, 1997. 298p.
5. Doughty DB, Waldrop J, Ramundo J. Lower-extremity ulcers of vascular etiology. *In*: Bryant RA. *Acut and chronic wounds: nursing management*. 2 ed., St. Louis: Mosby, 2000:265-300.
6. Wipke-Tevis DD, Rantz MJ, Mehr DR *et al*. Prevalence, incidence, management, and predictors of venous ulcers in the long-term-care population using the MDS. *Adv Skin Wound Care* 2000; 13(5):218-24.
7. França LHG, Tavares V. Insuficiência venosa crônica. Uma atualização. *J Vasc Br* 2003; 2(4):318-28.
8. Fonseca PF. Úlceras de membros inferiores. *In*: Fonseca PF, Rocha PRS. *Cirurgia ambulatorial*. 3 ed., Rio de Janeiro: Guanabara Koogan, 1999:332-48.
9. Thomas JB, Thomas YC. Úlceras venosas dos membros inferiores. *ARS CVRANDI* 1993; 26(6):136-72.
10. Nicolaides N. Classification and grading of chronic venous disease in the lower limbs. A consensus Statement. *J. Cardiovasc. Surg*. 1997;37(5):437-41.
11. Lawton L. Leg Ulcer Clinical Guidelines. Northern Sydney Central Coast Health, 2010. 39p.
12. Sibbald RG, Willianson D, Falanga V, Cherry GW. Venous leg ulcers. *In*: Krasner DL, Sibbald RG. *Chronic wound care: a clinical source book for healthcare professionals*. 3 ed., Suite: HMP Communications, 2001:483-93.

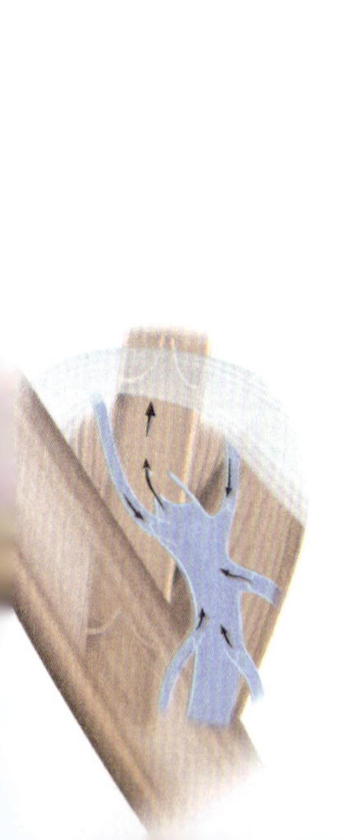

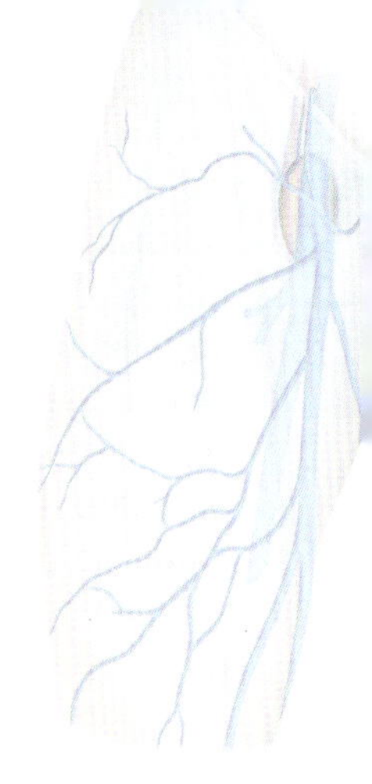

3 Diagnóstico e Tratamento da Dermatite

Antônio Carlos Martins Guedes

A *dermatite de estase*, causa mais frequente de disseminação secundária eczematosa, é de ocorrência comum no espectro clínico da insuficiência venosa crônica dos membros inferiores. Pode ser um sinal precoce de insuficiência venosa crônica (IVC), e persistir ou mesmo recorrer, ou ser mais proeminente na presença da úlcera. Parece que a hipertensão venosa crônica é o fator desencadeador inicial da dermatite de estase. Acrescente-se como fator etiológico adicional, podendo agir concomitantemente, a dermatite de contato por sensibilização a agentes usados na terapia tópica.

A prevalência da IVC varia entre os diferentes grupos étnicos e sociais. Na Europa Central cerca de 15% da população adulta mostram sintomas de IVC e 1% mostra úlcera venosa. Há um incremento do índice de prevalência com a idade, e as mulheres são mais acometidas que os homens.

A hipertensão venosa decorre do ortostatismo e é provocada por fatores diversos, sendo o mais importante a incompetência das válvulas das veias profundas das pernas. A hipertensão venosa por fluxo sanguíneo lento na microvasculatura distende os capilares com alteração da barreira à permeabilidade capilar, permitindo a passagem de líquido e proteínas plasmáticas para o tecido circunvizinho, o que leva a edema e extravasamento de eritrócitos – púrpura de estase e deposição de hemossiderina. O resultado final é uma microangiopatia com consequências sérias.[1] As proteínas, em especial fibrina, são depositadas em torno dos vasos como algemas, acarretando, em associação com o edema intersticial, inibição da difusão de oxigênio e trocas metabólicas. A lentidão do fluxo sanguíneo induz uma alteração na regulação de ICAM-1 e VCAM-1 no endotélio,[2] na expressão de L-selectina nos neutrófilos[3] e a ativação de neutrófilos e macrófagos.[4] Os neutrófilos são atraídos e capturados nas áreas lesionadas. Há nos cortes histológicos da pele de doentes 40 vezes mais neutrófilos no estágio tardio de IVC que na pele de controles normais, em especial na região supramaleolar medial.[5]

A liberação de mediadores inflamatórios, radicais livres e proteases por neutrófilos resulta em inflamação pericapilar. A deposição de hemossiderina libera íons ferro e cria um círculo pró-inflamação em decorrência do aumento da produção de radicais livres e da oxidação de lipídios, bem como da ativação de metaloproteinases da matriz.[6] O acúmulo de plaquetas na microvasculatura pode iniciar trombose focal. Os processos que envolvem a rede capilar podem produzir fibrose e tecido de remodelação cicatricial, resultando em lipodermatoesclerose, disfunção dos linfáticos e áreas de esclerose com redução dos capilares,dilatados na periferia cujo, resultado final seria a formação de úlceras venosas.

O processo inflamatório crônico e a microangiopatia seriam, provavelmente, responsáveis pela dermatite de estase. Há superposição das áreas de microangiopatia mais intensa, área supramaleolar medial, com a dermatite que surge de maneira preferencial sobre veias varicosas dilatadas. A inflamação dérmica produz alterações epidérmicas como proliferação e descamação. A pele seca associa-se à IVC crônica e a dermatite de estase mostra quadro de eczema asteatósico (Figura 3.1).

O prurido, intenso em muitos casos, pode influenciar a circulação local ou liberar mediadores inflamatórios na derme. O achado de escoriações e focos de liquenificação pode piorar as manifestações clínicas contribuindo para cronificação da dermatite.

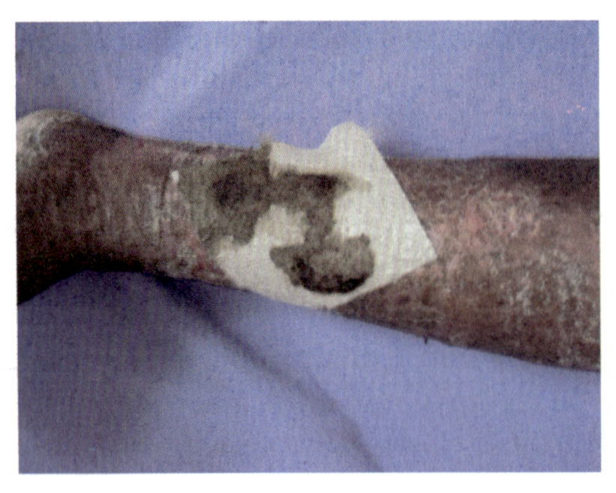

Figura 3.1 Dermatite asteatósica caracterizada por área de eritema e descamação de aspecto eczematoso no membro inferior.

O primeiro sinal de IVC seria edema focal medial nas áreas tibiais e panturrilhas e na região proximal dos tornozelos, as quais correspondem às regiões das veias comunicantes maiores. É característico o edema vespertino que melhora à noite. Lesões purpúricas puntiformes e deposição de hemossiderina se associam, caracterizando um quadro leve de dermatite de estase que pode cursar com prurido e pele seca. Em fase mais tardia, o edema pode estender-se ao terço distal da panturrilha e à fascia, podendo surgir processo inflamatório que, por vezes, simula celulite. Com o passar dos anos, a pele, o tecido subcutâneo e a fáscia profunda podem continuamente evoluir com enduração, chegando a quadro de aderência. Pode ocorrer deposição intensa de hemossiderina e atrofia, e é nesse cenário que a úlcera se instala quer de modo espontâneo ou após escoriações ou outro traumatismo, sendo a área preferencial a região supramaleolar de onde se expande. Na fase mais tardia pode desenvolver-se a lipodermatoesclerose. Eritema e descamação iniciam junto ao maléolo interno e podem estender-se por todo o membro inferior. Há área difusa central e placas periféricas, escoriações por prurido intenso, levando a emissão de serosidade e formação de crostas. Podem surgir vesículas que indicam a possibilidade de sensibilização por contactantes. A lesão crônica mostra áreas de liquenificação e a úlcera ao surgir leva a dermatite de estase a se tornar altamente irritada, secretante e erosiva.

O diagnóstico diferencial deve ser feito com as placas de dermatite de estase que podem lembrar eczema numular, psoríase e micose fungoide. O exame anatomopatológico pode ser necessário para confirmar as suspeitas diagnósticas.

O tratamento deve ser centrado na abordagem da hipertensão venosa. Nesse sentido, sistemas de compressão local, abordagem cirúrgica, atividades físicas para melhorar a musculatura estão indicados. Tópicos à base de corticosteroide ou emolientes, bem como evitar irritantes locais são eficazes como medidas locais. Se há suspeita de eczema de contato, este deve ser confirmado e as substâncias responsáveis, afastadas.

O eczema de contato ou dermatite de contato por sensibilização pode se fazer presente mesmo antes da apresentação clínica do agravo, pois o prurido e a pele ressecada induzem o paciente a aplicar diversas substâncias na pele, especialmente após a instalação da úlcera. A sensibilização a um ou diversos componentes é achado comum nas úlceras venosas crônicas. Os maiores responsáveis seriam antibióticos tópicos, especialmente a neomicina (Figura 3.2), lanolina, ceramidas, emulsificantes, antissépticos iodados, preservativos e antioxidantes (parabenos, cloridrato de benzalcônio, cetrimida), bálsamo do Peru, fragrâncias, derivados químicos de plantas, corticosteroides tópicos, coberturas biológicas etc. Na teoria, qualquer produto de uso tópico pode, cedo ou tarde, sensibilizar o paciente. Os pacientes com IVC geralmente apresentam sensibilização a mais de um contactante.[7,8]

A sensibilização a componentes dos medicamentos de uso tópico é observada em 58 a 86% dos pacientes com úlcera venosa crônica das pernas, podendo, frequentemente, levar à disseminação do quadro eczematoso. Placas do eczema surgem de maneira simétrica, especialmente na face anterior e contralateral das pernas, na face anterior das coxas e na superfície extensora dos membros superiores, e, ao generalizarem, envolvem o tronco e a face. A disseminação surge em episódio agudo que, após um período de tempo prolongado, pode decrescer ou piorar a manifestação clínica.

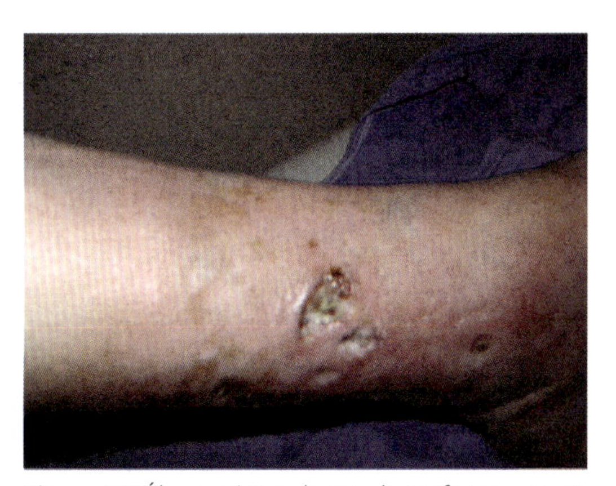

Figura 3.2 Úlcera crônica de membro inferior com eritema acentuado na pele circunvizinha por dermatite de contato por neomicina.

Dermatite irritante pode instalar-se em função das secreções da ferida. As úlceras venosas drenam exsudato que macera a pele circunvizinha com piora do processo inflamatório. O resultado das alterações locais é o favorecimento de colonização da região por bactéria residente ou transitória que contribui para aumentar o processo inflamatório – eczema microbiano.

O aspecto histológico da dermatite aguda, subaguda ou crônica é observado em todos os eczemas, mas o achado de necrose individual de queratinócitos sugere o diagnóstico de uma dermatite por irritantes.

O diagnóstico diferencial entre dermatite asteatósica e dermatite de contato por irritação ou sensibilização pode requerer um *patch test* para confirmar ou excluir a última.

O tratamento dos casos com sensibilização a tópicos múltiplos pode ser um problema de difícil solução, pois os alergênios responsáveis devem ser afastados e a busca pela medicação tópica adequada será o desafio.

Referências

1. Scharfetter-Kochanek K, Schüller J, Meewes C *et al.* Das chronisch venöse Ulcus cruris. Pathogenese und Bedeutung des "aggressiven Mikromilieus". *J Dtsch Dermatol Ges* 2003; 1:58-67.
2. Peschen M, Lahaye T, Hennig B *et al.* Expression of the adhesion molecules ICAM-1, CAM-1, LFA-1 and LA-4 in the skin is modulated in progressive stages of chronic venous insufficiency. *Acta Dermatol Venereol* 1999; 79:27-32.

3. Jünger M, Steins A, Hahn M, Hafner HM. Microcirculatory dysfunction in chronic venous insufficiency (CVI). *Microcirculation.* 2000; 7:S3-S12.
4. Takase S, Schmid-Schönbein G, Bergan JJ. Leukocyte activation in patients with venous insufficiency. *J Vasc Surg* 1999; 30:148-56.
5. Scurr JH, Coleridge-Smith PD. The microcirculation in venous disease. *Angiology* 1994; 45:537-41.
6. Cheatle T. Venous ulceration and free radicals. *Br J Dermatol* 1991; 124:508.
7. Tavadia S, Bianchi J, Dawe RS *et al.* Allergic contact dermatitis in venous leg ulcer patients. *Contact Dermatitis* 2003; 48:261-5.
8. Machet L, Couhe C, Perrinaud A, Hoarau C, Lorette G, Vaillant L. A high prevalence of sensitization still persists in leg ulcer patients: a retrospective series of 106 patients tested between 2001 and 2002 and a meta-analysis of 1975-2003 data. *Br J Dermatol* 2004; 150:929-35.

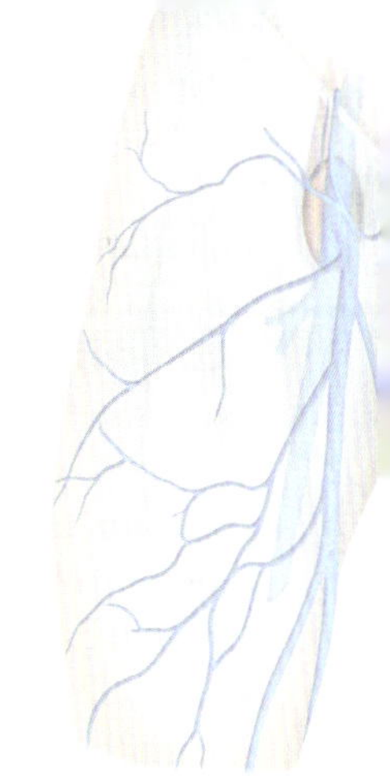

4 Úlcera Venosa

Eline Lima Borges e *Maria Helena Larcher Caliri*

A úlcera venosa, também conhecida como úlcera por insuficiência venosa, úlcera venosa de perna, úlcera de estase ou úlcera varicosa,[1] é definida como uma área de descontinuidade da epiderme que persiste por 4 semanas ou mais e ocorre como resultado da hipertensão venosa e insuficiência da bomba do músculo gastrocnêmico.[2]

Epidemiologia da úlcera venosa

A úlcera venosa representa, aproximadamente, 70 a 90% do total das úlceras de perna, e o fator etiológico mais comum é a insuficiência venosa, desencadeada pela hipertensão venosa.[1]

No Reino Unido, as úlceras de perna afetam 1 a 2% da população, o que representa 80 a 100 mil pacientes com úlcera aberta em algum momento, e a possibilidade de recorrência em 400 mil indivíduos com úlcera cicatrizada.[3] A prevalência está estimada entre 1,5 e 1,8 por 1.000 do total da população, e essa relação tende a aumentar com a idade para 3 por 1.000 na faixa etária de 61 a 70 anos e 20 por 1.000 em pessoas com idade superior a 80 anos.

O resultado do estudo epidemiológico realizado em Harrow, no Reino Unido, comprovou o aumento da prevalência de úlceras, com o avançar da idade. Em uma população de 198.900 foram encontrados 357 pacientes com 424 pernas com úlceras, resultando em uma prevalência global de 0,18%, que aumentou para 0,38% no grupo de pessoas com mais de 40 anos. Nesse mesmo estudo foram examinados 100 pacientes (193 pernas) com auxílio de ultrassom e fotoplestimografia e detectadas 117 pernas com ulceração ativa, das quais 38% tinham evidências de incompetência do sistema venoso profundo, 43% do sistema venoso superficial, 31% isquemia e apenas 10% não evidenciaram sinais de insuficiência arterial ou venosa.[4]

Em Newcastle, no Reino Unido, cuja população era de 240.000, o resultado do estudo epidemiológico confirmou uma prevalência de úlcera de membros inferiores de diversas etiologias de 1,9 por 1.000 em pacientes com idade superior a 45 anos e uma incidência anual de 3,5 por 1.000 nesse mesmo grupo. As úlceras recorrentes representavam 47% do total e 50% de todas as úlceras estavam presentes por mais de 6 meses.[5]

Em um estudo realizado em uma comunidade escocesa foram estudados 600 pacientes com 727 úlceras, sendo que 76% delas eram úlceras venosas. Em 40% dos pacientes com úlcera venosa a primeira lesão foi desenvolvida antes dos 50 anos de idade e 60%

deles tiveram recidiva da ferida. Metade das úlceras estava presente por mais de 9 meses, e 20% dos pacientes não obtiveram a cicatrização por mais de 2 anos.[6]

Na cidade de Skaraborg, na Suécia, foi encontrada uma prevalência de úlcera de perna de 0,16% em levantamento realizado em 270.800 habitantes. A predominância era feminina (62%) e a maioria dos pacientes tinha úlceras por mais de 1 ano (54%). A úlcera venosa era mais comum na população idosa, e 22% dos indivíduos tiveram a primeira úlcera até 40 anos de idade e 72% até 60 anos. Foi encontrada recorrência de 72% das feridas tratadas, sugerindo a importância do suporte da terapia compressiva por toda a vida; 44% eram na perna esquerda, 35% na perna direita e 21% em ambas as pernas. A área mediana da perna estava envolvida em 61% dos casos. A história de trombose venosa profunda estava presente em 37% dos pacientes, e a mesma porcentagem dos pacientes tinha sido submetida à cirurgia prévia de veias varicosas.[6]

As úlceras venosas estão estimadas para afetar 0,2 a 1% do total da população e 1 a 3% da população idosa nos EUA e na Europa. No Reino Unido, na população com idade superior a 65 anos a prevalência anual de úlcera venosa é de 1,69%, enquanto a incidência é de 0,76 para homens e 1,42 para mulheres por 100 pessoas na população com a mesma idade.[7]

No Brasil, no estudo realizado no Município de Botucatu, em São Paulo, foi encontrada uma prevalência de aproximadamente 1,5% de casos de úlceras venosas ativas ou cicatrizadas. Essa estimativa foi calculada com base nos dados de um estudo de prevalência de doenças venosas crônicas em pessoas atendidas por outras doenças, além das afecções nos membros inferiores, no Centro de Saúde Escola de Botucatu.[8]

Em Belo Horizonte, Minas Gerais, o resultado do levantamento realizado em três postos do Sistema Único de Saúde mostrou uma prevalência de 2,6% de úlceras ativas ou cicatrizadas.[9]

Em estudo intitulado Tratamento de feridas: avaliação de um protocolo, desenvolvido no ambulatório de dermatologia de um hospital universitário de Belo Horizonte, com uma amostra de 40 pacientes, a maioria dos pacientes era do sexo feminino (70%), com idade superior a 51 anos, sendo 62,5% na faixa etária de 51 a 70 anos e 7,5% com mais de 70 anos. Quanto à etiologia, 85% eram portadores de úlcera venosa, 6% eram diabéticos, 6% por anemia falciforme e o restante (3%) por trauma. Quanto ao tempo de existência da ferida, 50% eram acometidos há menos de 1 ano e 26,4% tinham feridas com 11 a 30 anos de existência.[10]

▸ Patogênese da úlcera venosa

O surgimento da úlcera venosa no membro inferior é o evento final de uma série de anormalidades vasculares que acometem o sistema tegumentar, desencadeando diversas alterações localizadas nas porções distais do membro, como hiperpigmentação cutânea, edema justamaleolar e aparecimento de veias varicosas secundárias. Em etapas posteriores, as camadas da pele, incluindo o tecido celular subcutâneo, sofrem um processo de espessamento e sucessivo endurecimento e a gordura é substituída por tecido fibroso, originando a lipodermatoesclerose.

As úlceras venosas geralmente são iniciadas por traumatismo, têm caráter recorrente e ocorrem normalmente no mesmo local.[11] Quando espontâneas, quase sempre surgem pouco acima dos maléolos, principalmente mediais (internos), sobre veias perfurantes insuficientes. Quando desencadeadas por traumatismos, como frequentemente encontramos em nosso meio, aparecem em geral em outras posições, como na face anterior e lateral da perna e, às vezes, até no pé.

O mecanismo exato da patogênese da úlcera venosa ainda é desconhecido, mas existe um consenso de que a hipertensão venosa é o fator mais frequente para a ulceração.[3,12–15] Várias teorias têm surgido para explicar sua patogênese, e neste capítulo serão abordadas as quatro mais aceitas.

Teoria clássica

A teoria mais aceita é a de que sua origem decorre da hipertensão venosa persistente transmitida até o leito venular e capilar durante anos conforme descrita na Figura 4.1.

A hipertensão venosa provoca alterações na microcirculação. Ocorre o aumento no tamanho e na quantidade dos capilares da pele, inclusive do tecido subcutâneo, o que leva ao acréscimo na pressão, no nível capilar, acarretando a abertura dos espaços intercelulares (aumento da permeabilidade capilar). Essa alteração permite a passagem de macromoléculas sanguíneas, de vários tamanhos, do interior dos vasos para a pele, principalmente fibrinogênios, hemácias, plaquetas, dentre outras.[3,15]

A hipertensão, além de alterar a parede endotelial, também atuará em neutrófilos, monócitos, eosinófilos e plaquetas. Levará também à liberação de radicais livres oxigenados, prostaglandinas, interleucinas, fator ativador de plaquetas, fator de necrose tumoral, difosfato de adenosina (ADP), trombina e tromboxano. A liberação dessas substâncias desencadeia e mantém um estado de inflamação crônica tissular, caracterizado por edema, aumento do fibrinogênio plasmático e diminuição da fibrinólise.[3,15]

As alterações na hemodinâmica e na linfodinâmica no membro com hipertensão venosa crônica impedem que grande parte das moléculas extravasadas seja reintegrada à corrente sanguínea, passando, assim, a sofrer alterações nos locais paravasculares. Esse processo desencadeia alterações cutâneas, como edema, eczema, hiperpigmentação e lipodermatoesclerose. Há, ainda, diminuição do trofismo e regeneração das camadas superficiais da pele, propiciando o aparecimento da úlcera.[3,15]

Teoria de cuff de fibrina

Browse e Burnand, cirurgiões britânicos, amparados nas premissas de que não ocorre isquemia nos tecidos alterados pela insuficiência venosa crônica (IVC) – afirmativa inferida considerando o sangramento intenso que ocorre ao corte das bordas de uma úlcera venosa e a granulação franca existente no fundo dessa úlcera – e de que não existe necrose da gordura subcutânea, propuseram

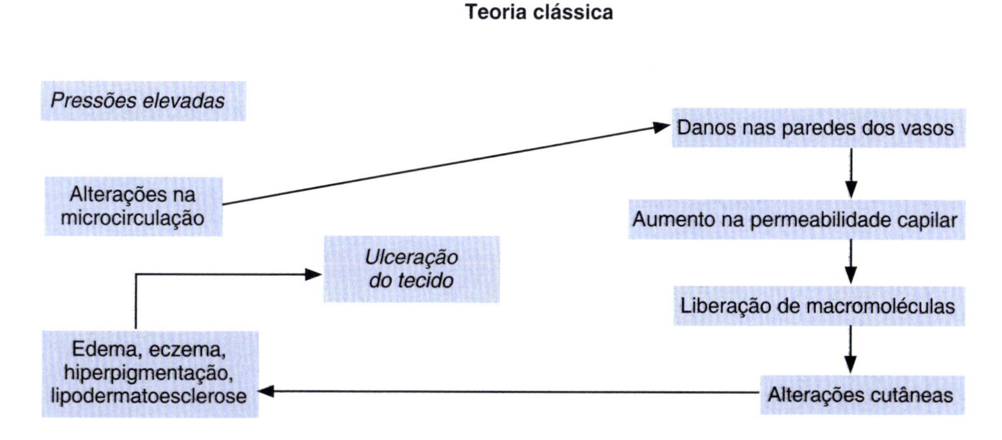

Figura 4.1 Teoria clássica da formação da úlcera venosa.

uma explicação para o endurecimento dérmico – denominado lipoesclerose ou lipodermatoesclerose – e a ocorrência da úlcera venosa. Esses autores afirmam que essas alterações seriam desencadeadas por anoxia tecidual sem que houvesse diminuição do sangue circulante na microcirculação.[3,15]

A hipertensão venosa constante causada pela não redução de pressão das veias superficiais do tornozelo durante a deambulação desencadeia a formação de múltiplos pequenos capilares ou o alongamento e a tortuosidade de capilares já existentes, com poros intercelulares alargados que permitem a passagem de grandes moléculas proteicas para o espaço extravascular. Entre as moléculas extravasadas destaca-se o fibrinogênio, que, em contato com fatores teciduais, é polimerizado em fibrinas insolúveis, formando uma bainha (*cuff*) de fibrina ao redor dos capilares da derme que funcionaria como uma barreira física, impedindo a difusão de oxigênio e nutrientes para os tecidos, consequentemente resultando em morte tecidual e úlcera. Essa barreira funcional explicaria, segundo os autores, a alta taxa de oxigênio encontrada no sangue venoso de pernas com IVC, que é justificada por outros autores pela abertura de anastomose arteriovenosa.[3,15]

Alguns estudos confirmam a presença de bainha de fibrina em pacientes com úlcera venosa e também uma redução da atividade fibrinolítica local, o que impede a quebra da bainha. Como resultado, os *cuffs* de fibrina, além de se manterem, tornam-se mais numerosos com o tempo. Mudanças na pele foram atribuídas à fibrina polimerizada. Estudos também têm demonstrado que, quando o nível de oxigênio transcutâneo está inalterado na presença da bainha de fibrina, ocorre a cicatrização da ferida.[3,15] O esquema da teoria de *cuffs* de fibrina é apresentado na Figura 4.2.

Teoria dos leucócitos | White blood cell traping theory

A teoria de leucócitos foi descrita por Coleridge Smith e colaboradores em 1988 e, segundo essa teoria, na presença da hipertensão venosa ocorre a redução da velocidade do fluxo sanguíneo pelo sistema capilar, o que permite o agrupamento de leucócitos na parede do endotélio. Alguns leucócitos tornam-se bloqueadores, obstruindo a luz dos capilares e causando isquemia tecidual local e bloqueio da passagem de oxigênio pelas hemácias. Outros migram para o tecido, onde

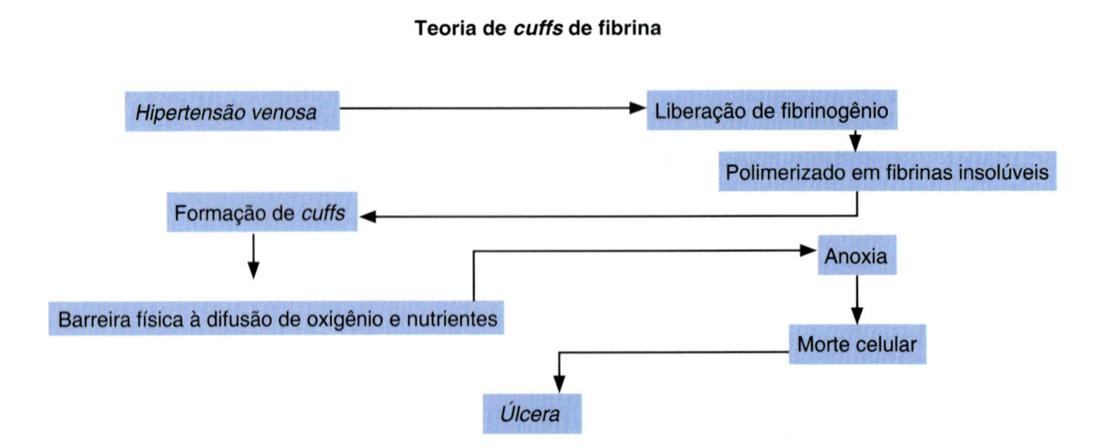

Figura 4.2 Teoria de *cuffs* de fibrina (proposta pelos cirurgiões britânicos Browse e Burnand) para a formação da úlcera venosa.

se tornam ativos, liberando enzimas proteolíticas, radicais de oxigênio livre e mediadores inflamatórios que podem causar danos celulares que levam à morte tecidual e à formação da úlcera.[3,15] A síntese da teoria de leucócitos é apresentada na Figura 4.3.

Hipótese de bloqueio de fatores de crescimento | The trap growth factor theory

Falanga e Eaglstein formularam a teoria bloqueio de fatores de crescimento, considerada hipótese alternativa. Eles afirmam que o fibrinogênio e outras macromoléculas, como albumina e α_2-macroglobulina, que escapam através dos capilares permeáveis, aderem a camadas ou bloqueiam os fatores de crescimento e outras substâncias estimuladoras ou hemostáticas necessárias para a manutenção da integridade do tecido normal, o que propicia o aparecimento da úlcera e para a cicatrização do tecido lesionado.[3,15]

Essa teoria ampara-se no fato de o exsudato de úlcera venosa diferir do exsudato da lesão aguda e favorecer, até certo ponto, a inflamação e a destruição tecidual em vez da proliferação celular.[3,15] A síntese dessa teoria é descrita na Figura 4.4.

Impacto da úlcera venosa

As úlceras venosas causam danos ao paciente porque afetam significativamente o seu estilo de vida, em decorrência de dor crônica ou desconforto, depressão, perda de autoestima, isolamento social, inabilidade para o trabalho e, frequentemente, hospitalizações ou visitas clínicas ambulatoriais.

Em um estudo a respeito do impacto das úlceras de membros inferiores na qualidade de vida financeira, social e psicológica, realizado em 1994 por Phillips *et al.*, 68% dos pacientes relataram que a úlcera tinha efeito negativo sobre a vida deles e existia uma correlação positiva entre o tempo gasto com o cuidado da úlcera e os sentimentos de raiva e ressentimento. A insuficiência venosa e a úlcera venosa tinham também importante efeito econômico que resultava da perda da produtividade e do custo do tratamento.[15]

Já o estudo realizado no Brasil por Yamada e Santos (2005), com o objetivo de analisar a qualidade de vida de pessoas com úlceras venosas crônicas, encontrou resultado diferente com relação à qualidade de vida dessas pessoas. A amostra constituiu-se de 89 portadores de úlcera venosa de membros inferiores. A autora concluiu que 37 (41,57%) e 35 (39,32%) pesso-

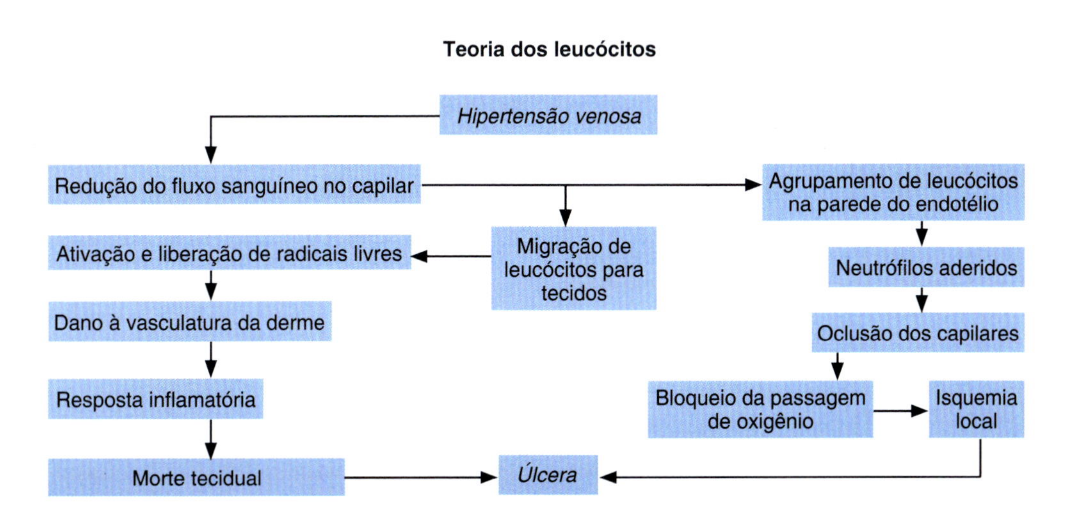

Figura 4.3 Toria dos leucócitos (proposta em 1988 por Coleridge *et al.*) para a formação da úlcera venosa.

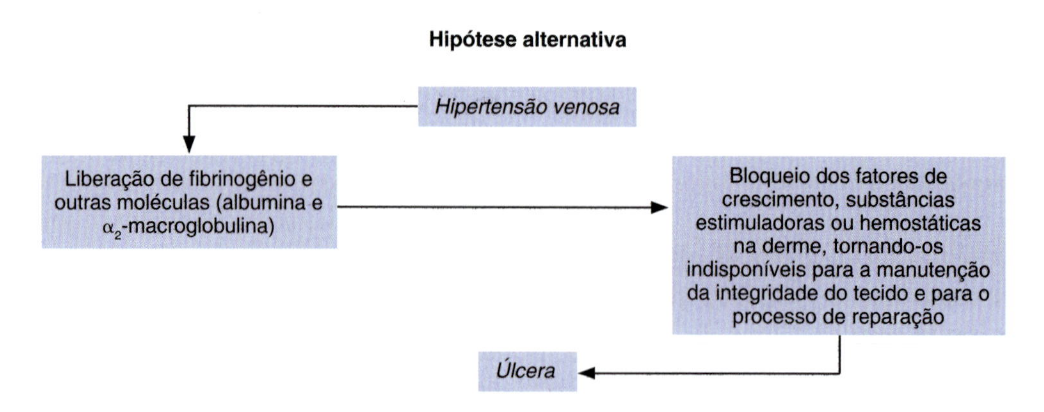

Figura 4.4 Teoria de bloqueio de fatores de crescimento para a formação da úlcera venosa.

as apresentaram qualidade de vida considerada como "muito boa" e "boa", respectivamente.

Em 1985, o custo anual estimado para o tratamento das úlceras venosas na Escandinávia foi de 25 milhões de dólares, sendo de 200 milhões de dólares em 1989 no Reino Unido. O custo para os EUA não tem sido calculado formalmente, contudo o tratamento tem sido projetado em 1 bilhão de dólares por ano.[6]

Apesar de poucas publicações dessa natureza no Brasil, percebe-se que o paciente de úlcera venosa é usuário dos serviços da unidade básica de saúde, permanecendo com a ferida por vários anos. Os custos para a União também são desconhecidos, uma vez que não existem registros epidemiológicos de prevalência e incidência e, consequentemente, de custos por indivíduo até a cicatrização da úlcera.

▸ Referências

1. Johnson J, Paustian C. *Guideline for management of wounds in patients with lower-extremity venous disease.* Glenview: Wound, Ostomy, and Continence Nurses Society (WOCN), 2005. 42p.
2. Douglas WS, Simpson NB. Guidelines for the management of chronic venous leg ulceration. Report of a multidisciplinary workshop. *B J Dermatol* 1995; 132:446-52.
3. Morison M, Moffatt C, Bridel- Nixon J, Bale S. *A colour guide to the nursing management of chronic wounds.* 2 ed., London: Mosby, 1997. 298p.
4. Cornwall JV, Doré CJ, Lewis JD. Leg ulcers: epidemiology and aetiology. *Br J Surg* 1986; 73(9):693-6.
5. Lees TA, Lambert D. Prevalence of lower limb ulceration in urban health district. *Br J Surg* 1992; 79(10):1032-4.
6. Sibbald RG, Williamson D, Falanga V, Cherry GW. Venous leg ulcers. *In*: Krasner DL, Sibbald RG. *Chronic wound care: a clinical source book for healthcare professionals.* 3 ed., Suite: HMP Communications, 2001: 483 a 93.
7. Margolis DJ, Bilker W, Santanna J, Baumgarten M. Venous leg ulcer: incidence and prevalence in the elderly. *J Am Acad Dermatol* 2002; 46(3):381-6.
8. Maffei FHA, Magaldi C, Pinho SZ. Varicose veins and chronic venous insufficiency in Brasil: prevalence among 1755 inhabitants of a country town. *J Epidemiol* 1986; 15:207-10.
9. Cabral ALS. Insuficiência venosa crônica de membros inferiores: prevalência, sintomas e marcadores preditivos [Tese de doutorado]. São Paulo: Escola Paulista de Medicina, Universidade Federal de São Paulo; 2000.
10. Borges EL. Tratamento de feridas: avaliação de um protocolo [Dissertação de Mestrado]. Belo Horizonte: Escola de Enfermagem, Universidade de Minas Gerais; 2000.
11. Falanga V. Venous ulceration: assessment, classification, and management. *In*: Krasner D, Kane D. *Chronic wound care: a clinical source book for healthcare professionals.* Waynes: Health Management Publications, 1997: 165-171.
12. Thomas JB, Thomas YC. Úlceras venosas dos membros inferiores. *Ars Cvrandi* 1993; 26(6):136-72.
13. Maffei FHA. Insuficiência venosa crônica: conceito, prevalência, etiopatogenia e fisiologia. *In*: Maffei FHA, Lastória S, Yoshida WB, Rollo H. *Doenças vasculares periféricas.* 3 ed., Rio de Janeiro: Medsi, 2002.
14. Pizarro IM, Aburto IEUT, Parra, JAG *et al.* Ulceras venosas de las piernas en busca del mejor tratamiento. *Rev Chilena Cirugía* 1996; 5:453-60.
15. Doughty DB, Waldrop J, Ramundo J. Lower-extremity ulcers of vascular etiology. *In*: Bryant, R.A. *Acut and chronic wounds: nursing management.* 2 ed., St. Louis: Mosby, 2000: 265-295.

5 Úlcera de Marjolin

Antônio Carlos Martins Guedes

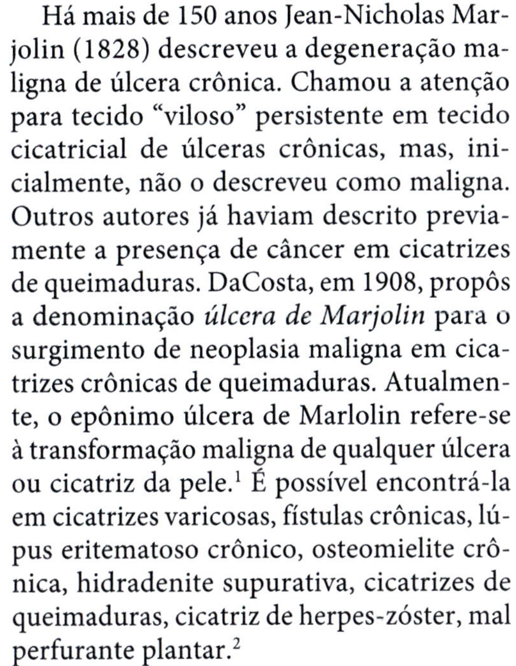

Há mais de 150 anos Jean-Nicholas Marjolin (1828) descreveu a degeneração maligna de úlcera crônica. Chamou a atenção para tecido "viloso" persistente em tecido cicatricial de úlceras crônicas, mas, inicialmente, não o descreveu como maligna. Outros autores já haviam descrito previamente a presença de câncer em cicatrizes de queimaduras. DaCosta, em 1908, propôs a denominação *úlcera de Marjolin* para o surgimento de neoplasia maligna em cicatrizes crônicas de queimaduras. Atualmente, o epônimo úlcera de Marlolin refere-se à transformação maligna de qualquer úlcera ou cicatriz da pele.[1] É possível encontrá-la em cicatrizes varicosas, fístulas crônicas, lúpus eritematoso crônico, osteomielite crônica, hidradenite supurativa, cicatrizes de queimaduras, cicatriz de herpes-zóster, mal perfurante plantar.[2]

Por outro lado, a literatura sobre essa patologia tem sido escassa, com menos de 100 publicações em periódicos científicos. Geralmente, os autores referem-se a esse agravo como carcinoma escamoso, carcinoma epidermoide ou espinocelular quando ocorre sobre úlceras crônicas decorrentes de queimaduras antigas.

Na literatura mundial foram identificados relatos de 200 casos de malignidade de uma úlcera venosa, o que confirma a raridade do agravo, limitando-o a menos de 1,5‰ de todas as úlceras venosas crônicas. O risco relativo para o desenvolvimento de malignidade em úlcera venosa é de 5,8. Como a condição em que ocorre tem alta prevalência na população, uma ação precoce pode melhorar o prognóstico desses pacientes.[3]

O carcinoma escamoso é a neoplasia de pele mais diagnosticada, seguido do carcinoma basocelular, mas outras neoplasias como melanoma, fibro-histiocitoma maligno, lipossarcoma também podem ocorrer. O desenvolvimento de malignização nas úlceras e nas cicatrizes ocorre após longo período de latência na maioria dos casos, em torno de 30 anos. Há relato de casos em que a neoplasia surgiu após um tempo relativamente curto, em torno de 5 anos.[4] Existe correlação direta com a idade do paciente em que a lesão precursora surge, pois o carcinoma origina mais rapidamente nos doentes idosos que apresentem a lesão inicial, levando a uma relação direta com a carcinogênese.

O prognóstico é reservado, especialmente quando os linfonodos regionais estão envolvidos. O prognóstico do carcinoma escamoso é geralmente bom, mas reservado se originado em úlceras crônicas ou cicatrizes. Metástase e recorrências locais são frequentes. As metástases são tardias, mas frequentemente observam-se metástases sistêmicas após cirurgia da lesão. Apesar da progressão lenta, da ausência de sintomas graves de metástases regionais tardias, o prognóstico é preocupante. Os carcinomas cutâneos mostram 1% de metástases, ao contrário dos originados em lesões prévias como cicatrizes que ocorrem em 10 a 100%. A taxa de recorrência local é 2,53 vezes maior. Como a maioria dos casos é tratada como úlceras crônicas, o diagnóstico de úlcera de Marjolin é aventado em neoplasias em estágios avançados.

Os fatores envolvidos na patogênese da úlcera de Marjolin não são completamente conhecidos. Sabe-se que os traumatismos repetitivos e a fase de cicatrização arrastada estão entre as causas predisponentes. As áreas de queimaduras que passaram por enxerto em geral não sofrem transformação maligna. O comportamento agressivo da úlcera de Marjolin é desconhecido, mas poderia estar relacionado com o fato, defendido por alguns autores, de as lesões se desenvolverem em áreas imunologicamente privilegiadas em razão do denso tecido cicatricial, facilitando o crescimento da lesão. É fator agravante a ausência de processo inflamatório mononuclear nos tumores da úlcera malignizada anterior à cirurgia.

A agressividade dos carcinomas escamosos tem relação direta com o aumento de expressão da P53, diminuição de expressão da E-caderina e β-catenina e alta expressão de Ki-67. Estudos comparativos entre a expressão dessas proteínas nos carcinomas originados em cicatrizes e nos cutâneos sem essas lesões prévias não mostraram diferenças de expressão nesses dois grupos. Os resultados foram reconsiderados levando-se em consideração a possibilidade da existência de interferências pelo curto período de seguimento dos pacientes e da pequena amostra acompanhada.[5] Ressalta-se que nos carcinomas originados de cicatrizes pode haver uma carcinogênese diferente advinda do envolvimento de proteínas distintas ou de condições ambientais facilitadoras, tais como fatores tóxicos locais e alteração da resposta imune na cicatriz.[6] Também é necessário esclarecer o papel da fibrose na cicatriz em relação à carcinogênese.

O tumor se inicia na margem da úlcera ou cicatriz, crescendo lenta e progressivamente em uma área localizada da lesão de base, tendo como consequência a transformação maligna em porção restrita da úlcera. Tal comportamento favorece a exames anatomopatológicos com resultados falso-negativos na úlcera de Marjolin. São necessárias múltiplas biopsias nas lesões suspeitas, de preferência fusos englobando o tecido subcutâneo da borda suspeita. Os achados clínicos sugestivos da transformação maligna correspondem a lesões de difícil cicatrização[7] e, na maioria das vezes, vegetação exuberante com aumento da consistência (Figura 5.1). Há formação de nodulações sobre a cicatriz, bordas elevadas e odor desagradável (Figura 5.2).

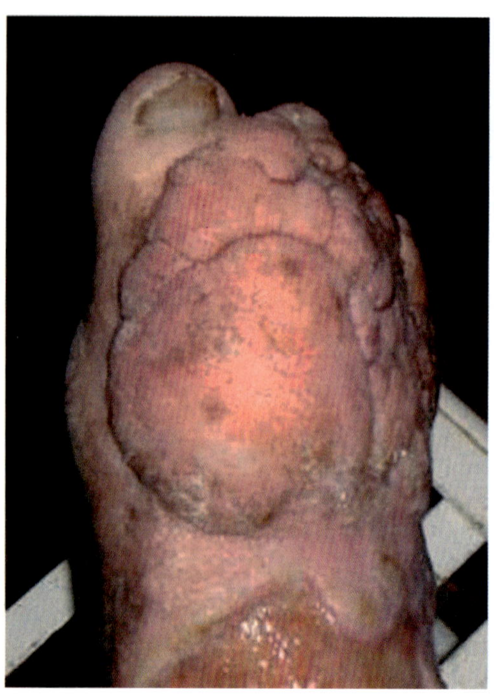

Figura 5.1 Membro com vegetação exuberante decorrente de úlcera de Marjolin.

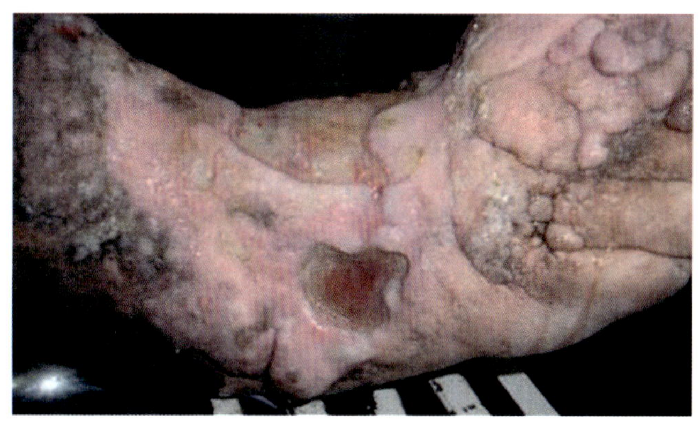

Figura 5.2 Úlcera crônica de membro inferior com alterações cujo laudo histopatológico apontou como diagnóstico úlcera de Marjolin.

Na grande maioria dos casos há falta de compreensão do paciente, que procura o médico tardiamente, quando alterações evolutivas já ocorreram. Por outro lado, os médicos subestimam o aspecto clínico, o que retarda o diagnóstico precoce, favorecendo intervenções invasivas, como, por exemplo, mutilações terapêuticas, além do risco de disseminação das lesões.

O aspecto histopatológico, na maioria das vezes, é de um carcinoma escamoso bem diferenciado, tendo como diagnóstico diferencial a hiperplasia pseudoepiteliomatosa. Muitas vezes há necessidade de repetição do procedimento até se obter um diagnóstico conclusivo. Confirmada a suspeita, deve-se pesquisar metástases. A verificação do acometimento ósseo subjacente se faz necessária antes de se programar o tratamento, que é cirúrgico.[8]

O tratamento cirúrgico consiste na excisão completa da lesão tumoral, constatada por margens cirúrgicas adequadas e a reconstrução, que pode exigir retalhos cutâneos ou enxertos. A linfadenectomia regional deve ser realizada nos casos de metástase linfonodais. Nas lesões de membros inferiores a linfadenectomia profilática deve ser considerada, uma vez que a taxa de metástase nesses casos é de 53%. A amputação do membro é indicada nos casos de invasão extensa dos tecidos locais e no envolvimento de espaço articular ou ósseo.

Referências

1. Bauk VOZ, Assunção AM, Domingues RF *et al.* Úlcera de Marjolin: relato de 12 casos.*An Bras Dermatol* 2006; 81(4):355-8.
2. Ryan RF, Litwin MS, Krementz ET. A new concept in the management of Marjolin's ulcers. *Ann Surg* 1981; 193(5):598-605.
3. Baldursson B, Sigurgeirsson B, Lindelof B. Venous leg ulcers and squamous cell carcinoma: a large-scale epidemiological study. *Br J Dermatol* 1995; 133(4):571-4.
4. Harris B, Eaglstein WH, Falanga V. Basal cell carcinoma arising in venous ulcers and mimicking granulation tissue. *J Dermatol Surg Oncol* 1993; 19(2):150-2.
5. Ueda A, Suda K, Matsumoto T *et al.* A clinicopathological and immunohistochemical comparison of squamous cell carcinoma arising in scars versus nonscar SCC in Japanese patients. *Am J Dermatopathol* 2006; 28(6):472-7.
6. Eroglu A, Camlibel S. Risk factors for locoregional recurrence of scar carcinoma. *Br J Surg* 1997; 84(12)1744-6.
7. Phillips TJ, Salman SM, Bhawan J *et al.* Burn scar carcinoma. Diagnosis and management. *Dermatol Surg* 1998; 24(5):561-5.
8. Martínez-Ramos D, Villalba-Munera V, Molina-Martínez J, Salvador-Sanchís JL. Úlcera de Marjolin sobre una úlcera venosa crónica: revisión de labibliografía y comunicación de un caso. *Angiología* 2006; 58(1):63-6.

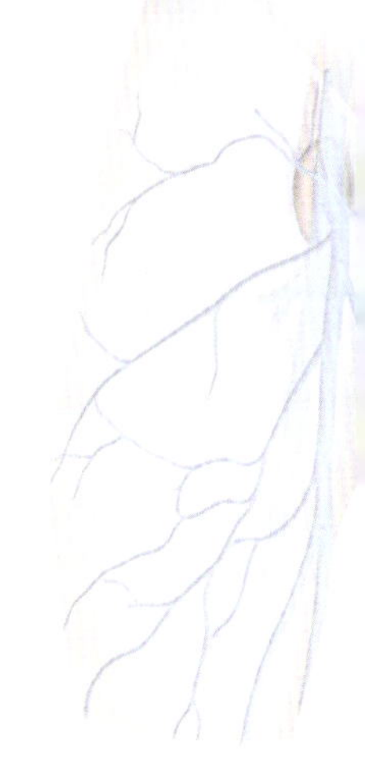

6 Avaliação do Paciente com Úlcera Venosa

Eline Lima Borges

Para a abordagem ao paciente portador de úlcera de membros inferiores é importante que o médico ou o enfermeiro proceda a uma avaliação com especial atenção para os membros inferiores, verificando a presença de sinais de insuficiência venosa crônica (IVC) e doença sistêmica, análise das características da lesão, além da avaliação vascular apropriada, que requer uma observação do estado anatômico e funcional do sistema venoso superficial, profundo e perfurante e do sistema arterial.

Avaliação do paciente

O exame clínico consiste em história clínica completa e exame físico tanto para um paciente que apresenta sua primeira úlcera venosa quanto para paciente com úlcera recidivada.[1] Em ambas as situações, as avaliações devem ser frequentes. Os itens a serem considerados na história visam identificar a queixa e a duração dos sintomas do agravo atual e os fatores de risco: história familiar de doença venosa, veias varicosas tratadas cirurgicamente ou não, história comprovada ou suspeita de trombose venosa profunda (TVP), flebite, cirurgia venosa prévia, cirurgia ou fratura da perna, episódios de dor torácica, hemoptise ou história de embolia pulmonar, obesidade e atividade profissional que requer longos períodos de permanência de pé ou sentado. Também devem ser investigados surgimento, duração, recorrência e idade em que surgiram lesões anteriores. Alguns autores afirmam que a gravidez pode contribuir para a estase venosa, mas ela é geralmente reversível pós-parto.[1,2]

É importante excluir doença não venosa, pesquisando história familiar de doença cardiovascular, acidente vascular encefálico (AVE), ataque isquêmico transitório (AIT), diabetes melito, artrite reumatoide, tabagismo e doença arterial.

A doença arterial se manifesta com dor isquêmica de repouso, claudicação intermitente (dor) com exercícios ou caminhadas e/ou aumento da dor na elevação da perna, ausência de pulsos periféricos, pele fria, perda de pelo na perna e palidez.[1–3]

No exame físico, ambos os membros devem ser observados e avaliados, atentando para a presença de sinais de doença venosa, em particular, edema, dermatite venosa (eczema), "coroa flebectásica", hiperpigmentação, lipodermatoesclerose e veias varicosas, que constituem um dos achados físicos mais comuns em associação com úlcera venosa.[1,3] Deve-se descrever a dor que, em contraste com a úlcera arterial, tende a diminuir com a elevação da perna e observar a presença dos pulsos periféricos palpáveis igualmente nas duas pernas. Os pulsos pedioso e tibial posterior devem estar presentes, mas pode ser difícil palpá-los na presença de edema acentuado.[2]

Em geral os pacientes portadores de úlcera venosa apresentam edema macio à palpação (Figura 6.1A), com cacifo (Figura 6.1B) ou endurecido, localizado principalmente na região do tornozelo e mais acentuado na perna com lesão. A medida do edema é realizada na circunferência da perna 10 cm acima do tornozelo, tomando por referência o maléolo medial e na parte proeminente da panturrilha conforme apresentada nas Figuras 6.2 e 6.3.[2]

Alguns pacientes podem apresentar anquilose tibiotársica e atrofias musculares que alteram o comprimento do membro afetado. A anquilose tibiotársica é considerada fator agravante da IVC, uma vez que, ao predispor à imobilidade completa e permanente dessa articulação, impede o retorno venoso dos membros inferiores, tornando os pacientes incuráveis. De modo geral, a anquilose não é

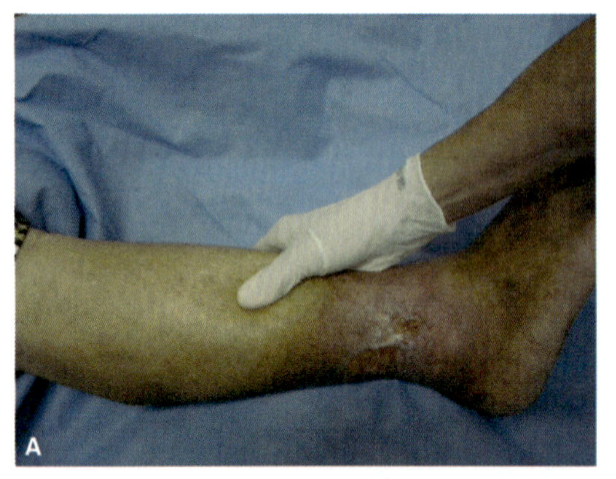
A

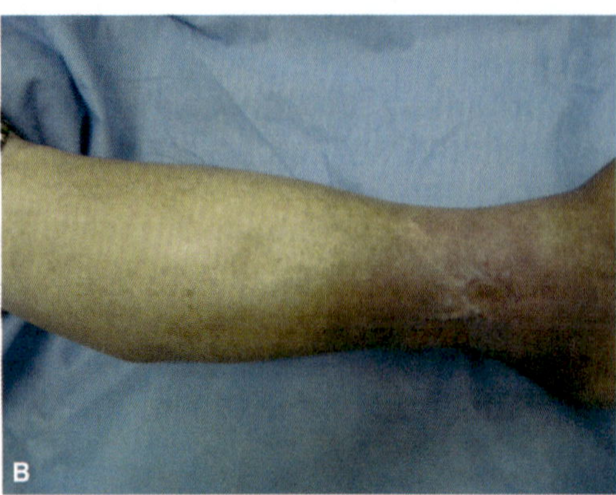
B

Figura 6.1 A. Avaliação do edema com pressão digital. **B**. Formação de cacifo com a pressão digital.

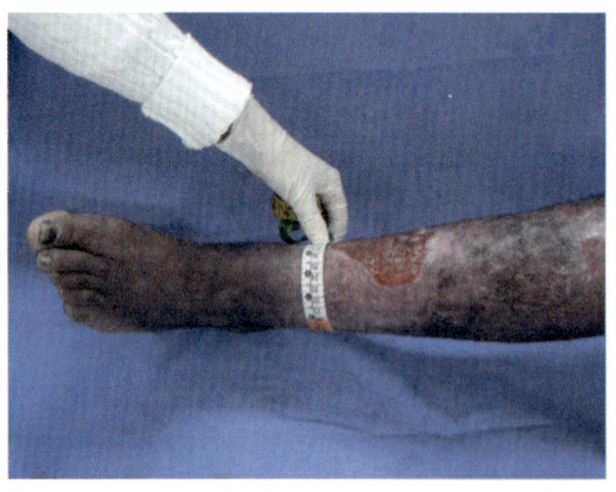

Figura 6.2 Avaliação do edema com mensuração da circunferência do tornozelo 10 cm acima do maléolo medial.

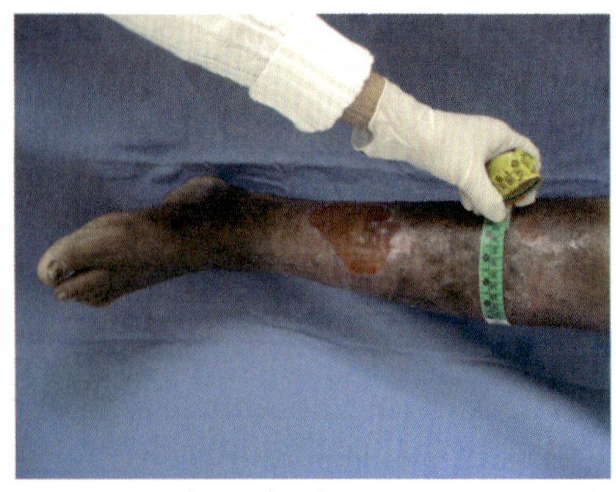

Figura 6.3 Avaliação do edema com mensuração da circunferência da panturrilha na parte mais proeminente.

uma queixa espontânea dos portadores de úlcera de perna, mesmo quando sua ocorrência lhes causa grande deformidade e limitação.

A mobilidade da articulação do tornozelo depende da eficiência da contração do músculo tríceps sural, considerado parte fundamental da mais importante bomba da perna para o retorno venoso dos membros inferiores. Assim, a flexibilidade dessa articulação tem papel importante na eficiência da bomba muscular da panturrilha para evitar a estase venosa e suas consequências.

O estudo realizado por Timi *et al.* (2009) teve como objetivo relacionar a diminuição da amplitude de movimento da articulação tibiotársica na IVC dos membros inferiores (MMII) medida por goniometria com a gravidade da IVC utilizando-se a classificação CEAP. Contou com amostra de 86 indivíduos e 121 membros inferiores divididos conforme a gravidade da IVC avaliada de acordo com a classificação CEAP em C0 (40 membros/grupo-controle), C3 (40 membros) e C4 (41 membros). As medidas obtidas nos diferentes grupos foram comparadas entre si. Os autores concluíram que a goniometria do tornozelo auxilia a graduar a hipertensão venosa crônica, pois demonstra a existência de correlação entre a gravidade da anquilose e a gravidade da IVC.[4]

Recomenda-se que o exame clínico seja realizado em local reservado e com boa iluminação. O paciente deve ficar de pé para que os membros sejam observados da região do pé à coxa, anterior e posteriormente.

Avaliação da úlcera venosa

A úlcera venosa geralmente ocorre na denominada área da polaina ou perneira, entre o pé e a parte superior da panturrilha, especificamente de 2,5 cm abaixo do maléolo até o ponto em que o músculo da panturrilha torna-se proeminente, na parte posterior. Espera-se que mais da metade de todas as úlceras que ocorrem nessa área sejam primariamente de origem venosa. Essa lesão raramente ocorre na região do pé ou acima do joelho.[5]

As úlceras venosas são normalmente superficiais ou de espessura parcial (não se estendendo abaixo da epiderme e da derme), formato irregular e comumente têm uma base de granulação vermelha (Figura 6.4). Quando apresentam tecido necrótico, este pode ser cinzento, amarelo ou preto (Figura 6.5A a C). As lesões, geralmente muito exsudativas, apresentam drenagem de exsudato de aspecto seroso ou sero-hemático, de volume moderado a intenso, dependendo da intensidade do edema da perna afetada, e associado ou não a odor desagradável. Se este está presente, ele pode ser suave, pútrido, ou ofensivo.[5] É imprescindível observar os aspectos da borda da úlcera e sua morfologia, pois esses aspectos podem auxiliar no diagnóstico de úlceras de causas menos comuns, como carcinoma e leishmaniose.[3]

A avaliação da úlcera venosa envolve a descrição da profundidade da ferida considerando o tecido envolvido. As úlceras profundas que envolvem fáscia, tendão, periósteo ou osso podem ter um componente arterial em sua etiologia (Figura 6.6).[3]

Para avaliação de resultados é importante determinar a área da úlcera ao longo do tratamento, traçando seu perímetro em acetato ou película de plástico dupla.[2,3] A redução da área lesionada é um índice confiável de cicatrização.

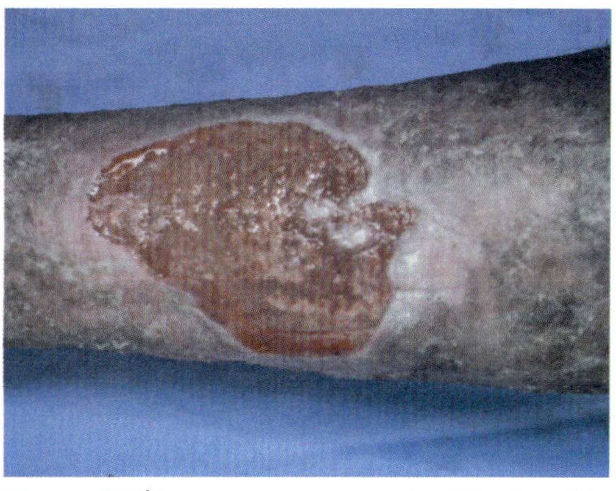

Figura 6.4 Úlcera venosa com predomínio de tecido de granulação e existência de epitelização.

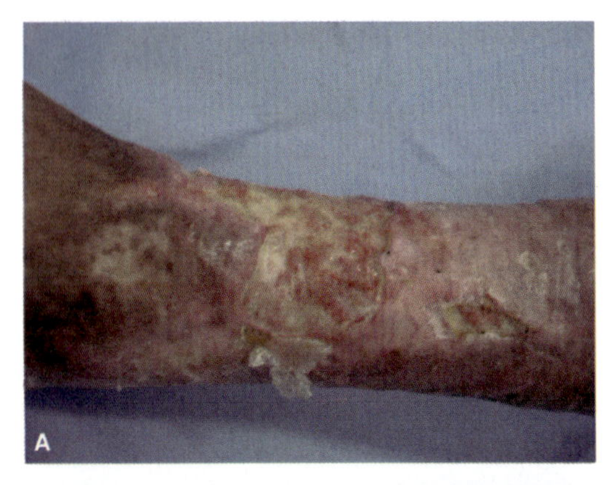

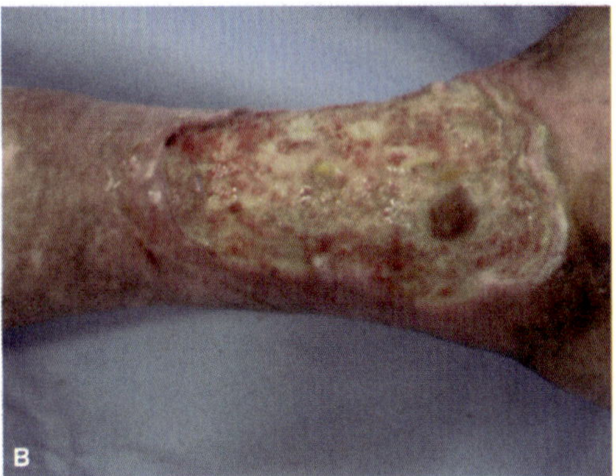

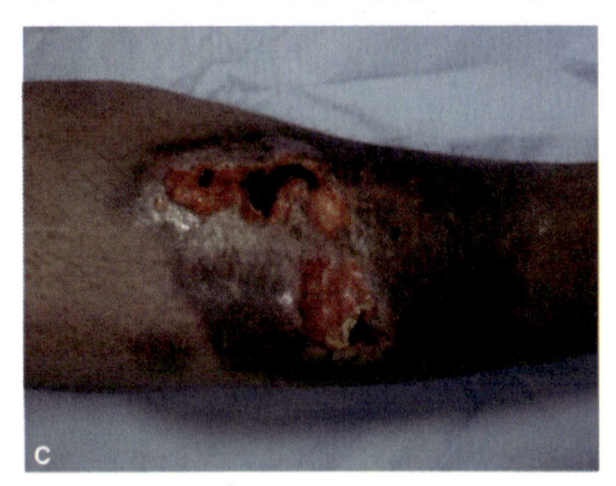

Figura 6.5 **A** e **B**. Úlcera venosa com predomínio de tecido necrótico amarelo. **C**. Úlcera venosa com tecido necrótico preto e pele ao redor com área de hiperpigmentação.

Outra característica da úlcera venosa é a algia descrita pelos pacientes como sensação de peso intenso e prurido, que aumenta de intensidade ao final do dia e tende a diminuir com a elevação da perna. Ressalta-se que alguns pacientes, apesar do repouso, mantêm a queixa de algia.[5]

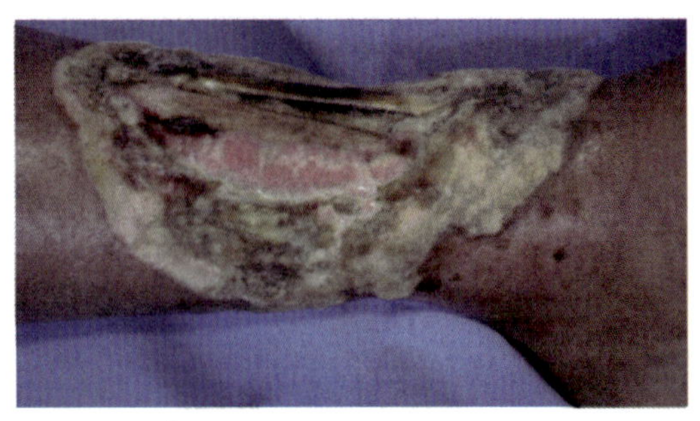

Figura 6.6 Úlcera de etiologia não venosa com exposição de tendão.

A partir da instalação das úlceras venosas surgem várias complicações como eczema, sensibilização aos meios de tratamento, maceração, infecção, entre outras.

A sensibilização se manifesta como prurido, vermelhidão e descamação em torno da ferida. A causa pode ser alergia por contato mediante os meios de tratamento locais. Os alergênios, que mais frequentemente produzem eczemas por contato, são a lanolina, a neomicina, os parabenos, os perfumes e a quinoforma.[6]

A maceração da pele ao redor da úlcera consiste em afecção com vermelhidão e supuração nessa área. Aparece quase sempre em decorrência da ação tóxica da exsudação da lesão.

A infecção é outra complicação que pode ocorrer quando as bactérias invadem a superfície da lesão e as camadas inferiores da pele em volta, produzindo infecção (Figura 6.7A e B) que compromete o tecido celular subcutâneo (celulite) e a vasta rede linfática subcutânea (erisipela). A pele fica vermelha, edemaciada, sensível e quente, geralmente há aumento da área lesionada e pode surgir febre. O processo infeccioso pode causar um aumento da dor ou alteração do seu padrão. A infecção pode ser desencadeada por *Streptococcus haemoliticus*. O tratamento deve ser sistêmico e não local, porque este último favorece o desenvolvimento de microrganismos resistentes.[7]

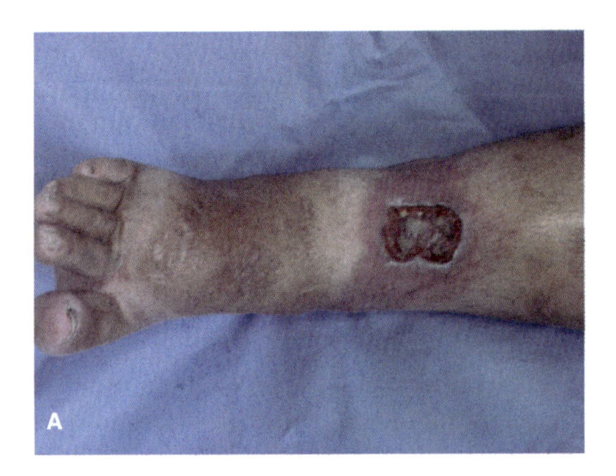

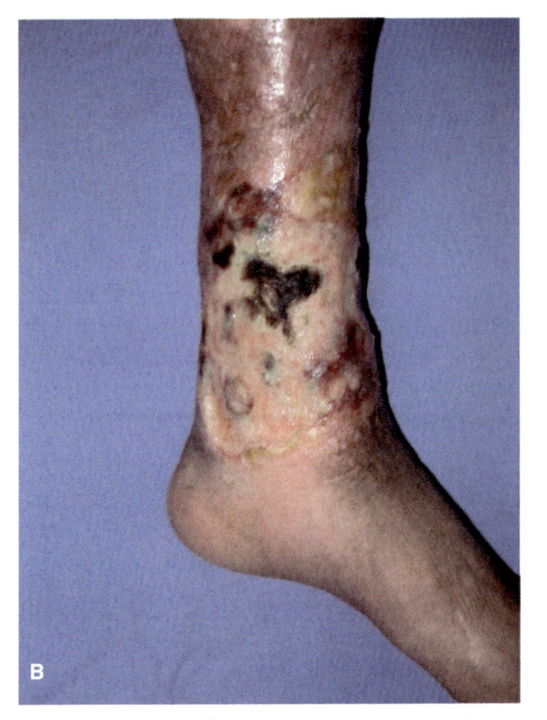

Figura 6.7 A e **B**. Úlcera com sinais locais de infecção.

Exames complementares

Além do exame clínico, é importante descartar qualquer comprometimento arterial associado. Para isso, pode-se recorrer à realização do cálculo do índice de pressão tornozelo/braço. Algumas vezes, fazem-se necessários outros exames não invasivos para avaliação do sistema vascular, como o Doppler de onda contínua, o duplex scan e a plestimografia a ar.

Índice de pressão tornozelo/braço

O índice de pressão tornozelo/braço (ITB) é o método não invasivo mais confiável para detectar a insuficiência arterial e é essencial na avaliação de úlcera de perna,[1-3,8] uma vez que somente a palpação de pulsos não é adequada para excluir doença arterial periférica.

Esse exame baseia-se na medida das pressões arteriais do tornozelo e dos braços, utilizando-se um esfigmomanômetro e um ultrassom manual e portátil. Afere-se a pressão arterial de ambos os braços na artéria braquial (Figura 6.8) e da perna afetada nas artérias pediosa (Figura 6.9) e tibial posterior (Figura 6.10). A aferição da pressão do membro inferior requer o aparelho ultrassom Doppler.

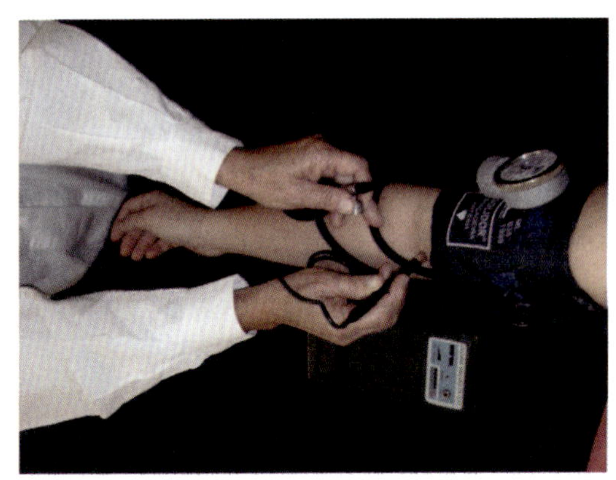

Figura 6.8 Aferição da pressão das artérias braquial e pediosa com auxílio do Doppler.

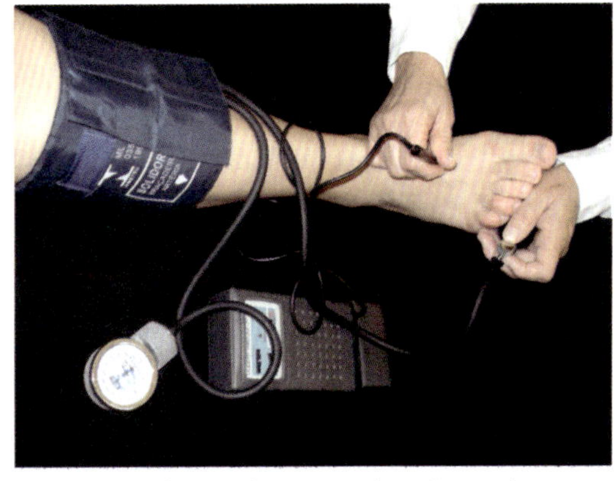

Figura 6.9 Aferição da pressão da artéria pediosa com Doppler.

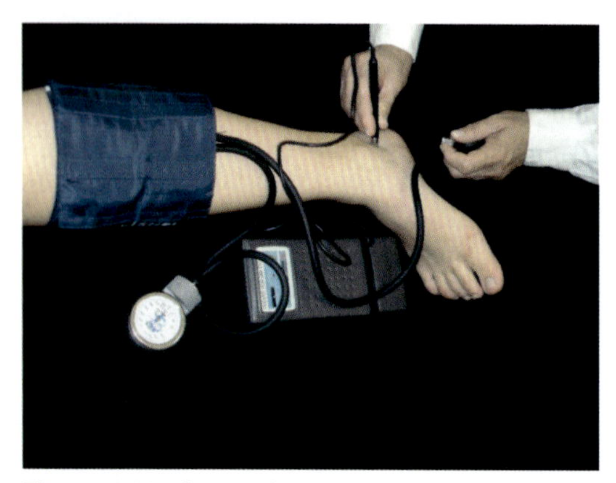

Figura 6.10 Aferição da pressão da artéria tibial posterior com Doppler.

Para a obtenção da medida da pressão do membro inferior deve-se insuflar o manguito de pressão convencional no terço distal da perna, na região da panturrilha, até o desaparecimento do fluxo arterial, registrado pelo Doppler. O passo seguinte é desinsuflar o manguito lentamente até o reaparecimento do som, determinando o valor da pressão distal. Registra-se também a pressão das artérias braquiais direita e esquerda, e, se houver variação entre elas, utiliza-se a de maior valor.

Para o cálculo do ITB, divide-se o valor da maior pressão arterial obtida na artéria da perna em que se localiza a úlcera pelo maior valor da pressão arterial braquial sistólica obtida em um dos braços.

$$\text{Índice de pressão tornozelo/braço} = \frac{\text{Pressão do tornozelo}}{\text{Pressão do braço (braquial)}}$$

Pressão do tornozelo: maior pressão arterial obtida na artéria da perna (pediosa ou tibial posterior) em que se localiza a úlcera.

Pressão do braço: maior valor da pressão arterial braquial obtida em um dos braços.

Estudos indicaram que um ITB de 0,9 é 95% sensível em detectar doença arterial. Contudo, uma razão de ≥ 0,8 pode ser considerada para excluir doença arterial periférica significante. Utiliza-se o ITB < 0,8 como valor de corte para considerar o paciente como portador de doença arterial e contraindicar a terapia de alta compressão sob risco de necrose do membro acometido.[1,3]

O encaminhamento do paciente para médico especialista faz-se necessário quando se suspeita que a úlcera não é de etiologia venosa e o ITB encontra-se reduzido, por exemplo, < 0,8 (encaminhamento vascular de rotina) e < 0,5 (encaminhamento vascular urgente) ou aumentado com ITB > 1,0.[1,3]

É importante realizar a medida do ITB quando uma úlcera estiver deteriorando; se uma úlcera não cicatriza completamente, em 12 meses de tratamento; em pacientes que apresentam úlcera recorrente; antes de começar a terapia de compressão; em paciente que está usando meias de compressão como medida preventiva; quando há um repentino aumento no tamanho da úlcera; se há um repentino aumento na dor, mudança na cor e/ou temperatura do pé.[1]

O ITB não é útil para avaliar a presença de comprometimento microvascular associado a artrite reumatoide, vasculite sistêmica e diabetes melito. Ressalta-se que esclerose de veias mediais da panturrilha, como em pacientes com diabetes, pode tornar o ITB falsamente elevado.[1,3]

Doppler de onda contínua

Exame de fácil realização, complementa o exame clínico e serve como triagem para pacientes ambulatoriais. O aparelho Doppler portátil de onda contínua é usado para detectar refluxo venoso nas junções safenofemoral e safenopoplítea e refluxo hemodinamicamente significativo no sistema venoso profundo. Esse exame não é acurado para localização de veias perfurantes insuficientes.[9,10]

Duplex scan

Nesse exame são utilizados a ultrassonografia para analisar a anatomia vascular e o Doppler para avaliar a hemodinâmica, resultando na maior precisão da identificação das disfunções vasculares de forma não invasiva.

Fornece informações sobre o fluxo e refluxo em veias específicas, como femoral, poplítea, veias profundas da panturrilha e veias perfurantes. Mediante manobras de compressão é possível registrar o refluxo venoso e o fechamento das válvulas. Permite determinar, assim, a origem do refluxo e extensão do refluxo, presença de perfurantes e a existência de trombose venosa. O exame apresenta elevada precisão diagnóstica, sendo considerado padrão ouro. Fornece informações que orientam o médico a planejar de forma precisa o tratamento cirúrgico.[9,10]

Plestimografia a ar

Durante os últimos anos, a plestimografia a ar tem sido utilizada para avaliação da hemodinâmica venosa. O equipamento e a técnica de exames atuais foram desenvolvidos pelo professor Andrew Nicolaides para quantificar a variação de volume da perna, como resultado do enchimento ou esvaziamento das veias decorrentes de mudança de postura ou exercícios.[11-12] A plestimografia a ar acrescenta dados quantitativos e objetivos na avaliação anatômica dos métodos não invasivos de imagem no estudo da insuficiência venosa e pode detectar alterações hemodinâmicas no sistema venoso, quer sejam obstrutivas, por insuficiência valvular primária ou secundária ou por alteração da bomba da panturrilha.[11]

Com o plestimógrafo a ar, utiliza-se um manguito que envolve toda a extensão da perna. O exame é interpretado em um gráfico que registra volume e tempo. Atualmente, a hemodinâmica da bomba muscular da panturrilha tem sido estudada pela plestimografia a ar pelos parâmetros de fração de ejeção e fração de volume residual, sendo o parâmetro de maior significância, o índice de enchimento venoso, que também é utilizado para avaliar o resultado do tratamento cirúrgico. A fração de ejeção < 40% e índice de enchimento venoso entre 5 e 2 mℓ/s correspondem a um índice de ulceração de 32%, enquanto fração de ejeção entre 40 e 60% e índice de enchimento venoso com os mesmos valores correspondem a um índice de ulceração de 2%.[12]

A fração de volume residual corresponde linearmente à pressão venosa deambulatória, sendo esta prognóstica para ulceração. Pressões inferiores a 30 mmHg provavelmente não ulceram, enquanto as de aproximadamente 90 mmHg tem 100% de possibilidade. Quanto maior o tempo de enchimento venoso e menor a fração de ejeção, maior a possibilidade de desenvolver ulceração.[10]

Na prática clínica, na impossibilidade de realizar exames confirmatórios, o exame clínico e o ITB são suficientes para início do tratamento conservador. A avaliação do paciente com úlcera permite identificar os problemas e estabelecer as condutas que devem ser implementadas amparadas em diretrizes previamente estabelecidas. O êxito final esperado é a cicatrização completa da ferida e a ausência de recidivas.

Referências

1. RCN Institute. The management of patients with venous leg ulcers: recomendations for assessment, compression therapy, cleasing, debridement, dressing, contact sensitivity, training/education and quality assurance. University of York, 2006. 50p.
2. McGuckin M, Stineman MG, Goin JE,Willians SV. *Venous leg ulcer guideline*. Philadelphia: University of Pennsylvania; 1997. 44p.
3. Scottish Intercollegiate Guidelines Network. *The care of patients with chronic leg ulcer: a national clinical guideline*. Edinburgh: SIGN, 2010. 46p.
4. Timi JR, Belczak SQ, Futigami AY, Pradella FM. A anquilose tibiotársica e sua importância na insuficiência venosa crônica. *J. vasc. bras.* 2009; 8(3):214-18.
5. McGuckin M, Williams L, Brooks J, Cherry G. Guidelines in practice: the effect on healing of venous ulcers. *Adv Skin & Wound Care* 2001; 14(1): 33 a 6.
6. Douglas WS, Simpson NB. Guidelines for the management of chronic venous leg ulceration. Report of a multidisciplinary workshop. *B J Dermatol* 1995; 132:446-52.
7. Henriksen L. *Los problemas especiales de pacientes con úlceras en las piernas*. Helios: Espergaerde, 1995.

8. Benbow M, Burg G, Camacho MF *et al. Guidelines for the outpatient treatment of chronic wounds and burns.* Vienna: Blackwell Wissenschafts-Verlag; 1999. 168p.
9. Barros NJ. Insuficiência venosa crônica. *In*: Pitta GBB, Castro AA, Burihan E. Angiologia e cirurgia vascular: guia ilustrado. Maceió: UNCISAL/ ECMAL & LAVA. 2003. Disponível: http://www.lava.med.br/livro. Acesso: 7 de jun. de 2006.
10. Figueiredo M. Úlcera varicosa. *In*: Pitta GBB, Castro AA, Burihan E. Angiologia e cirurgia vascular: guia ilustrado. Maceió: UNCISAL/ ECMAL & LAVA. 2003. Disponível: http:// www.lava.med.br/livro. Acesso: 7 de jun. de 2006.
11. Engelhorn CA, Beffa CV, Bochi G, Pullig RC, Cassou MF, Cunha SS. A plestimografia a ar avalia a gravidade da insuficiência venosa crônica? *J Vasc Br* 2004; 3(4):311-6.
12. França LH, Tavares V. Insuficiência venosa crônica: uma atualização. *J Vasc Br* 2003; 2(4):318-28.

7 Terapia Tópica da Úlcera Venosa

Eline Lima Borges e *Maria Helena Larcher Caliri*

O tratamento conservador da úlcera venosa para o paciente que não está internado deve estar amparado em quatro condutas:[1]

- Terapia tópica, com a realização de limpeza da lesão e escolha de coberturas locais que mantenham úmido e limpo o leito da ferida e sejam capazes de absorver o exsudato
- Controle da infecção com antibioticoterapia sistêmica, conforme resultados do Gram, cultura e antibiograma
- Tratamento da estase venosa com repouso e terapia compressiva
- Prevenção da recidiva com mudança do estilo de vida.

As feridas de etiologia venosa são geralmente recobertas por tecido necrótico de aspecto membranoso, superficial e amarelado imbricado no tecido de granulação e muito exsudativas. Para o tratamento tópico, além da implementação da limpeza e do desbridamento, é importante usar coberturas não aderentes capazes de propiciar o desbridamento autolítico, absorver o exsudato e criar um ambiente propício para o desenvolvimento do processo de cicatrização, isto é, garantir um ambiente oclusivo com baixa taxa de microrganismos e com umidade e temperatura fisiológicas, o que reduz o tempo de cicatrização.

Limpeza

O tratamento da úlcera, em geral, inicia-se com a limpeza adequada, que envolve a aplicação de um líquido atóxico para a ferida, capaz de remover do seu leito excesso de microrganismos, tecido necrótico liquefeito, exsudato, corpos estranhos, incluindo resíduos de pomadas e coberturas anteriores, sem, no entanto, causar danos ao tecido viável. A limpeza deve criar um ambiente ótimo para a cicatrização.

Ainda não estão bem estabelecidas as evidências científicas para a escolha da melhor técnica de limpeza de feridas. O primeiro ponto de divergência é quanto ao entendimento e uso dos termos estéril e limpo. Na prática clínica, muitos profissionais têm adotado os seguintes conceitos:[2]

- *Técnica estéril*: envolve estratégias usadas no cuidado do paciente para reduzir exposição a microrganismos e manter objetos e áreas livres de microrganismos tanto quanto possível. Essa técnica envolve lavagem meticulosa das mãos e uso de um campo estéril, de luvas estéreis para aplicação de uma cobertura estéril e de instrumentos estéreis. A técnica estéril exige instrumentos e materiais estéreis na realização do procedimento de curativo. O contato entre instrumentos ou materiais estéreis e qualquer superfície ou produto não estéril deve ser evitado

- *Técnica limpa*: envolve estratégias usadas no cuidado do paciente para reduzir a quantidade global de microrganismos, ou para prevenir ou reduzir o risco de transmissão de microrganismos de uma pessoa a outra ou de um lugar a outro. Essa técnica envolve a lavagem meticulosa das mãos, mantendo um ambiente limpo pela preparação de um campo limpo, usando luvas limpas e instrumentos estéreis, e prevenindo a contaminação direta de materiais e apetrechos. A técnica limpa também pode ser chamada de "não estéril"
- *Técnica asséptica*: consiste em prevenção intencional da transferência de organismos de uma pessoa para outra, mantendo a contagem de microrganismos a um mínimo irredutível
- *Técnica sem toque*: é um método de trocar o curativo sem tocar diretamente a ferida ou qualquer superfície que poderia vir a entrar em contato com a ferida.

O resultado de um estudo de revisão sistemática publicado em 2001 não revelou nenhum estudo de pesquisa científico específico para respaldar tanto o uso da técnica limpa quanto o da técnica estéril em qualquer ambiente (hospitalar, ambulatorial ou domiciliar) em que o cuidado é prestado.[2] Portanto, não existe evidência baseada em pesquisa e também não há nenhum consenso ou opinião de especialista sobre a controvérsia técnica de limpeza "limpa" *versus* "estéril" no tratamento de feridas crônicas. As opiniões de especialistas estão amparadas na prática atual e nas observações, e não na prática baseada em evidência.

Ao escolher a técnica de limpeza a ser utilizada, é importante considerar que, apesar de a úlcera venosa, como qualquer ferida crônica, ser considerada colonizada, isto é, há microrganismos na lesão sem sinais e/ou sintomas de infecção, deve-se evitar aumentar a quantidade de microrganismos nela existentes. Na prática clínica, uma opção para lavar a perna tratada com terapia compressiva é o tanquinho, apresentado na Figura 7.1. Após a limpeza da perna com água corrente e sabão líquido (Figura 7.2), a úlcera venosa deve ser

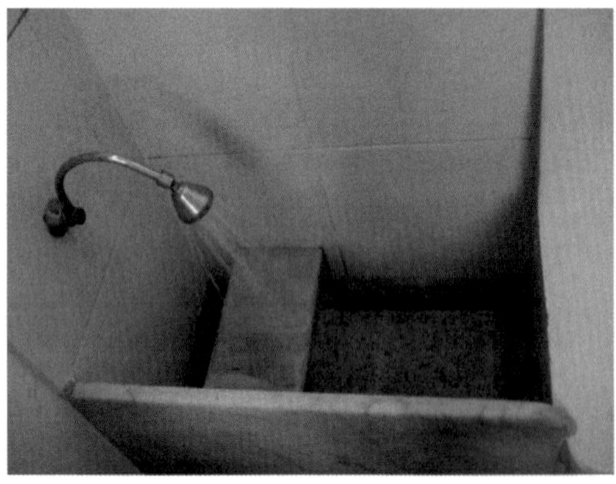

Figura 7.1 Adaptação de um tanquinho para lavar as pernas em uso de bota de Unna ou bandagem compressiva de multicamadas.

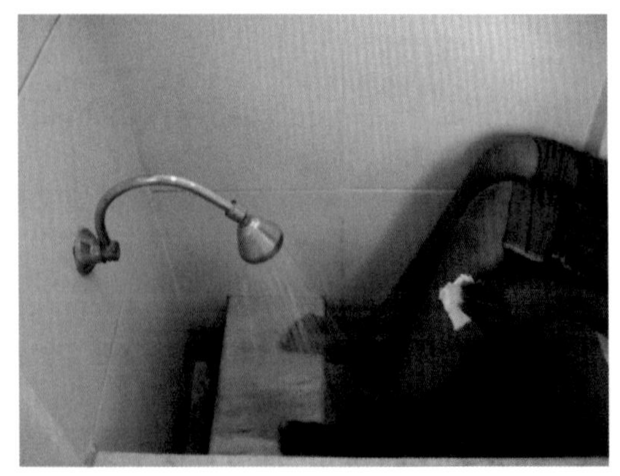

Figura 7.2 Uso do tanquinho para lavar a perna com água corrente e sabão líquido antes da limpeza da ferida e aplicação de cobertura.

submetida à limpeza com soro fisiológico em jato (Figura 7.3). Quando a limpeza da perna é dispensada, o enfermeiro pode usar a bacia protegida com plástico para apoiar a perna durante a limpeza da lesão (Figura 7.4).

Outro ponto de dúvida é a respeito da solução mais adequada para a limpeza da ferida. Vários estudos sugerem que a maioria das soluções antissépticas tem a ação diminuída ou inibida em presença de matéria orgânica, além de retardar o processo de cicatrização, ao inibir a produção de fibroblastos, células essenciais na formação do tecido de granulação.[2-6] Entre as soluções antissépticas mais comumente usadas no Brasil, podem-se destacar as que contêm iodo e a clorexidina.

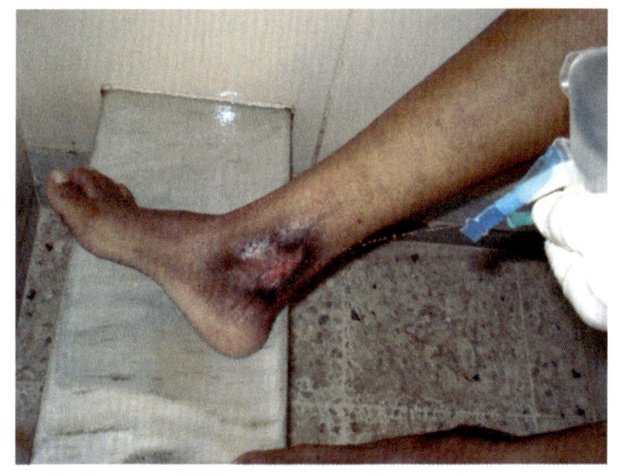

Figura 7.3 Limpeza da ferida com soro fisiológico em jato após limpeza da perna com água corrente e sabão líquido.

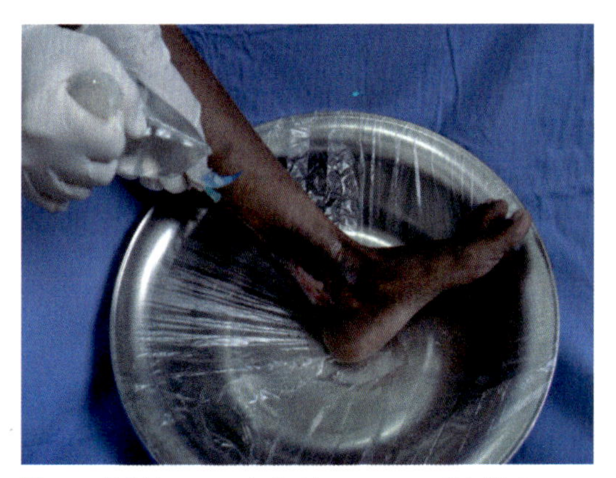

Figura 7.4 Limpeza da ferida com soro fisiológico em jato utilizando bacia.

Ao longo das últimas décadas várias pesquisas mostraram que muitos agentes comumente usados para a limpeza das feridas como solução de Dakin, peróxido de hidrogênio, ácido acético e algumas concentrações de povidona-iodo são citotóxicos para os fibroblastos, não devendo, portanto, ser usados para esse fim.[3-7]

Muitas soluções têm sido recomendadas para a limpeza da superfície da ferida, sendo o soro fisiológico a mais indicada por ser uma solução isotônica, ter o mesmo pH do plasma e não interferir no processo de cicatrização normal. Além de não causar danos teciduais, não provoca reações de sensibilização ou alérgicas e também não altera a flora da pele, permitindo o crescimento de organismos menos virulentos.[8] Outra opção de solução é a água de torneira, comumente usada no domicílio para a limpeza de feridas porque é facilmente acessível, eficiente e de baixo custo. Um dos problemas quanto ao uso da água para a limpeza de ferida é que, muitas vezes, o profissional não tem a certeza sobre a sua qualidade.

Com o objetivo de elucidar a questão sobre a melhor solução para limpeza da ferida, foi realizada e publicada uma revisão sistemática para avaliar os efeitos da água em comparação com outras soluções para limpeza de feridas. Os autores dessa revisão encontraram evidências limitadas: um estudo sugeriu que o uso da água de torneira para limpar feridas agudas reduz a taxa de infecção, e outros estudos concluíram não haver diferenças nas taxas de infecção e cicatrização entre feridas que não eram limpas e aquelas limpas com água de torneira e outras soluções. Esses mesmos autores destacaram que a qualidade da água de torneira deve ser avaliada antes da indicação do seu uso e que, na ausência de água de torneira potável, pode ser usada a água fervida e esfriada, bem como a água destilada.[9]

No Brasil, antes de recomendar o uso da água para limpeza de feridas crônicas, o profissional deve avaliar a sua procedência. Não basta a água ser potável para ser confiável, porque normalmente esta permanece no reservatório antes de ser usada, e geralmente o controle dessa etapa não é realizado (os reservatórios não são limpos periodicamente e não são realizadas investigações bacteriológicas). Outro inconveniente a ser considerado é o teor de cloro encontrado na água, o que pode causar transtornos ao processo de cicatrização.

Nas instituições de saúde, o soro fisiológico é facilmente encontrado e tem custo relativamente baixo em comparação com outras soluções para limpeza.

Ao escolher a solução a ser utilizada e a técnica de limpeza da lesão crônica, o profissional deve ter clareza de que, apesar de a ferida ser colonizada, o procedimento não deve aumentar a quantidade de microrganismos presentes na área lesionada. A taxa de microrganismos deve ser incapaz de causar infecção, portanto a solução usada na limpeza não pode elevar a carga de microrganismos no leito da lesão com aumento dos riscos de infecção.

Ainda persistem muitas dúvidas a respeito do procedimento de limpeza de ferida, inclusive sobre as vantagens de remover o exsudato do leito da ferida, uma vez que ele contém fatores de crescimento e bioquímicos que contribuem para a cicatrização. No entanto, a limpeza da ferida continuará a fazer parte integral do processo de tratamento até que mais pesquisas forneçam evidências sobre as desvantagens do seu uso.[8]

Métodos de desbridamento

Outro aspecto que a limpeza da ferida deve contemplar é o desbridamento do tecido necrótico quando presente no leito da lesão. Na úlcera de etiologia venosa geralmente esse tecido é mais superficial, aderido, de cor amarela e imbricado no tecido de granulação, lembrando a forma de rede, ou de aspecto membranoso e úmido recobrindo a lesão.

Em 1999, Bradley, Cullum e Sheldon publicaram o resultado de uma revisão sistemática a respeito do desbridamento de lesões crônicas. Em virtude da heterogeneidade dos estudos encontrados, esses autores realizaram uma síntese narrativa e concluíram que não havia evidência suficiente para promover o uso de um agente desbridante em detrimento de outro.[10]

A remoção de tecido necrótico e desvitalizado pode ser obtida mediante desbridamento mecânico, autolítico ou enzimático.[5,11] No entanto, pelas características do tecido necrótico da úlcera venosa, torna-se difícil e arriscada a implementação do desbridamento com instrumental cortante, uma vez que não existe tecido necrótico suficiente para ser cortado de modo seguro sem traumatizar o tecido de granulação. Vale ressaltar que o desbridamento de material desvitalizado é particularmente importante quando há infecção.[5,12]

Coberturas

O processo de seleção de cobertura é determinado por inúmeros fatores que incluem as características e a localização da ferida, as necessidades e as preferências do paciente, a variedade e as características de produtos disponíveis, sem, contudo, perder de vista o aspecto da segurança.[13] Na maioria das situações, o custo do tratamento é também um fator a ser considerado. Entende-se por cobertura todo material, substância ou produto que se aplica sobre a ferida, formando barreira física, com capacidade, no mínimo, de cobrir e proteger o seu leito, além de criar um meio adequado para o processo de cicatrização.[14]

Muitas coberturas, feitas de uma ampla variedade de materiais como poliuretano, sais de ácido algínico e outros polissacarídios tais como goma e carboximetilcelulose, estão disponíveis para o tratamento da ferida. Esses materiais podem ser encontrados isoladamente ou em combinação para formar diversos produtos tais como filmes, espumas, produtos fibrosos como hidrofibras, hidrogéis e coberturas de hidrocoloide.[15]

As coberturas são usadas sobretudo para possibilitar cicatrização rápida e cosmeticamente aceitável, remoção ou controle do odor, redução da algia, prevenção ou controle da infecção e colonização intensa, absorção do excesso de exsudato da superfície da ferida, aparência estética e minimização do incômodo que a lesão provoca.[15]

A cobertura deve promover microambiente úmido, ser estéril e livre de contaminantes, não deixar material remanescente na ferida, ser fácil de trocar e não causar traumatismos durante a remoção, não causar reação alérgica, agir como uma membrana semipermeável, ser impermeável a microrganismos, além de fornecer isolamento térmico.[16]

Durante o processo de cicatrização, a lesão pode exigir diferentes coberturas para atender a possíveis demandas como desbridamento do tecido necrótico, promoção da reepitelização, controle ou absorção de exsudato, redução da dor, controle de odor desagradável, cuidado da pele ao redor e otimização do tempo de enfermagem. A seguir serão apresentadas as coberturas mais usadas na prática clínica para o tratamento da úlcera venosa.

Coberturas de filmes semipermeáveis

As coberturas de filmes semipermeáveis são membranas transparentes e permitem alguma troca gasosa, mas são impenetráveis para bactéria (Figura 7.5). Tais coberturas têm pouca capacidade de absorver o exsudato,[16] por isso, geralmente, são usadas no tratamento da úlcera venosa quando estas já estão quase totalmente epitelizadas.

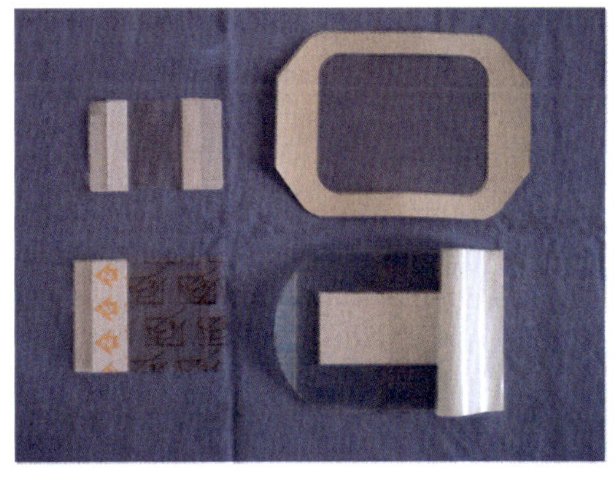

Figura 7.5 Cobertura de filme de poliuretano de diversos fabricantes.

Cobertura hidrocoloide

O hidrocoloide é uma cobertura que veda a lesão ao aderir à pele íntegra ao redor, e para isso requer cerca de 2,5 cm de pele. É impermeável a gases, bactérias e líquidos, e pode permanecer sobre a lesão por até 7dias, dependendo da sua composição, da efetividade e do volume de exsudato da lesão.[16]

As coberturas de hidrocoloide são oclusivas, contêm agentes formadores de gel tais como carboximetilcelulose sódica e gelatina, que, em muitas coberturas, estão combinados com substâncias elastoméricas e adesivas ligadas geralmente a filme ou espuma de poliuretano (Figura 7.6) para formar uma membrana impermeável, absorvente e autoadesiva.[16,17] Em contato com o exsudato, o hidrocoloide se liquefaz, produzindo um ambiente úmido para a cicatrização ocorrer. Algumas coberturas formam um gel coeso,

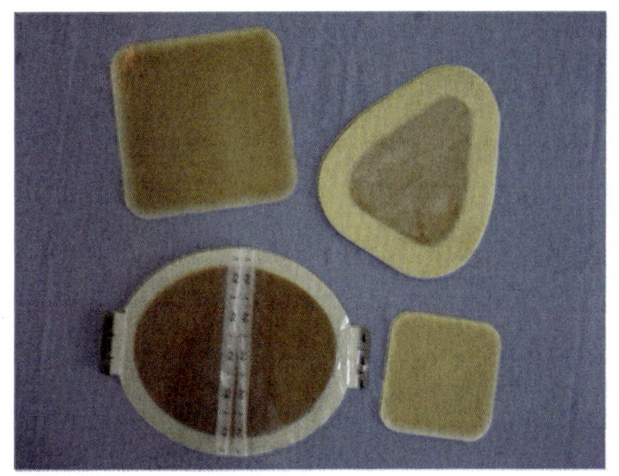

Figura 7.6 Placa de hidrocoloide de diversos fabricantes com a parte externa de espuma ou de filme de poliuretano.

outras um gel mais líquido, menos viscoso que são, em grande parte, contidos na matriz adesiva.[17]

A capacidade do hidrocoloide para absorver fluido varia consideravelmente com o passar do tempo e entre os produtos de diferentes fabricantes.[18] Estudos laboratoriais sugerem que a cobertura pode não ser apropriada para feridas de exsudato médio a intenso. Quando a eficácia da técnica de cobertura hidrocoloide foi comparada com a técnica convencional de gaze molhada a úmida, verificou-se que o paciente se beneficiou, com uma chance maior de cura, tempo de cicatrização mais rápido e menos dor.[17]

Ennis e Meneses (1996) realizaram um estudo de caso com dois pacientes para avaliar as propriedades da cobertura de hidrocoloide. Foram realizadas avaliações antes e após a intervenção, que consistiu no uso da cobertura de hidrocoloide durante 1 semana. Havia presença de tecido de granulação e inflamação crônica na biopsia pré-tratamento de ambos os pacientes. A análise das amostras de biopsia pós-tratamento revelou aumento da carga de energia. Foi encontrado nível de adenosina trifosfato (ATP) significativamente elevado, enquanto a adenosina difosfato (ADP) mostrou redução não significante. Nenhuma alteração da fosfocreatina e adenosina monofosfato foi detectada. Houve aumento do tecido saudável (tecido de granulação úmido) em lesões dos dois pacientes. A redução da área global (cm^2) foi de 39 e 12% para os pacientes 1 e 2, respectivamente.[19]

Os autores levantaram a hipótese de que o processo de cicatrização é influenciado pela manutenção do ambiente úmido e pela própria bioquímica do hidrocoloide, isto é, a manutenção de baixo pH é que acarreta aumento no ATP e na carga de energia, e não necessariamente a característica de oclusão do produto. Concluíram que há necessidade de mais trabalhos nessa área para melhor entender como várias coberturas afetam a bioquímica da lesão crônica.[19]

Um estudo clínico, randomizado, prospectivo realizado com objetivo de avaliar a cicatrização de úlceras venosas com hidrocoloide e gaze, foi desenvolvido com uma amostra de 70 pacientes divididos em grupo de tratamento (35), que usou hidrocoloide, e grupo-controle (35), que usou gaze. A área da úlcera do grupo hidrocoloide reduziu 71% e a do grupo-controle, 43% após 7,2 semanas de tratamento. O tempo médio de cicatrização, em semanas, foi de 7 para o grupo de tratamento e 8 para o de controle. A maioria das lesões era menos dolorosa no final da avaliação, sendo mais significativa no grupo de tratamento ($p = 0,03$). O tamanho inicial da úlcera estava associado à resposta ao tratamento e ao tempo para a cicatrização ($p = 0,002$), isto é, quanto maior a lesão, maior o tempo demandado para o seu fechamento. A porcentagem de redução da área lesionada, após 2 semanas, estava correlacionada com o resultado do tratamento ($p = 0,004$) e o tempo para cicatrizar ($p = 0,002$). Quando todos os resultados preditores de tratamento foram analisados juntos, somente a porcentagem de redução na área permaneceu estatisticamente significante ($p = 0,002$), com porcentagem de redução durante as primeiras 2 semanas de tratamento > 30% predizendo cicatrização.[20]

O hidrocoloide em placa em contato com o exsudato da lesão forma gel que altera a cor externa da placa conforme apresentada na Figura 7.7A. A presença do gel pode ser confirmada com a retirada da placa de hidrocoloide (Figura 7.7B).

Coberturas de hidrofibra e hidrofibra com prata

Mais recentemente, um hidrocoloide em fibra (hidrofibra) foi desenvolvido para feridas de exsudato moderado a intenso na tentativa de manter as propriedades do hidrocoloide e aumentar a capacidade de absorção.[21] Consiste somente em carboximetilcelulose sódica adicionada às hidrofibras absorventes (Figura 7.8A), que formam imediatamente

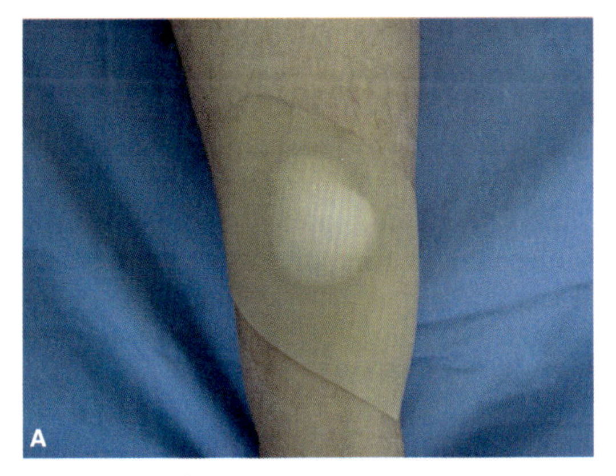

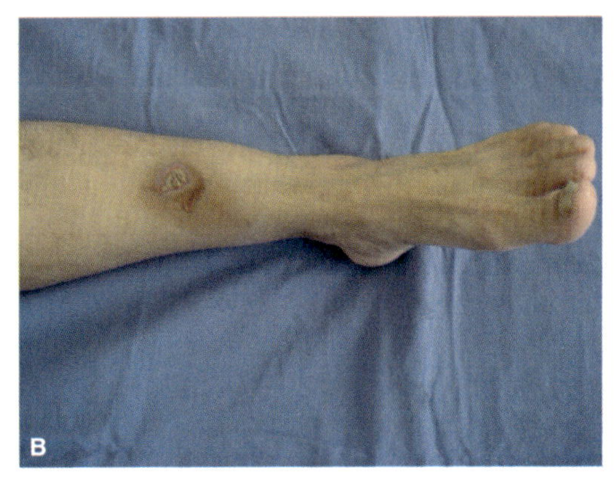

Figura 7.7 A. Úlcera venosa com hidrocoloide em placa antes da troca de curativo. **B**. Presença de gel na região da lesão depois da retirada do hidrocoloide em placa.

um gel coeso e translúcido quando em contato com o exsudato da ferida, o que mantém a umidade do ambiente. A cobertura absorve verticalmente o exsudato (Figura 7.8B) e aprisiona microrganismos em suas fibras, reduzindo a biocarga e minimizando o risco de infecção na ferida e de maceração da pele circundante da lesão.[22] Ao converter o exsudato em gel, a capacidade de absorção da cobertura pode chegar até 25 vezes o seu peso em fluidos.

A hidrofibra é aplicada diretamente sobre o leito da ferida e requer uma cobertura secundária. Isto é, após sua aplicação, é necessário cobri-la com outra cobertura capaz de absorver o excesso de exsudato. Em feridas superficiais deve-se deixar uma sobreposição de hidrofibra de pelo menos 1,5 cm em relação às margens da lesão, e em feridas profundas com cavidade pode-se usar a cobertura na apresentação de fita para fazer o preenchimento. A fita deve ser aplicada dobrando-a como uma sanfona, sem apertar e, ao final, deixar uma ponta de aproximadamente 2,5 cm para facilitar a sua remoção no momento da troca de curativo.

A hidrofibra também pode ser encontrada com prata iônica (hidrofibra Ag), cobertura que foi desenvolvida com a mesma tecnologia da cobertura de hidrofibra, associada ao processo de adição de prata, o que a diferencia de outros produtos que contêm prata, tanto pelo *design* quanto pela função. É indicada para feridas muito exsudativas com risco ou

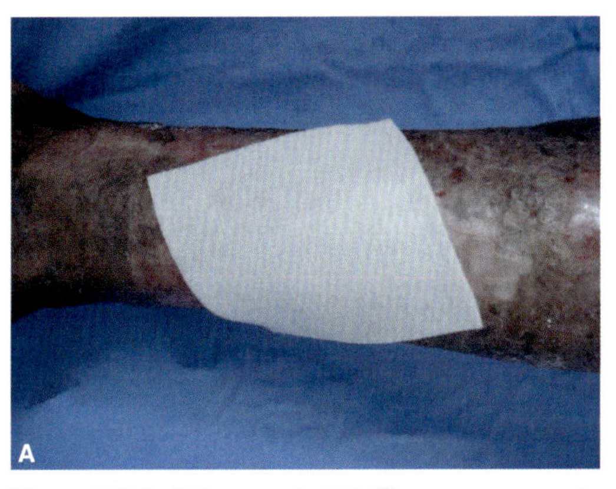

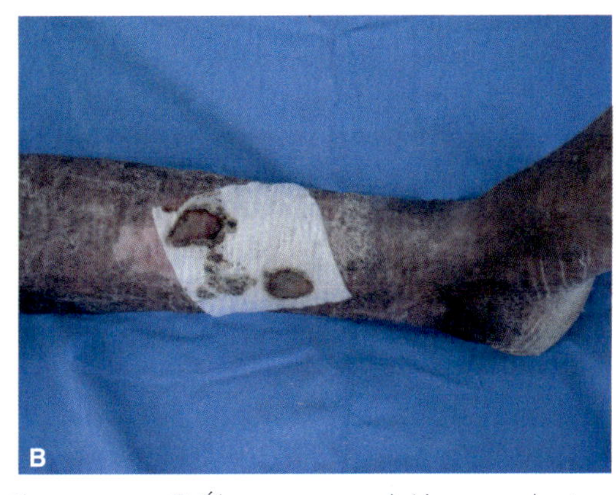

Figura 7.8 A. Cobertura de hidrofibra com prata sobre a úlcera venosa. **B**. Úlcera venosa ocluída com cobertura de hidrofibra com prata, antes da troca do curativo.

com infecção e feridas intensamente colonizadas.

A prata tem recebido atenção por parte dos pesquisadores, e várias pesquisas têm sido realizadas para avaliar seu uso como agente microbicida profilático. Como a prata pura apresenta toxicidade mínima, os efeitos colaterais são substancialmente reduzidos e nenhuma evidência de desenvolvimento de organismos resistentes foi relatada até o momento.[23]

As explicações sobre o mecanismo de ação da prata para inibir a sobrevivência bacteriana são variadas, e as mais difundidas são:

- a prata interfere no transporte do elétron bacteriano
- liga-se ao DNA da bactéria, o que causa aumento na estabilidade da hélice dupla, prejudicando, assim, a replicação celular
- junta-se às membranas da célula bacteriana, danificando sua estrutura e as funções receptoras
- forma compostos insolúveis pela reação com ânions das bactérias, grupo sulfidril, proteínas estruturais ou funcionais e o aminoácido histidina.[24]

Historicamente, a prata tem sido apresentada nas seguintes formulações: metálica (folha de prata), solução (nitrato de prata) e creme (sulfadiazina de prata). Mais recentemente, coberturas que contêm prata também têm se tornado disponíveis. A prata é um metal nobre e não reativo que apresenta atividade antimicrobiana somente quando é convertida por oxidação para a sua forma iônica, isto é, átomos de prata que transmitem uma carga elétrica positiva (Ag^+).[25]

Nas coberturas de hidrofibra Ag, em vez de a prata ser aplicada como um revestimento sobre a superfície de contato da ferida, 1,2 parte por milhão (ppm) de prata iônica (em cada 100 g do peso da cobertura há 1,2 g de prata) é distribuído ao longo de todo material de hidrofibra, sendo a prata liberada de modo contínuo e controlado no interior da cobertura por até 14 dias.[22,23]

Resultados de estudos *in vitro* demonstraram que a hidrofibra Ag tem um amplo espectro de eficácia contra patógenos de feridas, tanto os sensíveis quanto os resistentes a antibióticos, entre os quais *Staphylococcus aureus* resistente à meticilina, *Enterococcus* resistente à vancomicina, *Serratia marcescens*, *Pseudomonas aeruginosa*, *Escherichia coli*, *Enterobacter cloacae*, *Bacteroides fragilis* e *Candida albicans*.[22,23]

Nas úlceras venosas, as coberturas de hidrofibra, com ou sem prata, devem ser usadas sob bandagem ou meias de compressão, uma vez que o exsudato é retido pelas coberturas, permitindo o uso associado a algum modo de terapia compressiva.

Cobertura de alginato de cálcio e alginato de cálcio com prata

O alginato de cálcio, cobertura usada há 50 anos no tratamento de lesões, inclusive úlceras venosas,[25] é derivado de alga, é biodegradável, pode ser encontrado na apresentação de cordão ou placa (Figura 7.9) de consistência frouxa e tem sido aplicado com sucesso para limpar uma ampla variedade de lesões secretantes. Essa cobertura é muito útil para feridas de moderado a intenso exsudato,[16,25] é aplicada diretamente sobre o leito da ferida e requer uma cobertura secundária.

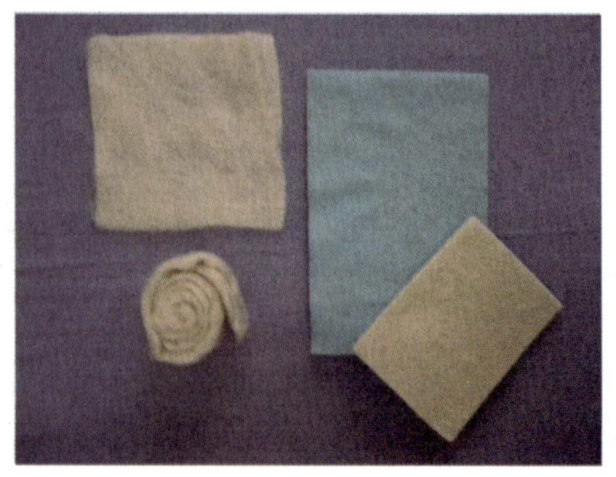

Figura 7.9 Cobertura de alginato de cálcio sem prata de diversos fabricantes.

O alginato de cálcio faz parte do grupo hidrogel e é altamente absorvente (Figura 7.10). Os íons de cálcio da cobertura interagem com os íons de sódio do exsudato da ferida para produzir um gel hidrofílico e fibroso que limita as secreções da lesão e minimiza a contaminação bacteriana. O alginato mantém um microambiente fisiologicamente úmido o que permite a troca gasosa e provê uma barreira para a contaminação,[16] além de promover a cicatrização e a formação de tecido de granulação.[25]

O alginato de cálcio requer umidade para funcionar corretamente, portanto essas coberturas não são indicadas para lesões com tecido necrótico seco ou aquelas cobertas com escara.[25]

Para a remoção da cobertura, pode ser necessário umedecê-la com a irrigação de solução salina para evitar traumatismos e, assim, não interfira na cicatrização nem no tecido de granulação. As fibras de alginato que permanecem presas na ferida são prontamente biodegradadas.[25]

O valor do alginato, sob o ponto de vista da hemostasia, ainda não é claro. Um estudo clínico prospectivo, randomizado, realizado para comparar a efetividade de cotonetes (*swabs*) de alginato de cálcio e cotonete de algodão no controle da perda de sangue após extração de dentes, incluiu crianças saudáveis de idade de 3 a 5 anos. A quantidade de dentes extraídos variou de 1 a 14; a perda total de sangue variou de 0,53 a 78,13 mℓ, com uma média de 12,9 mℓ. O cotonete de alginato de cálcio, usado em 51 sujeitos, não produziu nenhuma vantagem estatística ou clínica sobre o tradicional cotonete de algodão.[25]

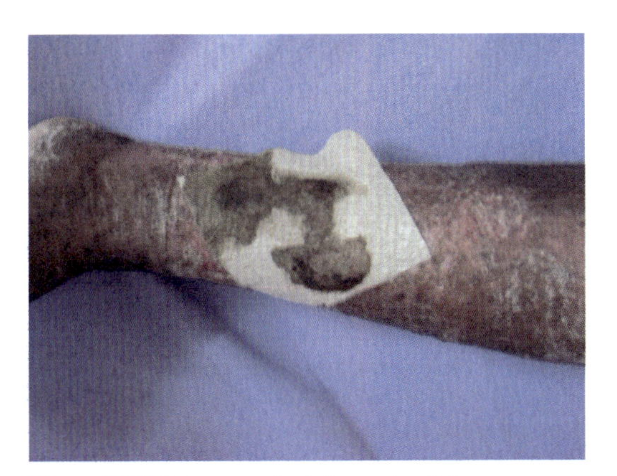

Figura 7.10 Cobertura de alginato de cálcio com retenção de exsudato antes da troca de curativo.

Armstrong e Ruckley (1997), com o objetivo de avaliar e comparar o uso de cobertura hidrofibra (Aquacel®) com uma cobertura de alginato de cálcio (Kaltostat®) no tratamento de úlceras de perna, realizaram um estudo clínico comparativo, prospectivo, randomizado, que envolveu vários centros (Escócia, Inglaterra, França). A amostra constituiu-se de 44 pacientes, de ambos os sexos, com idade média de 68 anos, com úlceras venosas ≤ 7,5 cm² em qualquer diâmetro, exsudativas, tratadas com hidrofibra (grupo de experimento) e alginato de cálcio (grupo-controle), ambos os tratamentos associados à cobertura secundária (hidrocoloide Duoderm® extrafino). Ao final do estudo não foi encontrada diferença estatisticamente significante na redução média da área da úlcera nem na ausência de dor durante a remoção da cobertura. Os custos totais do tratamento foram semelhantes nos dois grupos, mas, como seis pacientes cicatrizaram no grupo de experimento em comparação com dois do grupo-controle, o custo para curar uma úlcera foi três vezes maior para a cobertura de alginato. Esses autores concluíram que há falta de pesquisa clínica satisfatória para avaliar a eficácia de produtos para ferida.[26]

Com o objetivo de comparar o custo-efetividade de cobertura de hidrofibra e cobertura de alginato de cálcio no tratamento de úlceras venosas, Harding *et al.* (2001) realizaram o estudo clínico prospectivo, randomizado, controlado com uma amostra de 131 pacientes portadores de úlcera venosa com drenagem de exsudato moderado a intenso. Foram considerados como custo-efetividade o tempo de permanência da cobertura, o tempo demandado para a cicatrização e a redução no tamanho da úlcera. Os pacientes tratados com hidrofibra (66) e alginato de cálcio (65) usaram a bandagem de alta compressão – fornece cerca de 40 mmHg na região do tornozelo – (classe C3). Ao final do estudo, verificou-se diferença estatística na média de tempo de uso da cobertura (hidrofibra = 3,63 dias e alginato = 3,27 dias; $p < 0,001$), mas não houve diferença no número de feridas cicatrizadas (17).[21]

Podem ser encontradas diferenças entre os produtos conforme o fabricante. O estudo realizado por Williamson *et al.* (1996) teve o objetivo de estabelecer as características de segurança e desempenho das coberturas de alginato de cálcio Restore CalciCare®, Kaltostat® e Sorbsan®. Essas coberturas foram comparadas em uma avaliação laboratorial quanto às características funcionais. Ao final dessa avaliação, os resultados indicaram que, com relação à higroscopia (integridade após saturação), o Restore CalciCare® foi similar ao Kaltostat®, porém mais resistente que o Sorbsan®; quanto à absorção, o Restore CalciCare® foi 55 e 96% mais absorvente que o Kaltostat® e o Sorbsan®, respectivamente.[27]

Para a avaliação clínica, 20 indivíduos com feridas de várias etiologias foram selecionados e tratados com Restore CalciCare® por 14 dias ou até que não fosse mais necessária uma cobertura absorvente. Ao final da avaliação, os resultados indicaram que o Restore CalciCare® exibiu características de desempenho positivas quando utilizado no tratamento de feridas exsudativas.[27]

Atualmente, a cobertura de alginato de cálcio também pode ser encontrada associada à prata iônica (alginato de cálcio Ag), apresentadas na Figura 7.11A a C. Essa cobertura foi desenvolvida com a mesma tecnologia da cobertura de alginato, conjugando a capacidade de absorver exsudato com a habilidade das fibras de prata de eliminar um amplo espectro de microrganismos.[28]

A liberação de íons de prata é um processo dinâmico, contínuo, ativado pelo contato da cobertura com os microrganismos presentes no exsudato da lesão. Em estudo *in vitro* observou-se que houve a interrupção da liberação de íons de prata quando ocorreu a

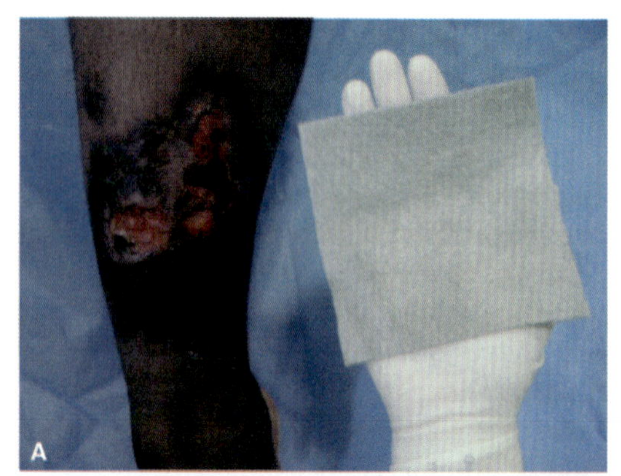

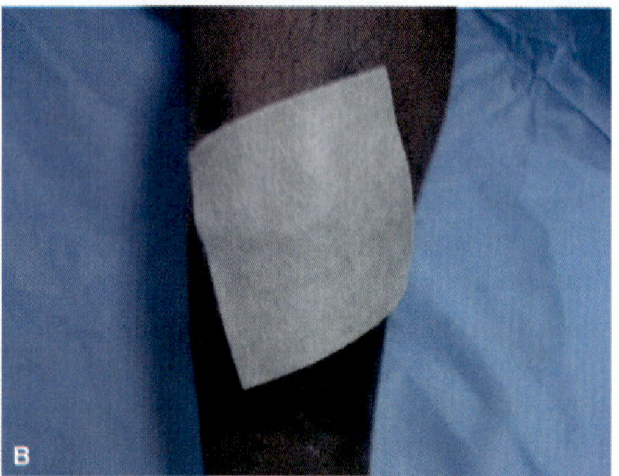

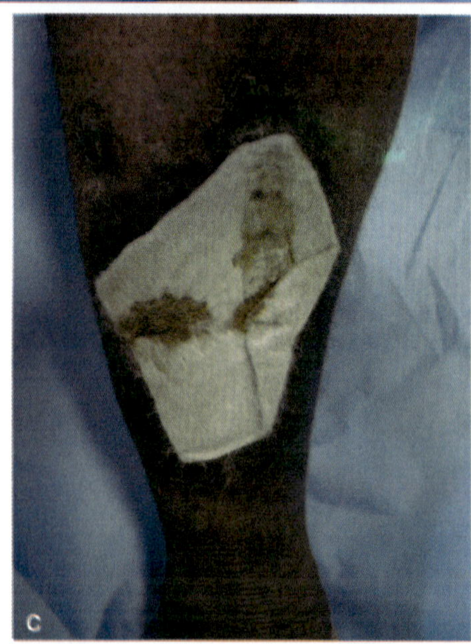

Figura 7.11 A. Cobertura de alginato de cálcio com prata a ser aplicado na úlcera venosa. **B**. Úlcera venosa ocluída com cobertura de alginato de cálcio com prata (cobertura primária). **C**. Aspecto da cobertura de alginato de cálcio com prata no momento da troca do curativo.

saturação (15 a 20 ppm), voltando a ser liberado com a redução da quantidade de íons disponíveis. Esse fato demonstrou que é o ambiente da ferida que controla a liberação dos íons de prata e a manutenção do nível de saturação é um processo constante, não ocorrendo a liberação de altas doses de íons de prata (liberação em bolo).[28]

Testes *in vitro* comprovaram que a cobertura de alginato de cálcio Ag inibe o crescimento de mais de 150 microrganismos (bactérias e fungos) isolados clinicamente, incluindo cepas resistentes a antibióticos, como *Staphylococcus epidermidis*, *Staphylococcus aureus*, *Enterococcus faecium*, *Enterococcus faecalis*.[28]

A cobertura de alginato de cálcio Ag é indicada para feridas crônicas com exsudato moderado a intenso com risco ou com infecção e feridas intensamente colonizadas.[29]

Como o alginato de cálcio, a cobertura com prata também requer umidade para funcionar corretamente, portanto essas coberturas não são indicadas para feridas com tecido necrótico seco ou aquelas cobertas com escara.

Cobertura de espuma e espuma com prata

As coberturas de espuma de poliuretano podem ser usadas como placas ou aplicadas como um líquido que expande para preencher a cavidade da lesão.[16] As coberturas são compostas de uma camada interna hidrofílica, com propriedades absorventes, e uma camada externa hidrofóbica de espuma de poliuretano, que age como um material protetor (Figura 7.12A e B). A cobertura absorve fluidos do tecido pelo contato da camada hidrofílica na ferida e o componente aquoso é perdido por evaporação. Os restos celulares e o material proteico são retidos nos pequenos poros da cobertura e um ambiente úmido e morno é mantido na superfície da ferida, desse modo promovendo a granulação e a cicatrização.[30]

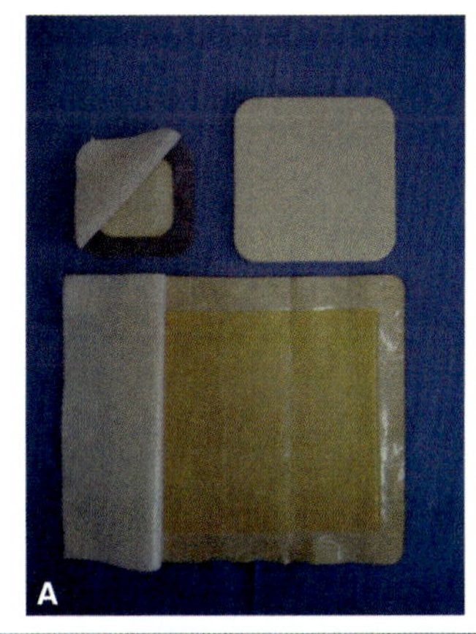

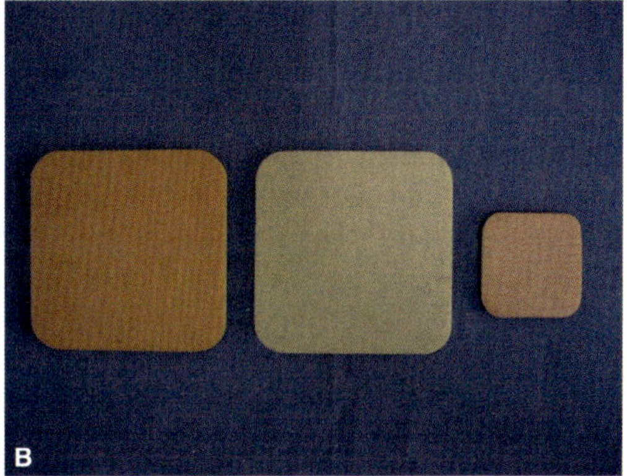

Figura 7.12 A. Cobertura de espuma sem prata com e sem borda adesiva. **B**. Cobertura de espuma sem prata e sem borda adesiva de diversos tamanhos.

Andersen *et al.* (2002) realizaram um estudo clínico comparativo randomizado controlado com o objetivo de comparar duas coberturas de espuma não adesivas (uma espuma de poliuretano – Biatain Non-Adhesive® – e uma espuma hidrocelular – Allevyn® hidrocelular) no tratamento de pacientes com úlceras venosas com tamanho inferior a 9 × 9 cm e com exsudato de volume moderado a intenso. Ao final do estudo, não houve diferenças estatísticas no número de úlceras cicatrizadas, na média de tempo para cicatrização nem na média de tempo para o desenvolvimento de tecido de granulação saudável. Ambas as coberturas eram confortáveis de usar, o nível de dor durante as trocas de curativos foi baixo e o nível de odor, similar nos dois grupos. O número de trocas de curativo por semana foi significativamente menor no grupo espuma de poliuretano comparado ao grupo hidrocelular ($p < 0,005$). A absorção da cobertura foi considerada excelente em 124 de 163 trocas do grupo espuma de poliuretano, em comparação com 12 de 170 trocas no hidrocelular ($p < 0,005$). Os resultados sugeriram que as coberturas de espuma apresentam variados níveis de absorção que podem afetar o tempo de uso, o vazamento de exsudato e os custos.[31]

Bowszyc *et al.* (1995) avaliaram e compararam duas coberturas, sendo uma de espuma de poliuretano (Lyofoam®) e outra de hidrocoloide (Granulex®), no tratamento de úlceras venosas crônicas. Foi realizado um estudo clínico, comparativo, randomizado, com amostra de 80 pacientes e 82 pernas com úlcera venosa (ITB ≥ 0,8) tratadas com hidrocoloide (41) ou poliuretano (41), associadas à bandagem de alta compressão (Seropress® – 40 mmHg no tornozelo). Ao final de 16 semanas, não houve diferença no tempo demandado para as feridas cicatrizarem, todavia 60% dos pacientes de ambos os grupos tiveram as lesões epitelizadas. Os pacientes relataram sentir-se confortáveis com ambas as coberturas e, estas foram classificadas como fáceis de serem removidas. Em média, foi usado número de cobertura similar por semana, em ambos os grupos.[30]

Mais recentemente, a prata iônica foi associada à cobertura de espuma, formando o composto espuma com prata (espuma Ag). Essa cobertura de espuma com prata (Figura 7.13), além de absorver o excesso do exsudato da lesão pelo contato da camada hidrofílica na ferida, também controla a quantidade de microrganismos do seu leito em decorrência da liberação da prata de modo sustentado por até 7 dias. Esse tempo está relacionado com o volume de exsudato drenado e com a composição da espuma (Figuras 7.14 e 7.15).

Esse tipo de cobertura é indicado para lesões crônicas cujo processo de cicatrização esteja estagnado, lesões intensamente colonizadas ou lesões com sinais de infecção. Essa cobertura não requer outra secundária e pode

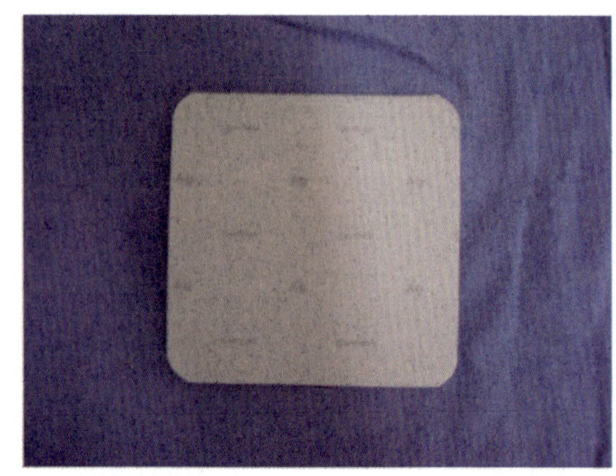

Figura 7.13 Cobertura de espuma com prata.

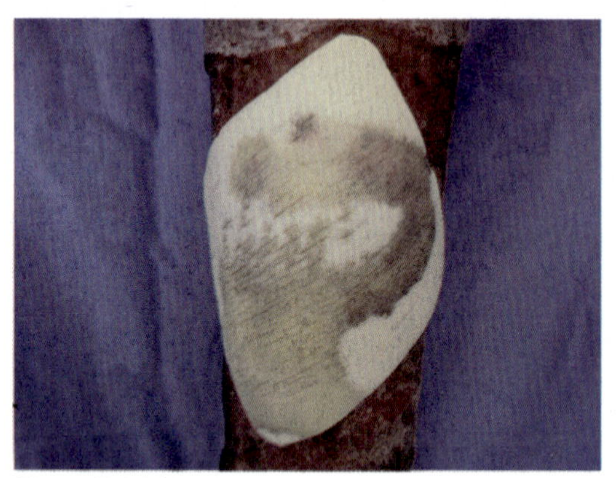

Figura 7.14 Úlcera venosa com cobertura de espuma com prata após 4 dias de uso.

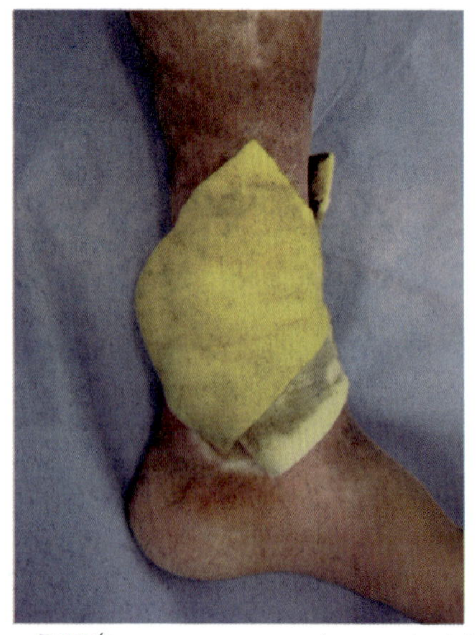

Figura 7.15 Úlcera venosa com cobertura de alginato de cálcio e espuma com prata após 4 dias de uso.

ser encontrada com ou sem bordas adesivas. Esta última pode ser recortada, mas deve-se considerar uma borda de 1 a 2 cm que recubra a pele íntegra adjacente. A cobertura de espuma Ag não deve ser usada em feridas com pouco exsudato.

Com o objetivo de examinar a relação custo-eficácia do uso da cobertura espuma Ag no tratamento de úlceras venosas criticamente colonizadas ou de difícil cicatrização, foi realizado no Reino Unido um estudo comparando essa cobertura com as coberturas de hidrofibra Ag, carvão Ag e cobertura com iodo. Foi realizada uma análise econômica estruturada para avaliar o custo de redução relativa do tamanho da lesão em 4 semanas de tratamento.[32]

Ao final do estudo, concluiu-se que os tratamentos com espuma Ag e carvão Ag foram os mais eficazes. A redução relativa média do tamanho da lesão foi 50,2% no grupo espuma Ag, 44,6% no carvão Ag, 36,0% cobertura com iodo e 23,9% no hidrofibra Ag. Os resultados obtidos sugerem que o tratamento com espuma Ag é mais custo-eficaz.[32]

Cobertura de carvão e carvão com prata

No mercado nacional são encontradas coberturas de carvão sem e com prata (Figura 7.16). A cobertura sem prata é absorvente, indicada para feridas com volume de exsudato de moderado a intenso e odor desagradável, com ou sem associação com infecção. Pode ser usada como cobertura primária nas feridas superficiais e, geralmente, como cobertura secundária nas feridas profundas ou cavitárias.

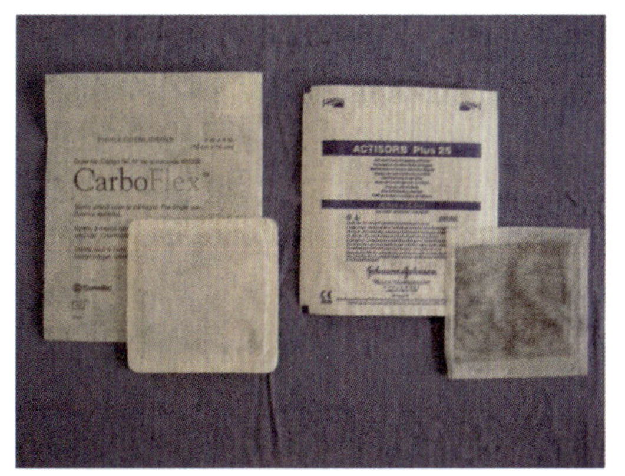

Figura 7.16 Coberturas de carvão sem e com prata.

A cobertura de carvão sem prata é composta por cinco camadas: duas de *filme EMA (etil-metil-acrilato)*, que servem para envolver a película de carvão, evitando resíduos deste no leito da lesão, para distribuir o fluido homogeneamente, permitindo a transferência para a cobertura secundária e para ampliar o espaço entre as trocas, além de ser resistente à água; uma *camada absorvente*, composta por *rayon*, polietileno e polipropileno, absorve o exsudato drenado, mantendo-o distante do carvão, o que garante a sua ação por mais tempo; uma *camada de tecido com carvão ativado*, confeccionado em dupla lâmina de tecido macio, apresenta grande superfície de absorção que serve para reter o odor desagradável; e uma *camada formadora de gel*, elaborada com alginato de cálcio (70%) e hidrofibra (30%), promove alta absorção e preserva a umidade na ferida. É esta última camada que fica em contato direto com o leito da lesão.

Na prática clínica, a cobertura de carvão sem prata tem sido amplamente usada no tratamento de úlceras venosas em virtude de sua alta capacidade de controlar o odor desagradável, de absorver exsudato, evitando o surgimento de dermatite e maceração, e de preservar o tecido de granulação no momento da troca de curativos.

A placa deve apresentar uma margem de pelo menos 1 cm ao redor da lesão e não pode ser cortada por causa da tecnologia utilizada na sua elaboração. A fixação pode ser feita com fita adesiva ou outro material adequado. A troca da cobertura pode ser necessária a cada 3 a 4 dias, conforme a intensidade do exsudato. É necessário trocá-la quando houver sinais de umidade na camada externa ou quando o odor não for mais absorvido.

A cobertura de carvão ativado e prata (carvão Ag) é estéril, composta de tecido de carvão ativado impregnado com prata, que é envolto externamente por uma película de náilon, selada em toda sua extensão (Figura 7.17). O revestimento externo apresenta característica de baixa aderência. O tecido de carvão ativado é um material formado pelo aquecimento excessivo ou pela carbonização de tecido de rayon viscose, que, por intermédio desse processo, cria um sistema de poros no tecido, sendo capazes de captar moléculas que ficam presas por atração elétrica,[33] funcionando como um campo magnético. A camada de não tecido propicia o fluxo de exsudato para o tecido de carvão ativado que retém as bactérias (adsorção física), removendo-as eficazmente do leito da lesão e inativando-as pela ação bactericida da prata. O carvão elimina odores desagradáveis, uma vez que tem a capacidade de filtrá-los, melhorando, assim, a qualidade de vida dos pacientes.[33,34]

A cobertura de carvão Ag apresentada na Figura 7.17 não pode ser recortada em hipótese alguma, pois ocorre a liberação de prata no leito da ferida, ocasionando queimadura dos tecidos. É uma cobertura primária (Figura 7.18) e requer uma secundária. Não tem capacidade de absorção significativa e não foi concebida para absorver exsudato da lesão, portanto faz-se necessário o uso de cobertura secundária absorvente em lesões exsudativas.[33,34] Em geral, utiliza-se como cobertura secundária gaze dupla ou gaze aberta estéril associada à atadura, ou algum tipo de cobertura impermeável, como filme de poliuretano, para ocluir e fixar a cobertura secundária (gaze dupla, gaze aberta), a qual pode ser trocada 1 ou 2 vezes/dia. Já a cobertura de carvão Ag pode permanecer no leito da lesão por até 5 dias sem ser trocada.

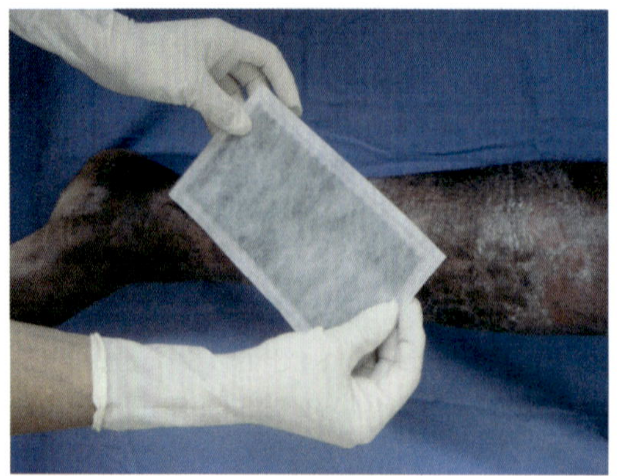

Figura 7.17 Momento da aplicação da cobertura de carvão e prata.

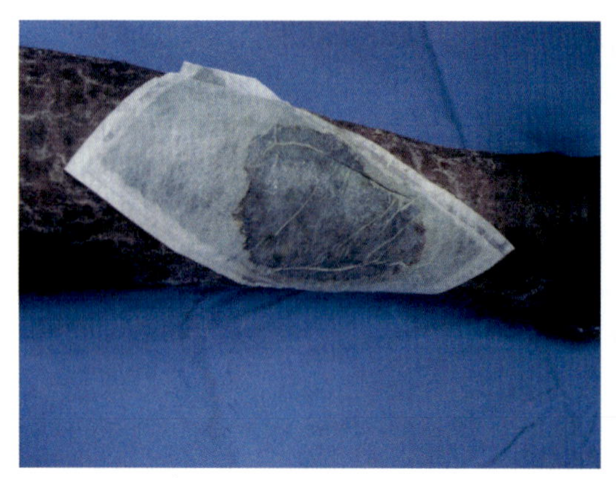

Figura 7.18 Úlcera com cobertura de carvão e prata antes da troca do curativo.

Um estudo realizado no Reino Unido comparou a cobertura de carvão Ag com duas coberturas controles (uma cobertura não aderente impregnada com clorexidina e uma cobertura com carvão). A amostra foi constituída por 60 pacientes com úlceras de membros inferiores. As lesões foram avaliadas subjetivamente em cada troca de curativo, de acordo com uma escala-padrão. Os dados obtidos mostraram que a cobertura carvão Ag foi muito eficiente na limpeza da lesão, controle do odor desagradável e redução do exsudato decorrente dos efeitos antimicrobianos. O tempo de permanência da cobertura foi superior ao das coberturas controles.[34]

Essa cobertura pode ser indicada para lesões com odor desagradável acentuado, infectadas ou não, deiscências cirúrgicas, lesões com sinus ou tecido necrótico, úlceras venosas, por pressão, fúngicas, neoplásicas, e aquelas com drenagem de exsudato moderado a abundante, independentemente da profundidade.

A cobertura carvão Ag é usada amplamente na prática para tratamento de úlcera venosa com sinais de colonização crítica ou infecção (Figura 7.19A e B), pois essa lesão, além de apresentar excesso de microrganismos que precisa ser reduzido, geralmente é acompanhada de odor desagradável.

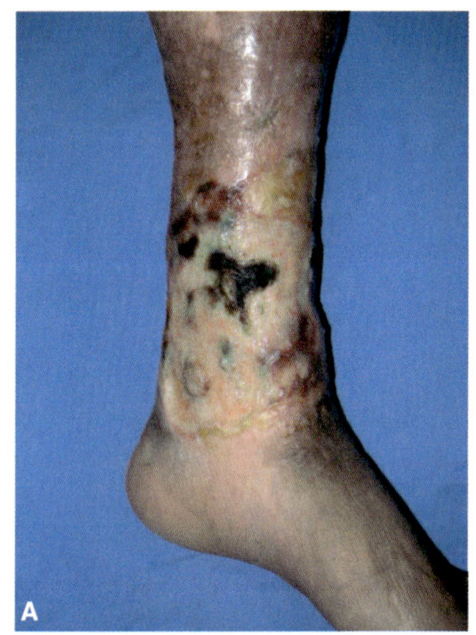

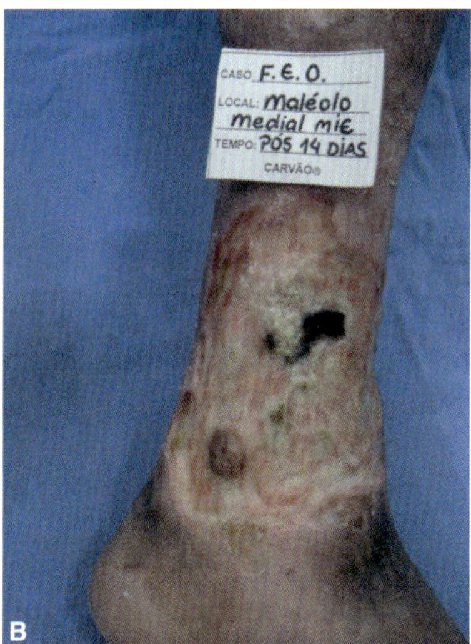

Figura 7.19 A. Úlcera venosa com sinais de infecção antes de iniciar tratamento tópico com cobertura de carvão Ag e tratamento sistêmico do paciente com antibiótico oral. **B**. Úlcera venosa após a retirada da cobertura de carvão Ag que permaneceu por quatro dias. Apresenta redução do tecido necrótico, surgimento de tecido de granulação pálido e mudança no aspecto da borda.

O carvão Ag é contraindicado em lesões recobertas por escara, com pouca drenagem de exsudato, presença de sangramento. Sua utilização em lesões com mínimo exsudato pode desencadear sangramento discreto, principalmente nas áreas com tecido de granulação.

▪ Cobertura de prata nanocristalina

A cobertura de prata nanocristalina, uma nova cobertura com prata usada em vários tipos de feridas, incluindo queimaduras e feridas crônicas, tem uma camada de prata que é uma única estrutura física e que consiste em nanocristais de prata organizados em uma estrutura de malha. O tamanho extremamente pequeno dos cristais de prata produz uma área de superfície muito grande para atividade antimicrobiana. O centro da cobertura absorve e retém umidade e, desse modo, auxilia a manutenção do ambiente úmido na interface ferida/cobertura.[35]

A cobertura com prata é composta por 98% de prata e 2% de oxigênio. É formada de poliéster e rayon com a prata impregnada na cobertura pela tecnologia de deposição de vapor, que leva à formação de pequenos cristais (nanocristais) com o tamanho médio de 15 nm (Figura 7.20). O material formado decorrente desse processo é muito poroso,

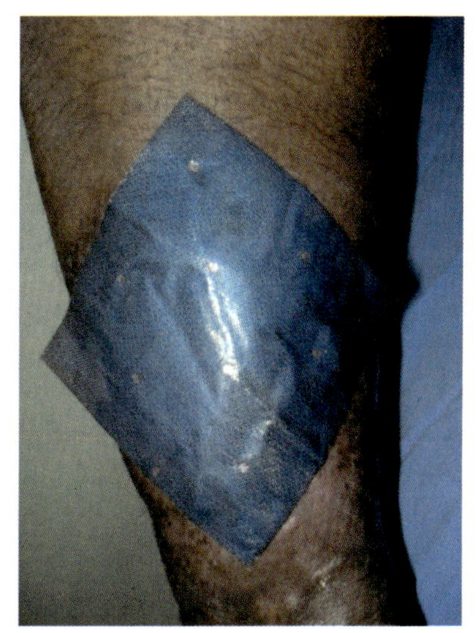

Figura 7.20 Úlcera com cobertura de prata nanocristalizada.

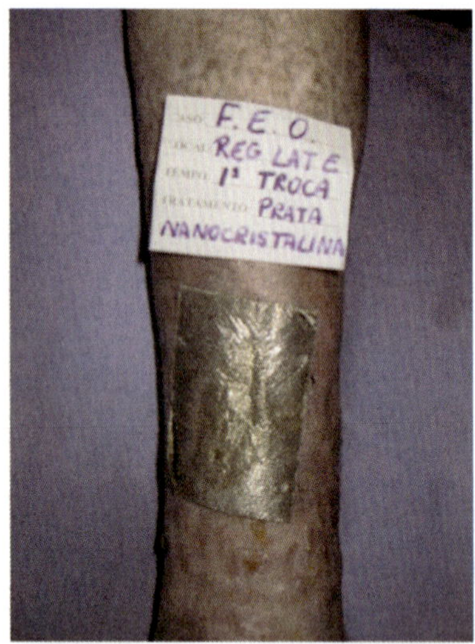

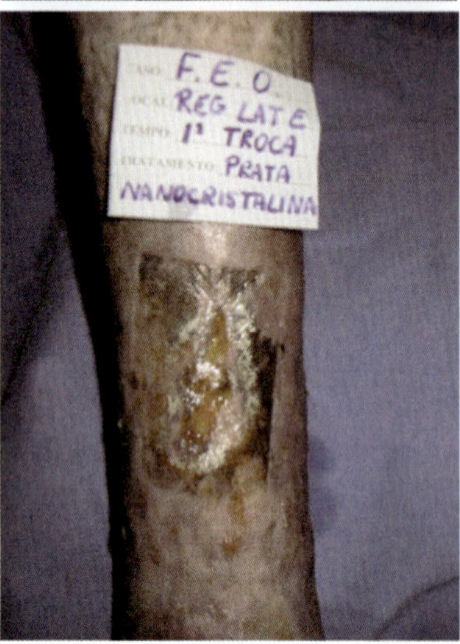

Figura 7.21 A. Úlcera com cobertura de prata nanocristalizada antes de sua retirada. **B.** Pele ao redor da úlcera com manchas prateadas após a retirada da cobertura de prata nanocristalina.

permitindo rápida ação da prata quando exposto à água.

A cobertura age como uma barreira antimicrobiana sobre as lesões superficiais e profundas, liberando os íons de prata mais rápidos do que a prata comum. Ela protege as lesões da contaminação bacteriana e reduz os riscos de colonização e infecção, além de destruir as bactérias presentes na cobertura e no leito da lesão. Em contato com a umidade, a cobertura com prata nanocristalina inicia sua ação em 30 min e é mantida por 3 a 7 dias, dependendo da apresentação do produto.

Resultados de pesquisas experimentais e *in vitro* demonstraram que a prata nanocristalina efetivamente inibiu o crescimento de mais de 150 microrganismos, inclusive *Staphylococcus aureus* resistente à meticilina e *Enteroccus* resistente à vancomicina e algumas espécies de fungos como *Aspergillus fumigatus* e *Mucor* sp., além de não causar prejuízo ao processo de cicatrização.[34–38]

A cobertura com prata nanocristalina é uma cobertura primária e requer outra cobertura secundária, que pode ser gaze ou compressa absorvente, dependendo do volume do exsudato da lesão. Nos casos de lesões pouco exsudativas é recomendado associar o gel amorfo. A cobertura pode ser recortada com a tesoura estéril e deve ser umedecida com água destilada estéril antes de ser aplicada à úlcera, uma vez que a solução fisiológica, por formar cristais, diminui a sua atividade. Alguns pacientes podem apresentar restos de prata na pele e no leito da lesão após a retirada da cobertura, e em alguns casos pode aparecer uma coloração parda que não está associada aos sinais clínicos de infecção (Figura 7.21A e B).

Na úlcera venosa, a cobertura deve ser aplicada, geralmente, antes do uso de bandagens ou meias de compressão. Já está comprovado que as bandagens de compressão são eficazes na cicatrização dessas lesões, mas é necessário estabelecer se as coberturas têm um efeito sobre a taxa de cicatrização e outras medidas de resultados.

A cobertura usada pode ser de valor limitado na cicatrização da úlcera venosa se a incompetência venosa subjacente não for tratada ou controlada. Além disso, muitas dessas coberturas são relativamente onerosas, e, para assegurar o melhor uso de recursos limitados, sua efetividade precisa ser estabelecida com a implementação de medidas de resultados.

▸ Referências

1. RCN Institute. The management of patients with venous leg ulcers: recomendations for assessment, compression therapy, cleasing, debridement, dressing, contact sensitivity, training/education and quality assurance. University of York, 2006. 50p.
2. Wooten MK, Hawkins K. Clean versus sterile: management of chronic wounds. *JWOCN* 2001; 28(5):A24-A26.
3. Teep RGC, Koebrugge EJ, Löwik CWGM *et al.* Cytotoxic effects of topical antimicrobial and antiseptic agents on human keratinocytes *in vitro. Jr Trauma* 1993; 35(1):8-19.
4. Ribeiro RC, Santos OLR, Moreira AM, Bacellar C, Aboim E. Interferência do uso de polivinil-pirrolidona-iodo no processo cicatricial; estudo experimental em camundongos. *Folha Médica* 1995; 111(1):61-5.
5. McGuckin M, Stineman MG, Goin JE, Willians SV. *Venous leg ulcer guideline.* Philadelphia: University of Pennsylvania, 1997. 44p.
6. Benbow M, Burg G, Camacho MF *et al. Guidelines for the outpatient treatment of chronic wounds and burns.* Vienna: Blackwell Wissenschafts-Verlag, 1999. 168p.
7. Oliveira AS. Uso de PVP-I tópico em feridas agudas e crônicas: revisão sistemática da literatura [Dissertação de Mestrado]. São Paulo: Escola de Enfermagem, Universidade de São Paulo. 2004.
8. Fernandez R, Griffiths R. Normal saline vs tap water for wound cleansing [protocol]. *In*: The Cochrane Library, Issue 3; 2002. Disponível em: http://www.bireme.br/cgi-bin/wxislind.exe/iah-cochrane/?IsisScrip. Acesso em: 3 de out. de 2002.
9. Fernandez R, Griffiths R, Ussia C. Water for wound cleansing. [Cochrane Review]. In: The Cochrane Library, Issue 3, 2003. Disponível em: http://www.bireme.br/cgi-bin/wxislind.exe/iah-cochrane/?IsisScrip... Acesso em: 1º nov. de 2003.
10. Bradley M, Cullum N, Sheldon T. The debridement of chronic wounds: a systematic review. *Health Technol Assess* 1999; 3(17):1-78.
11. Bale B. Aguide to wound debridement. *J Wound Care* 1997; 6(4):179-82.
12. Healy B, Freedman A. ABC of wound healing Infections. *BMJ* 2006; 332:838-41.
13. Johson J, Paustian C. *Guideline for management of wounds in patients with lower-extremity venous disease.* Glenview: Wound, Ostomy, and Continence Nurses Society (WOCN), 2005. 42p.
14. Krasner D. Dressing decisions for the twenty-first century: on the cusp of a paradigm shift. *In*: Krasner D, Kane D. *Chronic wound care: a clinical source book for healthcare professionals.* 2 ed., Wayne: Health Management Publications, 1997.
15. Borges EL, Saar SR, Lima VLAN, Gomes FSL, Magalhães MBB. *Feridas: como tratar.* Belo Horizonte: Coopmed, 2006. 130p.
16. Thomas S. A strutured approach to the selection of dressings. 1997. Disponível em: http://worldwidewounds.com/1997/july/Thomas-Guide/Dress-Select.html.
17. Palfreyman SJ, Michael JA, Lochiel R, Nelson EA. Dressings for venous leg ulcers [Cochrane Review]. In: The Cochrane Library, Issue 1, 2003. Disponível em: http://www.bireme.br/cgi-bin/wxislind.exe/iah-cochrane/?IsisScrip... Acesso em: 04 maio. 2003.
18. Heenan A. Frequently asked questions: hydrocolloid dressings. 1998. Disponível em: http://www.worldwidewounds.com/1998/april/Hydrocolloid-FAQ/hydrocolloid-questions.html Last modified: Thursday, 29-Mar-2001 14:24:59 BST. Acesso em: 15 nov. 2003.
19. Sprung P, Hou Z, Ladin DA. Hydrogels and hydrocolloids: an objective product comparison. *Ostomy Wound Manag* 1998; 44(1):36-53.
20. Ennis WJ, Meneses P. ^{31}P NMR spectroscopic analysis of wound healing: the effect of hydrocolloid therapy. *Adv Wound Care* 1996; 9(3):21-6.
21. Arnold ET, Stanley JC, Fellows EP*et al.* Prospective, multicenter study of imaging lower extremity venous ulcer. *Ann Vasc Surg* 1994; 8(4):356-62.
22. Harding KG, Price P, Robinson B, Thomas S, Hofman D. Cost and dressing evaluation of hydrofiber and alginate dressings in the management of community-based patients with chronic leg ulceration. *Wounds* 2001; 13(6):229-36.
23. Caruso DM, Foster KN, Hermans MMHE, Rick C. Aquacel Ag® no tratamento de queimaduras de espessura parcial: resultados de um estudo clínico. *J Burn Care Rehabil* 2004; 25:89-77.
24. Bowler PG, Jones AS, Walker M, Parsons D. Propriedades microbicidas do curativo de Hidrofibra® com conteúdo de prata contra variedades de patógenos de ferida de queimadura. *J Burn Care Rehabil* 2004; 25:192-6.
25. Thurman RB, Gerba CP. The molecular mechanisms of Cooper and silver ion disinfection of bacterial and viruses. CRC Criti Rev Environm Control 1989; 18(4):295-315.
26. Heenan A. Frequently asked questions: alginate dressings. 1998. Disponível em: http://www.worldwidewounds.com/1998/junel/Alginates-FAQ/alginates-questions.html Last modified: Thursday, 30-Oct-2003 14:33:20 GMT. Acesso em: 15 nov. 2003b.
27. Armstrong SH, Rucley CV. Use of a fibrous dressing in exuding leg ulcers. *J Wound Care*1997; 6(7):322-4.
28. Williamson S, Ellingson E, Melzer D, Gokoo C, Jensen JL. Multidisciplinary approach to establishing the safety and performance characteristics of a new calcium alginate wound dressing. In: Annual Clinical

Symposium on Wound Management. Reno. Annals; 2006:9-11.
29. Teot L, Maggio G, Barrett S. The management of wounds using Silvercel hydroalginate. *Wounds UK Suppl* 2005; 1(3):1-6.
30. Bowszyc J, Silny W, Browszyc-Dmochoska M *et al.* Comparison of two dressings in the treatment of venous leg ulcer. *J Wound Care* 1995; 4(3):106-10.
31. Andersen KE, Franken CPM, Gad P*et al.* A randomized, controlled study to compare the effectiveness of two foam dressings in the management of lower leg ulcers. *Ostomy Wound Manag* 2002; 48(8):34-41.
32. Scanlon E, Karlsmark T, Leaper DJ *et al.* Cost-effective faster wound healing with a sustained silver-releasing foam dressing in delayed healing leg ulcers; a health-economic analysis. *Int Wound J* 2005; 2(2):150-60.
33. Thomas S, Fisher B, Fram P, Waring M. Odour Absorbing Dressings: A comparative laboratory study. World Wide Wounds. 1998. Disponível em http://www.worldwidewounds.com/1998/march/Odour-Absorbing-Dressings/odour-absorbing-dressings.html Last Modified: Thursday, 29-Mar-2001 14:26:09 BST. Acesso em 11 jan. 2010.
34. Douglas WS, Simpson NB. Guidelines for the management of chronic venous leg ulceration. Report of a multidisciplinary workshop. *B J Dermatol* 1995; 132:446-52.
35. White RJ. A charcoal dressing with silver in wound infection evidence. *Brit J Comm Nurs* 2001; 6(12):4-11.
36. Dowsett C. Advertorial: an expert review of acticoat dressing. 2003. Disponível: http://www.acticoat.com. Acesso em 15 nov. 2003.
37. Beck-sague C, Jarvis WR. Secular trends in the epidemiology of nosocomial fungal infections in the United States, 1980-1990. National nosocomial infections surveillance system. *J Infect Dis* 1993; 167:1247-51.
38. Wright JB, Mam K, Buret AG, Olson ME, Burrell RE. Early healing events in a porcine model of contaminated wounds: effects of nanocrystalline silver on matrix metalloproteinase, cell apoptosis and healing. *Wound Rep Reg* 2002; 10(3):141-51.

8 Terapia Compressiva e Prevenção de Recidivas

Eline Lima Borges e *Maria Helena Larcher Caliri*

O cuidado com a úlcera venosa requer o tratamento básico da hipertensão venosa. A falha no controle adequado da hipertensão contribui para as altas taxas de recidivas associadas às úlceras venosas. Uma vez cicatrizada a úlcera, deve-se focar na adoção de novos comportamentos, como o uso contínuo de terapia compressiva e alternância dos períodos de repouso com caminhadas, que visam ao controle da insuficiência venosa para prevenir a recorrência.

O tratamento para melhorar o retorno venoso deve ser prestado por médicos, enfermeiros e outros profissionais de saúde com a cooperação do paciente. O manejo da hipertensão venosa e a redução do edema são a base do tratamento. As três estratégias para o controle do edema são a elevação do membro inferior, a deambulação e a implementação de terapia compressiva. A úlcera venosa não cicatrizará ou permanecerá cicatrizada a menos que o edema do membro inferior seja controlado.[1–4]

Os pacientes devem ser orientados a elevar as pernas acima do nível do coração durante o dia por um período de, pelo menos, 2 a 4 h, embora o repouso não seja realizado por grande parte das pessoas por ser considerado incômodo ou simplesmente impraticável para muitos trabalhadores (Figura 8.1). À noite, os pacientes devem elevar 10 a 15 cm os pés da cama, caso não haja outro agravo que contraindique essa recomendação, como

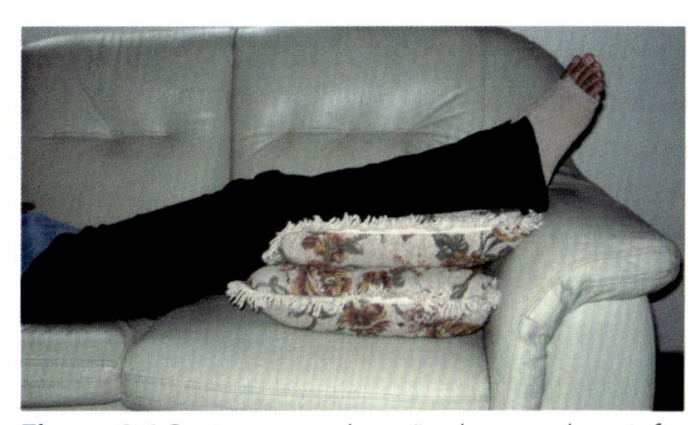

Figura 8.1 Paciente em elevação dos membros inferiores. Deve-se recomendar apoiar a panturrilha e estender o joelho.

insuficiência cardíaca descompensada ou respiratória.[3]

A fisioterapia deve ser indicada sempre com o trabalho de drenagem venosa e cinesioterapia para melhorar a articulação tibiotársica e a função da bomba muscular, o que diminui a anquilose e as atrofias musculares surgidas com o agravamento da insuficiência venosa crônica (IVC). São recomendados principalmente os exercícios regulares que estimulam o bombeamento dos músculos da panturrilha e da coxa como caminhadas controladas,[4] mesmo quando o paciente estiver em uso de terapia de compressão (elástica ou de contensão). A caminhada deve ser seguida por período de repouso com a elevação dos membros inferiores.

Os pacientes submetidos a procedimentos cirúrgicos devem realizar exercícios ativos ou passivos das pernas, principalmente aqueles que envolvam os músculos da panturrilha e da coxa, durante o período pós-operatório para aumentar o fluxo sanguíneo.

Para os pacientes com doença venosa, a compressão externa graduada pode minimizar ou reverter as mudanças que a hipertensão venosa crônica provoca na pele e na rede vascular como hiperpigmentação, eczema, lipodermatoesclerose, úlcera, varizes. O seu mecanismo de ação se dá pela pressão exercida sobre a perna, o que obriga o fluido dos espaços intersticiais a retornar para o compartimento vascular ou linfático. Como a pressão dentro das veias é, em grande parte, hidrostática, quando a pessoa está em pé, para reverter esse efeito, ela requer que o nível necessário de pressão externa reduza progressivamente na perna, da parte inferior para a superior, todavia a maior pressão deve ser aplicada na região do tornozelo.

O valor ótimo para o nível de pressão necessária ainda é um assunto em debate. Na prática, a pressão ideal provavelmente irá variar de acordo com diversos fatores, incluindo a gravidade das condições do paciente, o peso e o diâmetro do membro afetado. A hipertensão venosa grave está associada a edema, eczema, pigmentação da pele, enduração e ulceração. Essa situação requererá maiores níveis de compressão do que condições como veias varicosas e edema moderados.

A terapia compressiva pode ser feita com o uso de meias ou bandagens, as quais podem ser classificadas em elásticas ou de contensão (inelásticas) e ter uma ou mais camadas, conforme alguns modelos apresentados a seguir.

Meias de compressão

Na prática, meias de compressão representam um útil e conveniente método para a aplicação de compressão externa em pernas de formato normal com intuito de prevenir o desenvolvimento ou recorrência de úlceras de perna. Entretanto, essas meias têm seu valor limitado no tratamento das ulcerações ativas pela dificuldade do paciente em vesti-las sobre a cobertura. Nessas situações, atualmente, a bandagem de compressão é o tratamento de escolha.

Uma meia de suporte elástico, corretamente ajustada até abaixo do joelho, fornece compressão contínua, e esse procedimento é menos dependente do profissional que a aplica. Meias de compressão podem ser removidas à noite e reaplicadas a cada manhã, antes de se levantar, ou podem ser usadas continuamente. As meias têm papel importante na prevenção da reulceração, pois mantêm o controle da hipertensão venosa.[5,6]

A prevenção da recidiva da úlcera com o uso de meias de compressão já foi pesquisada por diversos autores.[7,8]

Franks *et al.* realizaram um estudo aleatório e controlado com o objetivo de comparar dois tipos de meias quanto à recorrência da úlcera e à aceitação pelo paciente, assim como para determinar fatores associados ao aumento de risco para a recorrência. Foram comparados dois tipos de meias de classe II, que forneciam compressão de 23 mmHg na região do tornozelo e se estendiam do pé até abaixo do joelho. Essas meias foram usadas por pacientes com úlcera venosa recentemente cicatrizada. Ao final do estudo, realizado com 166 pacientes, foi encontrada taxa de recorrência cumulativa de 26% em 1 ano e 31% em 18 meses. A taxa foi significativamente maior nos pacientes que tinham incapacidade para calçar as meias compressivas. Outros fatores que favoreceram a recorrência da úlcera incluem o tamanho prévio da lesão > 10 cm² e história de trombose venosa profunda (TVP). Dos pacientes estudados, 25 (15%) não podiam colocar suas meias, enquanto 43 (26%) eram capazes de colocá-las com grande dificuldade. A maioria dos pacientes achou as meias confortáveis, apenas 13 (8%) acharam-nas muito desconfortáveis. Após 1 semana, 49 (30%) apresentaram alguma irritação na pele sob suas meias, todavia 21% apresentaram vermelhidão, 12% prurido, 11% inchaço e 4% erupção cutânea. Na avaliação dos pacientes, a adesão às meias foi considerada boa.[7]

No outro estudo descritivo, realizado por Samson e Showalter (1996), no município de Sarasota – Flórida, durante um período mínimo de 6 meses consecutivos, foram acompanhados 53 pacientes após a cicatrização da úlcera, e todos eram portadores de insuficiência venosa profunda ou insuficiência venosa profunda associada a insuficiência venosa superficial. Ao final desse estudo, os autores observaram que as feridas demandaram 1 a 48 semanas para epitelizar com o uso de meias de compressão (média de 10 semanas) e 32 pacientes apresentaram recorrências de úlcera, todavia era mais provável reabrir uma úlcera inicial grande do que uma úlcera pequena. Após a cicatrização, 25 pacientes fizeram uso correto das meias (meias bem ajustadas diariamente e substituição das meias quando necessário), e destes apenas um desenvolveu recorrência (4%). Dos 28 pacientes que fizeram uso incorreto de meias (meias frouxas ou calçadas irregularmente) ou não as usaram em nenhum momento, 22 apresentaram, pelo menos, uma recorrência (79%). Esse último grupo estava associado a 31 de 32 (97%) das ulcerações recorrentes. O custo foi a principal justificativa para a falta de adesão ao tratamento. A cicatrização das úlceras primárias custou 85 a 1.474 dólares, com média de 507 dólares. A cicatrização de úlceras de repetição custou 60 a 2.200 dólares, com uma média de 1.270 dólares. O custo total de tratamento de todos os 53 pacientes foi de 56.063 dólares, ou seja, 1.058 dólares por paciente.[8]

Há inúmeras meias de compressão disponíveis, mas os profissionais devem estar atentos para a mudança na classificação conforme o país.[5]

O atual padrão britânico para meias de compressão descreve três diferentes classes de meias, com níveis de compressão que variam de 14 a 35 mmHg na região do tornozelo. A classificação, as indicações clínicas e a respectiva compressão estão apresentadas na Tabela 8.1.[5,6,9–12]

As meias de compressão, disponíveis em vários comprimentos (meias-calças, meias até a coxa e meias abaixo do joelho), podem cobrir as pontas dos dedos dos pés ou deixá-

Tabela 8.1 Pressões recomendadas para o tratamento dos distúrbios venosos.

Classe	Pressão na região do tornozelo	Suporte	Indicações clínicas
I	14 a 17 mmHg	Leve	Tratar veias varicosas, edema moderado.
II	18 a 24 mmHg	Médio	Tratar veias varicosas mais graves e prevenir úlcera venosa.
III	25 a 35 mmHg	Forte	Tratar hipertensão crônica grave e veias varicosas graves, prevenir úlcera venosa de perna e membros pós-flebite.

los descobertos e, também, ser encontradas em diversas cores. Para escolher e indicar a meia adequada para o paciente, o profissional deve:

- Documentar a história clínica
- Realizar o exame físico
- Entender as atitudes e as preferências individuais e o nível de conhecimento relativo a seu diagnóstico e terapia de compressão.

Além de subsidiar a escolha da meia de compressão, esse conhecimento auxiliará no planejamento do cuidado individualizado.

Na prática clínica, observa-se que, na maioria dos casos, as meias abaixo do joelho são tão efetivas quanto as de comprimento até a coxa, mas a indicação deve levar em consideração a habilidade e a preferência do paciente. Meias de comprimento até a coxa devem ser indicadas nos casos em que há edema acima do joelho ou deformidade de articulação.[10]

Para a escolha da meia de compressão, é essencial realizar a medida correta dos membros inferiores com o auxílio da fita métrica. A mensuração deve ser feita pela manhã quando o paciente levanta ou, assim que possível, após a remoção da bandagem de compressão. O paciente deve apoiar os pés no chão plano e ambas as pernas devem ser mensuradas uma vez que variações entre as pernas podem ocorrer. São necessárias três mensurações para meias de compressão abaixo do joelho e cinco mensurações para as meias até a coxa,[6,10] como apresentado na Figura 8.2.

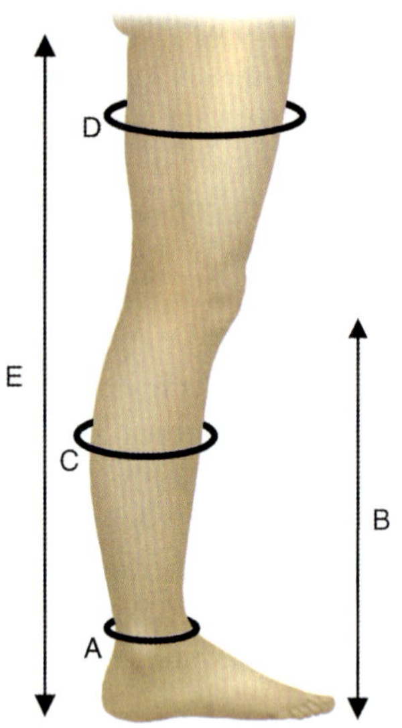

Figura 8.2 Locais da perna a serem mensurados para meias de compressão: tornozelo no ponto mais estreito acima do maléolo medial (*A*), da base do calcanhar até abaixo do joelho (*B*), panturrilha no seu ponto mais largo (*C*); para meias de compressão de comprimento até a coxa, além das medidas mencionadas, também é necessário medir a parte mais larga da coxa (*D*) e o comprimento da base do calcanhar à dobra glútea.

No Brasil, estão disponíveis diversas meias, geralmente classificadas em quatro diferentes categorias, com níveis de pressão que variam de 15 a 50 mmHg na região do tornozelo. A classificação, as marcas, as indicações clínicas e a respectiva compressão de algumas meias disponíveis no Brasil estão apresentadas na Tabela 8.2.

Tabela 8.2 Apresentação de algumas meias de compressão encontradas no Brasil.

Marcas	Suporte	Pressão no tornozelo	Indicações clínicas
Sigvaris® Venosan® Medi® Kendall®	Descanso	15 a 20 mmHg	Profilaxia (descanso): prevenção de varizes, período de gravidez.
*Sigvaris® *Venosan® Kendall®	Suave	20 a 30 mmHg	Varizes durante a gravidez, profilaxia da trombose e embolia em pacientes imobilizados, varizes do sistema superficial, veias com condição varicosa moderada, edema moderado, auxiliar na prevenção de recorrências de úlceras venosas e pós-cirurgia de varizes.

(*continua*)

Tabela 8.2 Apresentação de algumas meias de compressão encontradas no Brasil (*continuação*).

Marcas	Suporte	Pressão no tornozelo	Indicações clínicas
*Sigvaris® *Venosan® Medi®	Média	30 a 40 mmHg	Varizes acentuadas com tendência para edemas, sequela da flebotrombose superficial ou profunda IVC, varicoflebite, após esclerose ou cirurgia em varizes, após cicatrização de úlceras e profilaxia da flebotrombose, varizes durante a gravidez, edema linfático, úlcera venosas ativas.
Ulcer Care®	Média	30 a 40 mmHg	Efetiva na redução e restauração da pressão venosa ambulatorial. Indicada para pacientes com úlcera ativa. A meia apresenta zíper na parte posterior e é calçada sobre outra meia.
Sigvaris® Venosan®	Alta	40 a 50 mmHg	IVC avançada, sequela de TVP, após cicatrização de úlcera, sobretudo se reincidente; tendência a edema após traumatismo, fratura, linfedema reversível.
Medi Thrombexin® Venosan Aes®	Antiembolismo	18 mmHg	Prevenção de TVP em pré-, intra- e pós-operatório em pacientes de moderado a alto risco, em pacientes imobilizados. Meia se estende até a coxa (8 mmHg).

*Pode ser encontrada em algodão para casos de alergia.
Fonte: Quadro elaborado pelas autoras após consultar fornecedores responsáveis pela comercialização do produto no Brasil.

Alguns fabricantes disponibilizam uma calçadeira junto com o par de meias para facilitar o seu calçamento conforme apresentado nas Figuras 8.3 e 8.4 A a C. Ela é retirada após a meia ser posicionada abaixo da patela (Figura 8.5). Também podem ser encontradas meias com um zíper na parte posterior. Estas são vendidas junto com uma meia fina, a primeira a ser calçada, pois facilita o calçamento da meia de compressão e impede que o zíper, ao ser fechado, tracione os pelos ou cause lesão na perna (Figura 8.6 A e B). A meia antiembolismo (Figura 8.7 A e B) deve ser calçada em pacientes, principalmente aqueles com risco para o desenvolvimento de trombos, antes da realização de procedimentos cirúrgicos de longa duração.

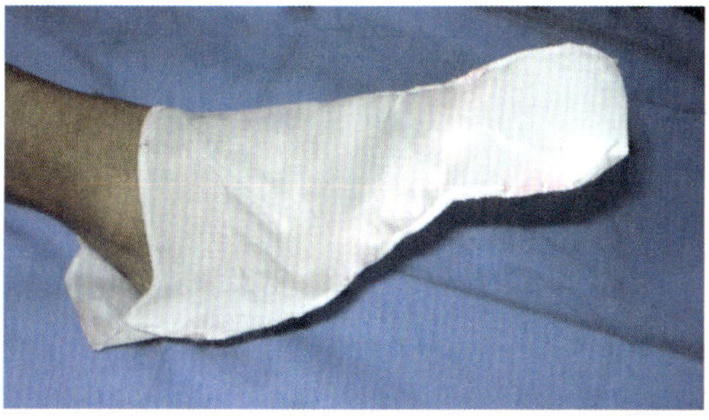

Figura 8.3 Calçadeira para auxiliar a colocação da meia de compressão.

A avaliação física para a indicação das meias deve incluir o exame do membro afetado que pode ser realizado com o auxílio do aparelho ultrassom Doppler manual para estimar o índice de pressão tornozelo/braço* (ITB). Quando existe um significante comprometimento arterial (ITB < 0,8), são contraindicados níveis de compressão elevados. Na avaliação física, também, devem-se considerar a idade do paciente, a destreza e quaisquer outras inaptidões; isto influenciará o tipo de meia indicada.

* Índice de pressão tornozelo/braço é o valor obtido da divisão da pressão da artéria pediosa ou tibial pelo valor da pressão da artéria braquial. Para mais informações, ver Capítulo 6.

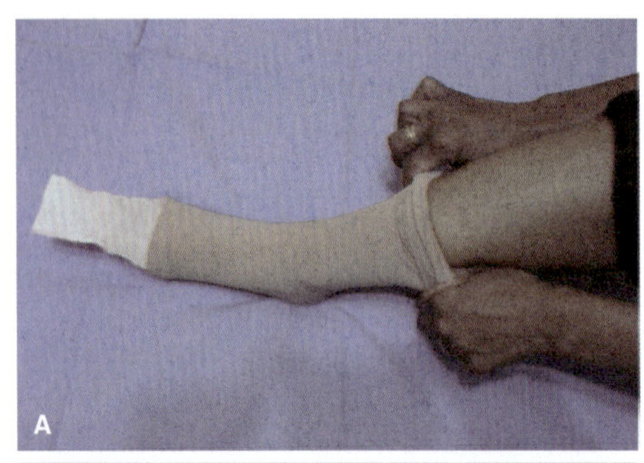

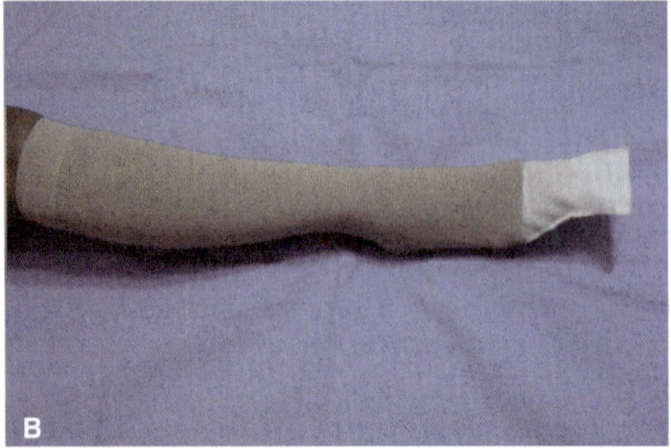

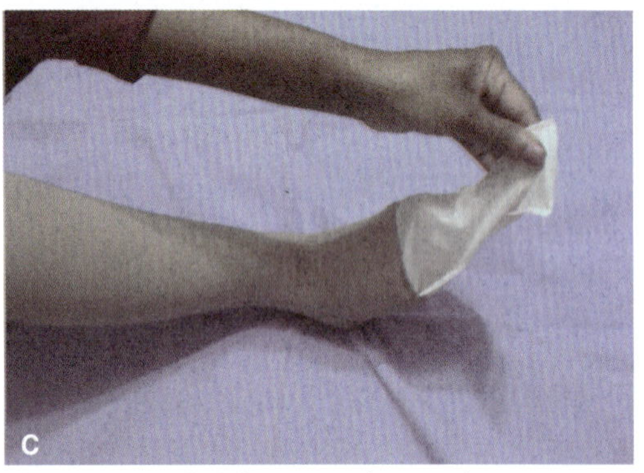

Figura 8.4 A e **B**. Calçamento da meia de compressão. **C**. Retirada da calçadeira após colocação da meia de compressão.

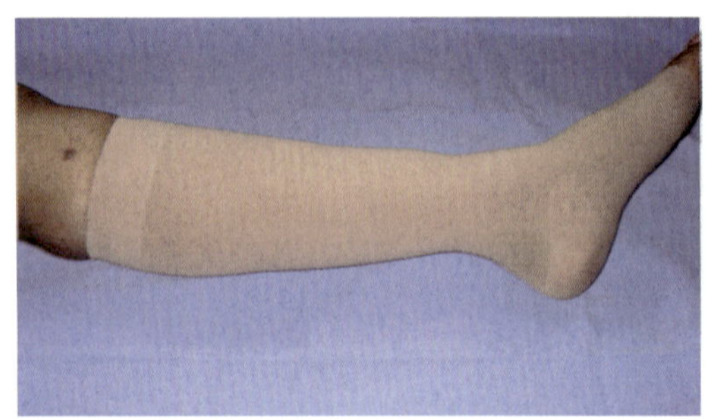

Figura 8.5 Meia de média compressão até abaixo do joelho e sem ponteira.

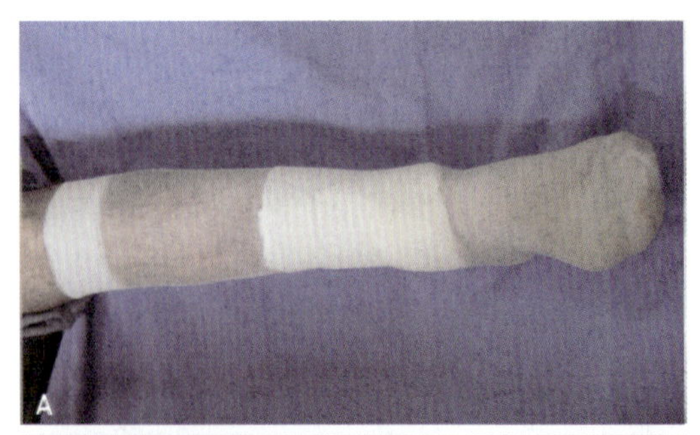

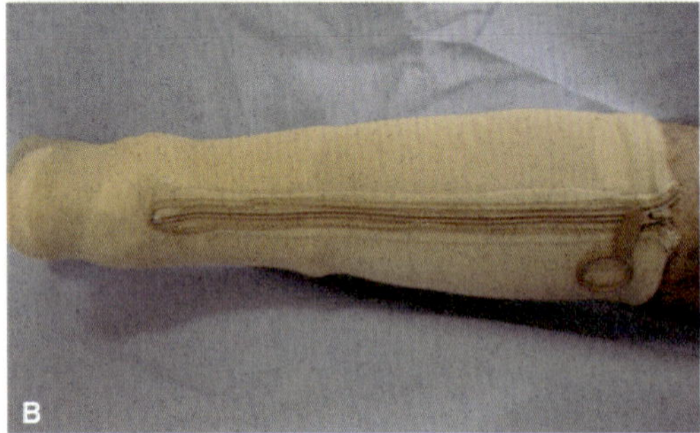

Figura 8.6 A. Primeira parte da meia Ulcer Care®. **B**. Meia Ulcer Care® calçada sobre meia fina, a qual faz parte do conjunto e apresenta zíper na parte posterior.

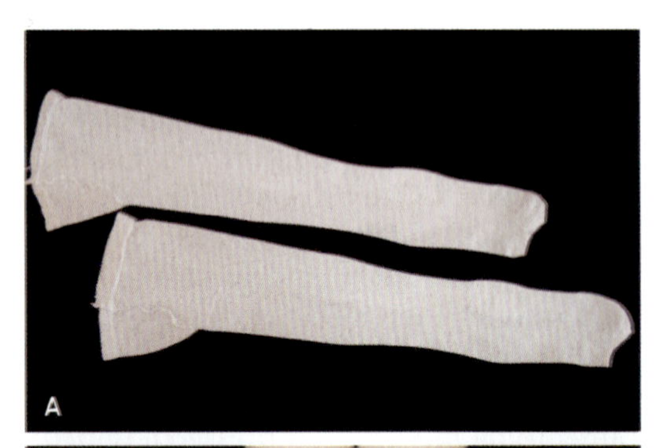

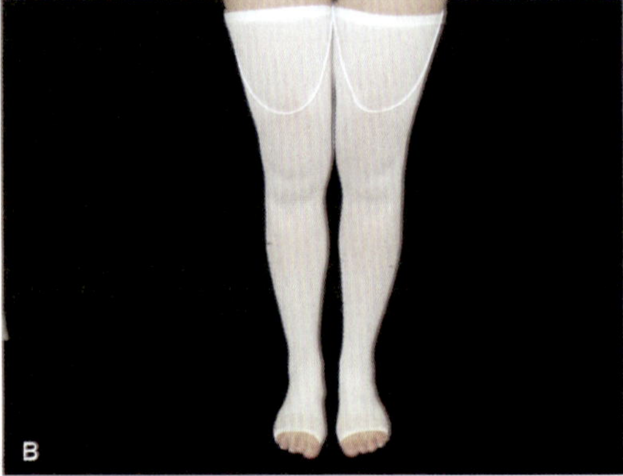

Figura 8.7 A e **B**. Meia antiembolismo. Observar que se estende até a coxa.

Outro fator a ser considerado é a característica da pele. É importante verificar áreas de vulnerabilidade, especialmente as de úlceras cicatrizadas recentemente, onde a pele é friável. Áreas vulneráveis podem precisar de proteção.[10] O profissional deve atentar para alergias, uma vez que as meias de compressão são produzidas com quantidades variadas de elastano, fibra sintética (náilon) e lycra, considerados produtos alergênicos. Para reduzir potenciais alergias, todas as fibras são cobertas com algodão. Quando o paciente mostra ser alérgico a uma das fibras, pode-se usar bandagem tubular de algodão sob a meia para prevenir a irritação.[5,10]

Bandagens

A história das bandagens remonta a milhares de anos, ao tempo dos antigos egípcios, que usavam simples tecidos, frequentemente cobertos com adesivos, resinas e outros medicamentos como curativos para auxiliar na cicatrização de feridas. Semelhantes a algumas das bandagens usadas hoje, essas eram feitas de tecido não extensível e, provavelmente, exigiam considerável habilidade por parte do usuário para assegurar a correta aplicação.[9]

No século XVII, Pierre Dionis, cirurgião da rainha da França e da Imperatriz Maria Theresa, da Áustria, recomendou o uso de meias rígidas, feitas de linho grosso ou pele de cachorro para aplicar compressão no tratamento de úlceras de perna, mas as bandagens disponíveis naquela época não eram convenientes para a aplicação de compressão controlada sustentada pela sua natureza inelástica. As primeiras bandagens elásticas foram fabricadas somente na metade do século XIX e continham borracha natural. Em 1878, Callender publicou uma carta no periódico *Lancet* que descreveu o uso desse material no manejo das veias varicosas.[9]

A aplicação de bandagem é a maneira mais comum de terapia de compressão, porém seu uso efetivo pode ser difícil, uma vez que exige habilidade perfeita na sua aplicação. As bandagens podem ficar franzidas, deslizar e cortar a pele, além disso elas também podem ser aplicadas firmemente sem adequada proteção das proeminências ósseas, provocando lesão na pele. A inapropriada aplicação de bandagem em um membro com circulação prejudicada pode até levar à amputação desse membro.[5]

A compressão contínua é fornecida pela bandagem, que é removida e reaplicada uma ou duas vezes na semana por enfermeiro, médico ou, ocasionalmente, um familiar treinado, dependendo da extensão do edema e da quantidade de exsudato. Esse tipo de bandagem é usado somente enquanto um paciente tem uma ferida aberta. Uma vez cicatrizada a ferida, o paciente deverá usar meia de compressão, que é a terapia mais adequada.[13]

A pressão presente abaixo de qualquer bandagem é regida pela tensão no tecido, pelo raio de curvatura do membro e pela quantidade de camadas aplicadas. Por exemplo, ao aplicar uma bandagem com 50% das duas camadas de tecidos sobrepostos, é gerada uma pressão duas vezes maior do que a produzida por uma simples camada. A pressão da sub-bandagem pode ser calculada usando uma simples fórmula derivada da equação de Laplace.[14]

De acordo com a Lei de Laplace, a pressão de sub-bandagem é diretamente proporcional à tensão da bandagem e inversamente proporcional ao raio da curvatura do membro na qual ela é aplicada. Isso significa que a bandagem aplicada com tensão constante em membros de proporções normais automaticamente produzirá uma compressão graduada com a maior pressão no tornozelo. Essa pressão reduzirá, gradualmente, perna acima, conforme o aumento da circunferência da mesma. No contexto da pressão de sub-bandagem, a equação pode ser convenientemente expressa como a seguir, onde n é o número de camadas de bandagem aplicada e 4.620 uma constante:[9,14]

$$Pressão\ (mmHg) = \frac{Tensão\ (kgf) \times n \times 4.620}{Circunferência\ (cm) \times Largura\ da\ bandagem\ (cm)}$$

Há variações internacionais na classificação das pressões, recentemente é recomendado o seguinte padrão: leve (< 20 mmHg), moderada (≥ 20 a 40 mmHg), forte (≥ 40 a 60 mm Hg) e muito forte (> 60 mmHg).

No Reino Unido, foi realizado um estudo para comparar o desempenho de quatro sistemas de bandagem de quatro camadas lá comercializados (Profore® Regular, Ultrafour®, System 4® e K Four®). Quatro profissionais experientes aplicaram todos os quatro sistemas na mesma perna. As bandagens foram aplicadas como camada única e como sistema completo, usando técnicas padronizadas. Para cada aplicação, 18 medidas de pressão foram feitas no tornozelo, no terço inferior e no meio da panturrilha, nas faces medial e lateral e nas posturas horizontal, de pé e sentado. O aumento na pressão produzida por cada camada adicional foi de 65 a 75% da pressão da mesma bandagem quando usada como uma camada única. Foram observadas diferenças significativas nas pressões finais obtidas pelos profissionais e entre os sistemas de bandagem. Ao final do estudo, chegou-se à conclusão de que, quando a bandagem é aplicada como parte de um sistema de multicamadas, exerce aproximadamente 70% da pressão daquela efetuada quando ela é aplicada sozinha, contradizendo a suposição, comumente aceita, de que a pressão final obtida com o sistema de multicamada é a soma das pressões exercidas por cada camada individual.[15]

Cabe destacar que a maioria das pernas das pessoas portadoras de insuficiência venosa não é totalmente circular, consequentemente, a pressão fornecida pela bandagem variará significativamente, principalmente, sobre proeminências ósseas como as dos maléolos e crista tibial. Para prevenir áreas localizadas de pressão excessivamente alta, recomenda-se o uso de preenchimento adequado à perna antes da aplicação de uma bandagem de compressão (Figura 8.8). Esse preenchimento pode ser feito com a aplicação de tiras de espuma em torno ou ao longo da lateral do osso ou protuberâncias ósseas.[9]

A técnica incorreta de terapia compressiva pode causar danos ao paciente, havendo, inclusive, na literatura relato de complicações dela decorrentes. Chan *et al.* publicaram, em 2001, estudo em que descrevem o aparecimento de fissura e ulceração dos dedos do pé sem relação com causas de isquemia ou vasculite, desenvolvidas em pacientes tratados com bandagem de compressão para úlceras venosas. No período de 1990 a 2000, esses autores avaliaram 194 novos pacientes com úlcera venosa de perna, tratados com terapia de compressão padrão, isto é, bandagem de compressão de três ou quatro camadas aplicada por enfermeiros experientes e submetidos a treinamento formal. Vinte pacientes desenvolveram ulceração no pé após vários meses de aplicação de bandagem de compressão de quatro camadas. Essa ulceração era superficial, sem forma distinta e tanto bilateral quanto unilateral. A ulceração ocorria principalmente no dorso dos três dedos medial e as fissuras na região interdigital, ocasionalmente, estendiam-se até a sola do pé. Todos os pacientes desenvolveram dedos torcidos após um período de aplicação de bandagem. Os resultados eram negativos para culturas

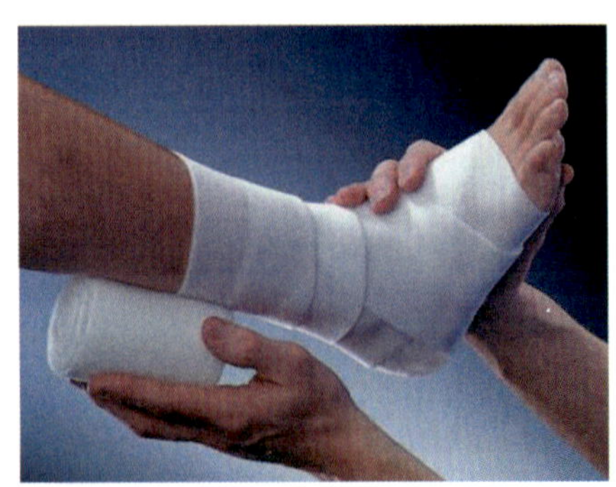

Figura 8.8 Remodelagem da perna com espuma para correção do formato antes da aplicação da terapia de compressão.

microbiológica, viral e fúngica; a biopsia das úlceras mostrou células inflamatórias inespecíficas sem evidência de malignidade, também não foi encontrada evidência de isquemia, diabetes melito, neuropatia periférica, osteomielite subjacente, edema clinicamente importante ou obesidade. As úlceras pareciam relativamente resistentes para cicatrizarem com métodos convencionais, mas melhoravam quando o paciente repousava na cama com o pé afetado elevado. Todas as feridas reapareceram dentro de poucas semanas.[16]

As bandagens tradicionais, tais como as de crepe, mostraram perder a maior parte de sua elasticidade em um período de tempo relativamente curto, portanto não sustentam a compressão.[5]

Vários sistemas de bandagem de compressão usam materiais com diferentes intensidades de elasticidade para aplicar diferentes níveis de compressão. A técnica de bandagem é essencial, pois deve fornecer compressão graduada adequada, com a maior compressão no tornozelo, reduzindo gradualmente até o joelho. Há evidência de que a técnica de alta compressão obtém melhores taxas de cicatrização do que sistemas de baixa compressão.[12,17]

As bandagens podem ser classificadas em três grupos distintos, com indicações clínicas bastante precisas: de retenção, de suporte leve e de provisão de compressão de níveis variados.[9] Segundo essa especificação, as bandagens podem ser classificadas em tipos 1, 2 e 3.[5,9]

Bandagem tipo 1

São bandagens de retenção, têm peso leve e extensão ajustada. Os produtos têm a simples função de reter a cobertura e devem ajustar-se corretamente ao membro e às articulações sem restringir os movimentos. A bandagem de retenção ideal deveria ter uma curva de extensibilidade longa e superficial, de modo que pequenas mudanças na circunferência do membro não provocassem aumentos significativos na pressão de sub-bandagem que, em qualquer acontecimento, não excederá normalmente uns poucos milímetros de mercúrio.[5,9]

Essas bandagens contêm, frequentemente, fios elastoméricos de peso leve que fornecem intensa elasticidade, mas pouco poder para a compressão. Como exemplos podem ser citadas Slinky®, Stayform® e J-Fast®.

Bandagem tipo 2

São bandagens de suporte leve. Nesse grupo, encontram-se produtos que, algumas vezes, também são chamados de bandagens de curto ou mínimo estiramento (extensão). Estão incluídos produtos elaborados em crepe, fabricados em algodão ou algodão e viscose e que mostram considerável variabilidade na apresentação. Essas bandagens perdem 40 a 60% de pressão nos primeiros 20 min após a aplicação. São usadas para prevenir a formação de edema e dar suporte no manejo de tensões e deslocamentos moderados.[5,9]

Comparadas com as bandagens de compressão, elas apresentam limitada extensibilidade e elasticidade. As bandagens de curta extensão também têm sido usadas para o tratamento da úlcera venosa. Quando aplicadas na extensão máxima, formam uma cobertura não elástica para a perna que tende a resistir a qualquer mudança na geometria do músculo da panturrilha durante exercícios. Assim, acrescenta pressão de superfície de uma maneira cíclica e realça a ação da bomba do músculo da panturrilha, melhorando o retorno venoso.[5,9]

Uma bandagem de curto estiramento, aplicada na extensão máxima, com as pernas elevadas, tenderá a resistir à mudança do volume quando as pernas são colocadas na posição pendente. Essa restrição resultará em um significativo aumento na pressão de sub-bandagem quando o paciente permanecer sentado ou de pé. Se o paciente ficar em decúbito dorsal, os efeitos da gravidade serão reduzidos, o volume da perna diminuirá e as pressões da sub-bandagem reduzirão.

Por essa razão, as bandagens de curta extensão produzem baixa pressão residual ou de descanso.

Como exemplos de bandagem de suporte leve do tipo 2 (incluindo bandagens de curto estiramento) podem ser citadas Elastocrepe®, Leukocrepe®, Lenkelast® e Comprilan®.

Bandagem tipo 3

Nesse grupo, a compressão implica deliberada aplicação de pressão e é mais comumente utilizada para controlar e reduzir o edema no tratamento de desordens venosas do membro inferior. No sistema de classificação, as bandagens de compressão têm sido divididas em quatro subgrupos de acordo com sua capacidade de produzir níveis predeterminados de compressão. [5,9]

- Tipo 3a: bandagem de compressão leve, como K-Plus®, Parema® e Tensolastic®, são capazes de fornecer e manter níveis de pressão reduzidos, até 20 mmHg no tornozelo de dimensão média. As indicações clínicas para produtos desse tipo incluem o manejo de varizes superficiais ou precoces e varicoses formadas durante a gravidez. Em geral, não são apropriadas para controlar ou reduzir edema existente, ou até para aplicar níveis de pressão reduzidos em membros muito grandes[5,9]
- Tipo 3b: bandagens de compressão moderada podem ser usadas para aplicar compressão na ordem de 30 mmHg no tornozelo de dimensão média. São indicadas para tratamento de varicoses durante a gravidez, varizes de média gravidade, prevenção e tratamento de úlceras e controle de edema moderado[5,9]
- Tipo 3c: bandagens de alta compressão, podem ser usadas para aplicar altos níveis de compressão na ordem de 40 mmHg no tornozelo de média dimensão. As indicações para essas bandagens incluem o tratamento de varizes calibrosas, insuficiência venosa pós-trombótica, úlcera venosa e o controle do edema acentuado em membros de circunferência média. Produtos nessa categoria não são necessariamente capazes de alcançar esses níveis de pressão em membros muito grandes, aumentados com a presença de edema.[5,9] Nessa categoria, podem ser citadas Tensopress®, Setopress® e Surepress®
- Tipo 3d: bandagens de compressão de apresentação extra alta, são capazes de aplicar mais de 50 mmHg. O poder das bandagens é tal que elas podem ser usadas para aplicar e sustentar essas pressões em até membros maiores e mais edemaciados por períodos prolongados de tempo.[5,9] Esse grupo inclui Elastic Web Bandage® BP (tecido usado como cinto de linha azul) e Varico Bandage®.

A síntese da classificação das bandagens e a indicação clínica de uso estão apresentadas na Tabela 8.3.

Para que as pressões descritas sejam obtidas, a técnica de aplicação da bandagem deve ser respeitada, isto é, forma de espiral com 50% de sobreposição entre as voltas, produzindo efetivamente uma dupla camada em qualquer ponto do membro. Técnicas diferentes de aplicação tais como a figura de oito produzirão maiores números de camadas em qualquer ponto e, portanto, pressões de sub-bandagens mais altas. Essa técnica deve ser usada somente com a recomendação do fabricante do produto.

Atualmente, na prática clínica, são usadas as terapias compressivas elástica e inelástica para o tratamento de úlcera venosa. No grupo da terapia compressiva elástica encontram-se as meias de compressão, as bandagens elásticas de longo estiramento e o sistema de bandagem de multicamadas, denominado atualmente sistema de múltiplos componentes.[13] São consideradas terapias inelásticas as bandagens de curto estiramento e a bandagem de

Tabela 8.3 Classificação das bandagens compressivas, conforme a indicação e a pressão exercida.

Classificação das bandagens						
			Classe 3			
	Classe 1	Classe 2	Classe 3a	Classe 3b	Classe 3c	Classe 3d
Indicação clínica	Retenção	De suporte leve (curta ou mínima extensão)	Provisão de compressão leve	Provisão de compressão moderada	Provisão de compressão alta	Provisão de compressão extra-alta
Indicação de uso	Reter curativo	Prevenir a formação de edema	Varizes superficiais ou precoces, e varicoses formadas durante a gravidez	Varizes médias, varicoses durante a gravidez, prevenção e tratamento de úlceras, controle de edema moderado	Varizes grossas, insuficiência venosa pós-trombótica, manejo de úlcera de perna e edema acentuado	Sustentar pressões extra-alta em até membros maiores e mais edemaciados por períodos prolongados de tempo
Pressão no tornozelo			Até 20 mmHg	Até 30 mmHg	Em torno de 40 mmHg	Mais de 50 mmHg
Exemplo	Slinky®, Stayform®, J-Fast®	Elastocrepe®, Leukocrepe®, Lenkelast®, Comprilan®	K-Plus – Parema®, Tensolastic®, Elset®	Granuflex Adhesive Compression®	Tensopress®, Setopress®, Surepress®	Elastic Web®, BP, Varico®

pasta de Unna (bota de Unna). Outro sistema também utilizado é a compressão mecânica com a compressão pneumática intermitente (CPI).

A diferença entre as compressões elástica e inelástica é que a compressão elástica se ajusta às alterações de volume do membro e exerce tensão elástica contínua na superfície da pele. A compressão inelástica, entretanto, tem efeito apenas durante o movimento, quando ocorre a contração e o relaxamento dos músculos da panturrilha, ampliando a eficiência da ação da musculatura. Na Tabela 8.4 estão os sistemas geralmente usados no tratamento de úlcera venosa, exceto as meias de compressão, já abordadas no tópico anterior.

No Reino Unido, o sistema de múltiplos componentes é amplamente usado, enquanto nos países da Europa e na Austrália a bandagem de curto estiramento inelástica é a prática-padrão.[12]

Bandagem elástica de longo estiramento

A bandagem elástica de longo estiramento (extensão), também denominada bandagem elástica de alta compressão de camada única ou sistema de único componente, pertence à classe de bandagem tipo 3c. Essa bandagem expande quando os músculos da panturrilha contraem, durante os exercícios, exercendo pressão sobre o sistema venoso.[5]

Para que se obtenha pressão necessária pela compressão e para reduzir os riscos de complicações, algumas bandagens apresentam, na sua extensão, indicadores que facilitam a obtenção da pressão correta. O uso desses indicadores tem sido eficaz na redução da variabilidade e produção de níveis mais consistentes de pressão de sub-bandagem, particularmente entre profissionais inexperientes. Essas bandagens são reutilizáveis e podem ser aplicadas pelo próprio paciente.

Tabela 8.4 Sistemas de compressão geralmente usados no tratamento de úlcera venosa.

Tipo de compressão	Características
Alta compressão elástica de longo estiramento	Formada por única bandagem. Fornece compressão sustentada de 40 mmHg na região do tornozelo, sendo necessário reaplicá-la em curtos períodos de tempo. Geralmente aplicada com 50% de estiramento, e cada volta sobrepõe 50% a anterior. Pode ser lavada e reutilizada.
Alta compressão de multicamadas	Composta por 2 a 4 diferentes bandagens, todavia cada uma tem função específica. O conjunto de camadas é projetado para aplicar pressão de 40 mmHg na região do tornozelo, reduzindo para 17 mmHg no joelho. Mantém pressão contínua durante 1 semana.
Compressão inelástica	• Bandagem do curto estiramento: principal bandagem no continente europeu; reutilizável com ligeira extensão, dando baixa pressão de descanso, mas alta pressão durante a atividade • Bota de Unna: não complacente, tipo gesso flexível, usada com muita frequência nos EUA.
Compressão pneumática intermitente – compressão mecânica	Utiliza um *cuff* ao redor da extremidade, onde várias câmaras, de forma sequencial, são infladas e desinfladas, produzindo ondas do tornozelo até a coxa.

Como exemplos de bandagens com indicadores encontradas no Brasil, são citadas a Setopress® e a Surepress®.

A bandagem Setopress® tem duas séries de retângulos: uma verde e outra marrom. Os retângulos são marcados com 30 mmHg em um lado e 40 mmHg no lado contrário, indicando a pressão que será obtida quando a bandagem é estirada para o ponto em que o retângulo se transforma em quadrado.[5] Quando a bandagem é esticada, o retângulo verde torna-se quadrado em aproximadamente 70% de sua extensão e o marrom torna-se quadrado em 100% de sua extensão.

Já a bandagem Surepress® tem uma série de retângulos de dois tamanhos diferentes desenhados no meio e ao longo da bandagem que se torna um quadrado quando a bandagem é esticada. Essa referência permite obter uma pressão de 40 mmHg em diferentes tamanhos de perna (Figuras 8.9 A a C e 8.10). O retângulo menor é planejado para pernas normais com uma circunferência de tornozelo na faixa de 18 a 26 cm e o retângulo maior, para tornozelos com circunferência maior que 26 cm.

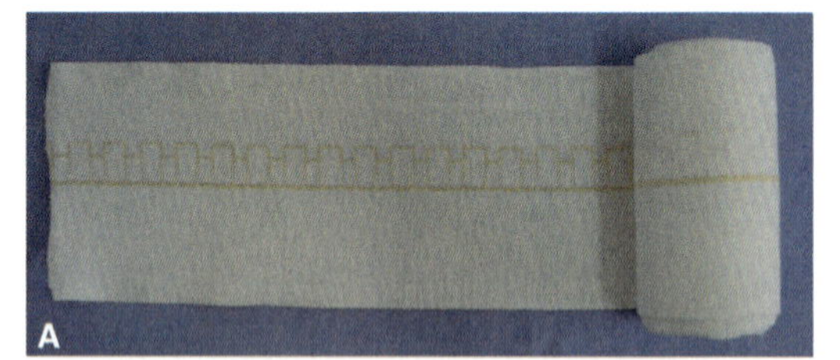

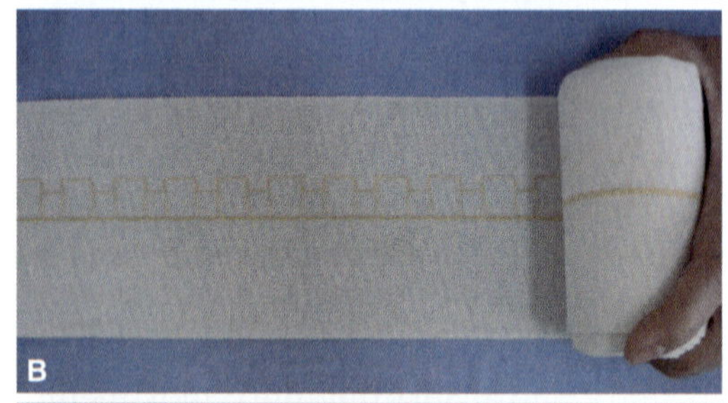

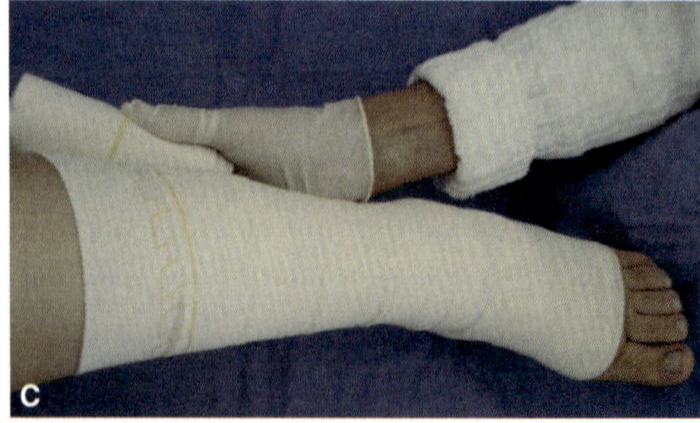

Figura 8.9 A. Bandagem Surepress® (tipo 3c) antes da aplicação. **B** e **C**. Ao ser aplicada, a bandagem Surepress® é tracionada até a figura do retângulo transformar-se em quadrado.

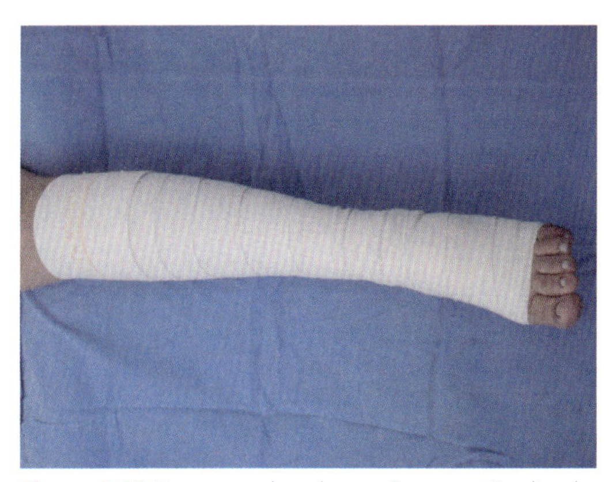

Figura 8.10 Perna com bandagem Surepress® aplicada.

Sistema de bandagem de multicamadas

O sistema de bandagem de quatro camadas ou sistema de múltiplos componentes foi desenvolvido e avaliado inicialmente no Hospital Charing Cross, de Londres. Atualmente, um sistema similar, como Profore®, tem sido comercializado no Reino Unido e em outros países.[18] O sistema é composto por camadas que adquirem efeito cumulativo quando aplicadas. Essas bandagens são usadas à meia-extensão e contribuem para manter a alta compressão contínua por um período de 7 dias. O sistema é considerado confortável, mas volumoso, o que pode impedir o uso de calçado normal.[5]

Este sistema apresenta alta compressão, e cada camada tem uma função e é constituída por diferentes materiais:[15,18,19]

- bandagem de lã ortopédica, para fornecer uma camada de enchimento e redistribuir a pressão ao redor do tornozelo e da crista tibial, absorver o exsudato e permitir a evaporação da umidade
- bandagem de crepe comum, usada para reter a camada de lã ortopédica, de modo que a energia elástica da bandagem de compressão da 3ª camada seja preservada
- bandagem elástica de peso leve e confortável, aplicada na figura de um oito para produzir uma pressão de compressão de 18 a 20 mmHg
- bandagem aderente para manter todas as camadas firmemente no lugar durante, pelo menos, 1 semana. É confeccionada em material que repele líquido, impedindo a absorção de umidade externa. Essa bandagem é elástica e acrescenta uma pressão de compressão adicional de 22 a 25 mmHg.

O sistema de multicamadas também pode ser encontrado com três ou duas camadas (Figuras 8.11 a 8.14). O de três camadas em geral é constituído por uma camada de enchimento, uma de compressão e uma aderente. O de duas camadas tem uma camada

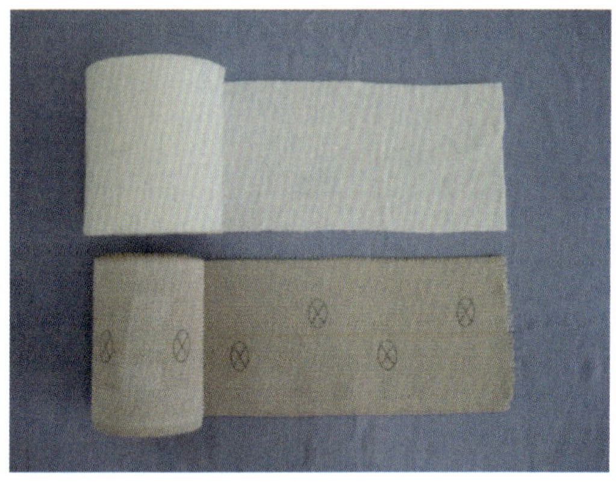

Figura 8.11 Sistema de bandagem de multicamadas com duas bandagens – Proguide®.

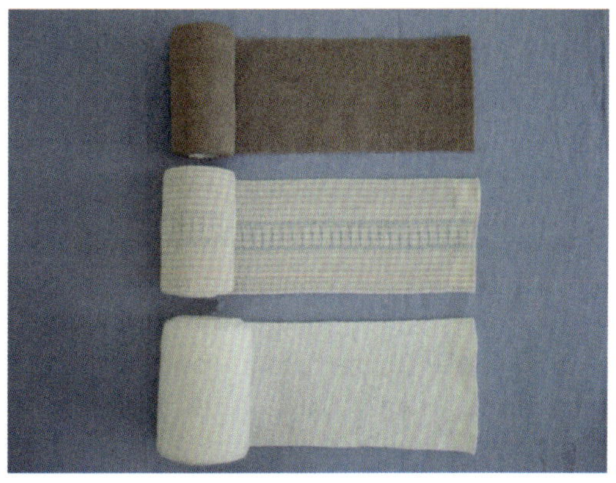

Figura 8.12 Sistema de bandagem de multicamadas com três bandagens – Dyna Flex®.

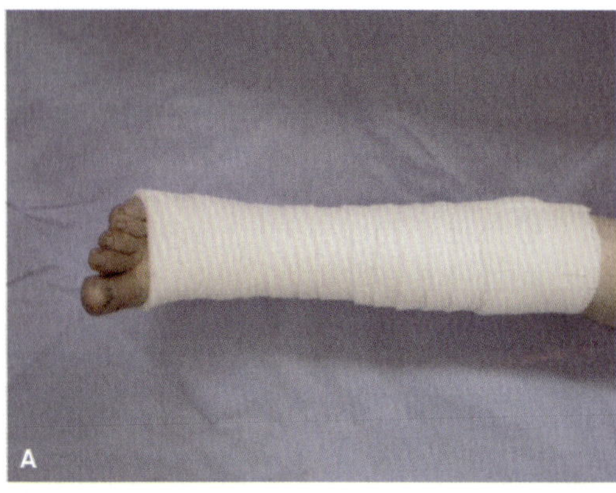

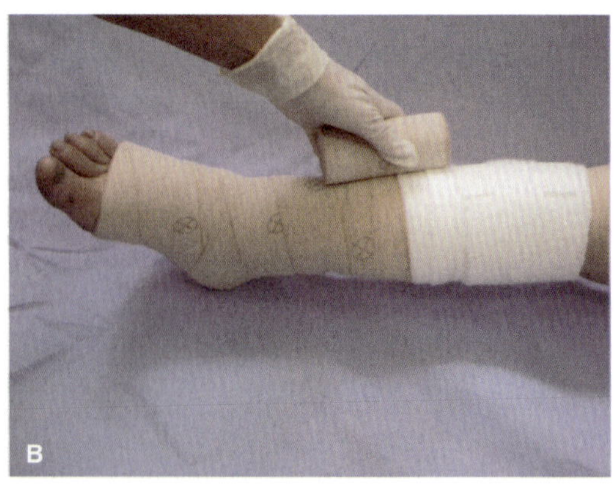

Figura 8.13 Aplicação do sistema de multicamadas Proguide®. **A**. Aplicação da primeira bandagem. **B**. Aplicação da segunda bandagem.

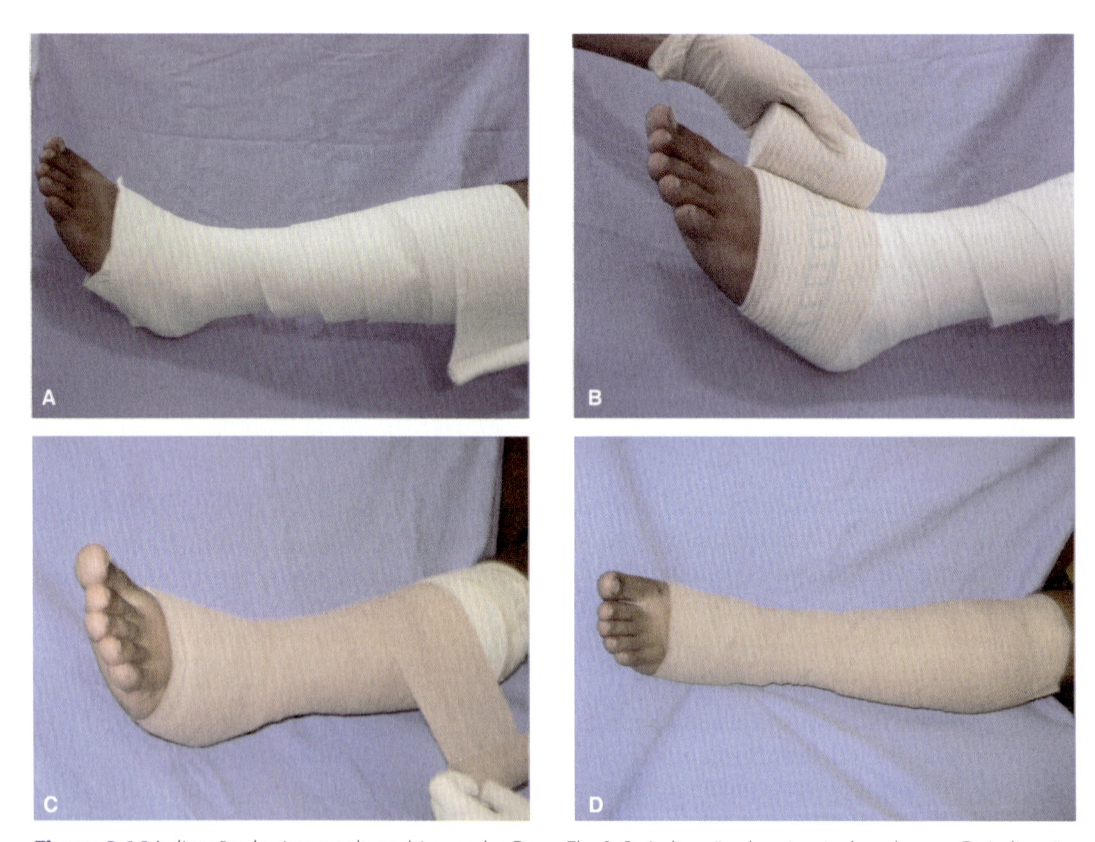

Figura 8.14 Aplicação do sistema de multicamadas Dyna Flex®. **A**. Aplicação da primeira bandagem. **B**. Aplicação da segunda bandagem. **C**. Aplicação da terceira bandagem. **D**. Sistema após aplicação.

bandagem de lã ortopédica e outra que reúne as funções de produzir uma pressão de compressão e ser autoaderente, mantendo o sistema firmemente no lugar durante, pelo menos, 1 semana.

Stockport *et al.* (1997) realizaram um estudo para comparar dois sistemas de bandagem de multicamadas (*Charing Cross* e Profore®) com duas bandagens compressivas de uma camada (Tensopress® e Setopress®) aplicadas por profissionais experientes e inexperientes. Os autores concluíram que as bandagens de uma camada deveriam ser aplicadas somente por profissionais de saúde com extensa experiência e que o sistema de bandagem multicamada é mais fácil de aplicar e de obter pressões mais consistentes, tanto por profissionais experientes quanto inexperientes. Além disso, as bandagens elásticas de uma camada não forneceram compressão graduada mesmo quando aplicadas pelo profissional experiente. Esse estudo indicou que o sistema de bandagem de quatro camadas deveria ser a bandagem de escolha quando usado o tratamento de alta compressão para ulceração venosa.[18]

Taylor e Taylor (1999) realizaram um estudo com o objetivo de comparar as pressões de sub-bandagem obtidas com o sistema de quatro camadas *Charing Cross* (Velaban®, Crêpe®, Elset® e Coban®) e um sistema de multicamadas modificado (Velaband®, K-Lite®, K-Plus® e Coban®). Participaram da pesquisa 15 enfermeiros com perícia e habilidades comprovadas na aplicação de bandagem de alta compressão. As medidas da pressão das sub-bandagens foram realizadas em três locais e em quatro posições diferentes após a sua colocação na perna do voluntário (a mesma perna foi usada ao longo do estudo), usando os dois sistemas de bandagem. Os resultados indicaram que não houve diferença significante entre a pressão de sub-bandagem obtida em cada local usando os dois sistemas de compressão.[20]

As Figuras 8.15 e 8.16 apresentam a evolução de uma úlcera venosa tratada com cobertura interativa e sistema de múltiplos componentes.

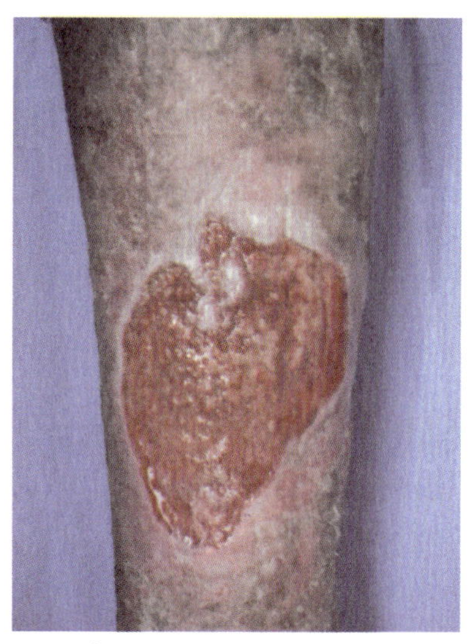

Figura 8.15 Úlcera antes de iniciar o tratamento com cobertura interativa e sistema de bandagem de multicamadas.

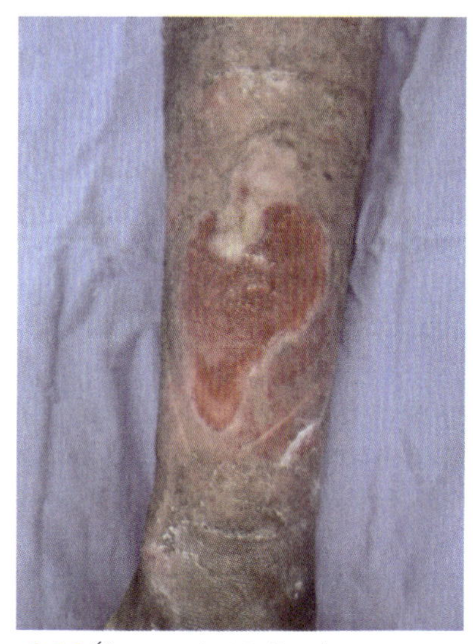

Figura 8.16 Úlcera após 15 dias de tratamento e uso da terceira placa de hidrocoloide e terceiro sistema de bandagem de multicamadas.

Bandagem inelástica de curto estiramento

Esta bandagem é aplicada em extensão quase completa, o que pode reduzir os riscos de pressões variáveis devidas à técnica de aplicação. Também é necessário proteger as áreas vulneráveis com enchimento, como descrito para a bandagem elástica de longa extensão.

As bandagens de curta extensão são fabricadas em algodão (100%), podem ser lavadas repetidamente sem perder a qualidade. Em contraste com a bandagem de longa extensão, a pressão exercida durante exercícios pelos músculos da panturrilha é dirigida de volta para a perna pelas bandagens de curta extensão, que maximizam o retorno venoso.[5]

A bandagem de curta extensão pode necessitar ser reaplicada durante a primeira semana de tratamento para obter o benefício da terapia de compressão que é a redução do edema.[15] Essa bandagem é amplamente usada na Europa e na Austrália como prática-padrão.[12]

Bandagem inelástica de pasta de Unna (bota de Unna)

A bota de Unna é uma bandagem de contensão, considerada compressão inelástica, do tipo gesso não complacente, desenvolvida em 1883, por Paul Gerson Unna, um dermatologista alemão, e, atualmente, muito utilizada em vários países, incluindo o Brasil e os EUA.[12]

Ela consiste em uma bandagem de tecido de gaze saturada com óxido de zinco na concentração que varia de 6% a 15%, calamina, glicerina, gelatina e água ou uma bandagem com glicerina, óxido de zinco e, opcionalmente, difenidramina.[21] Alguns pacientes podem ser sensíveis a alguns constituintes do produto, por exemplo, ao parabeno e a outros preservativos ou à lanolina.[22]

Após ser aplicada na perna afetada, ela é coberta por uma bandagem de suporte elástico (autoaderente) (Figuras 8.17 a 8.20). A bota de Unna é úmida quando aplicada e seca

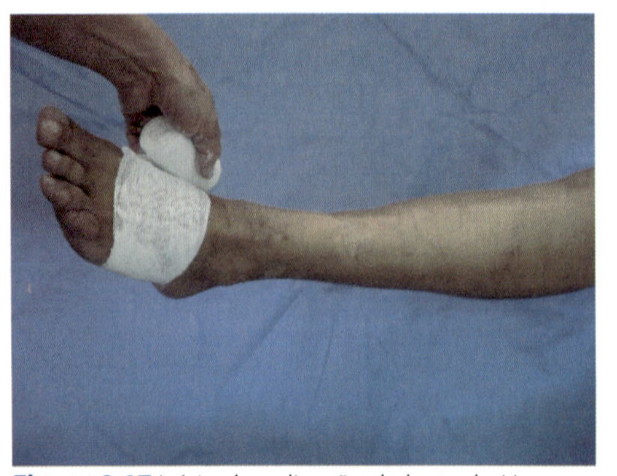

Figura 8.17 Início da aplicação da bota de Unna na região do pé.

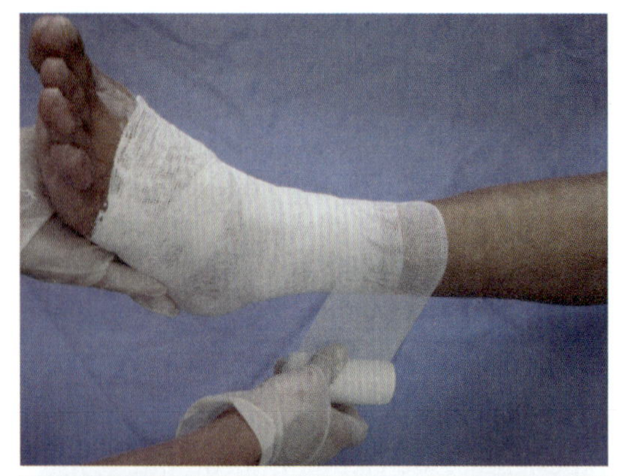

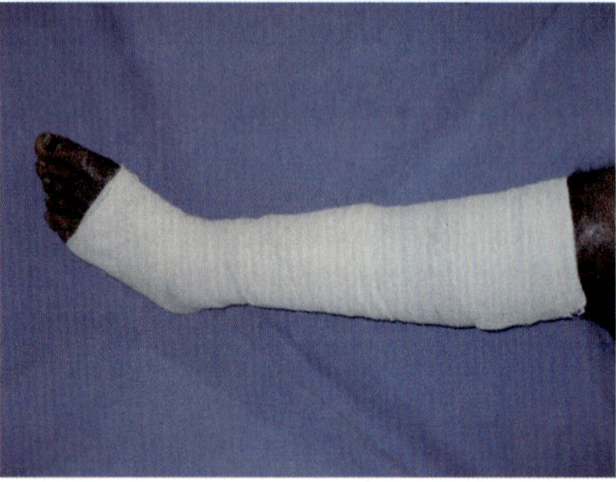

Figuras 8.18 e 8.19 Aplicação da bandagem com pasta de Unna para confecção da bota de Unna.

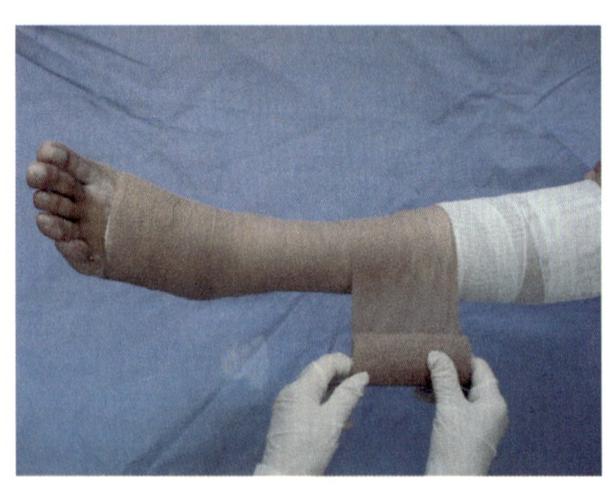

Figura 8.20 Aplicação da bandagem autoaderente sobre a bandagem de Unna.

gradualmente em torno de 12 h. Ela desintegra em água, portanto somente banho parcial é permitido enquanto ela estiver em uso.[13] Sua capacidade de facilitar a cicatrização resulta da compressão externa e, consequentemente, favorece o retorno venoso.

A bandagem de pasta de Unna deve iniciar-se na base dos dedos do pé (com o pé posicionado em ângulo de 90°), continuar perna acima, incluindo o calcanhar, e terminar na tuberosidade tibial (imediatamente abaixo do joelho) em movimentos circulares. É recomendado, por alguns fabricantes, que a bandagem seja aplicada em espiral. Como o formato da perna varia muito, a aplicação de uma bandagem de pasta impregnada deve ser frouxa e leve e permitir que as dobras da bandagem preencham os espaços e acompanhem o contorno de cada perna.[21,22] Em qualquer método usado, as instruções do fabricante devem ser seguidas.

A compressão da bandagem de pasta de Unna atua como um segundo conjunto de músculos ao redor do membro afetado, o que diminui a hipertensão venosa do movimento deambulatório. A maior compressão gradual e sustentada deve ser aplicada no tornozelo e na parte mais distal da perna (aproximadamente 20 a 30 mmHg), diminuindo de modo gradual para aproximadamente 10 mmHg no entalhe infrapatelar.[21]

No Brasil, os profissionais também utilizam a pasta enriquecida com produto manipulado para confeccionar a bota de Unna. A pasta composta de gelatina incolor, glicerina, óxido de zinco e água destilada é aquecida em forno de micro-ondas ou banho-maria para derreter e, em seguida, duas ataduras de crepom de 12 ou 15 cm, conforme o tamanho da perna, são embebidas em solução e o membro afetado é enfaixado da base do pé até 3 cm abaixo da patela. A bota de Unna também pode ser confeccionada enfaixando-se a perna com atadura de crepom e depois aplicando-se a pasta de Unna aquecida com o auxílio do pincel (Figura 8.21). Devem ser aplicadas e pinceladas duas ataduras de crepom. Após secar, a atadura amolda-se em torno da perna, como uma bota (Figura 8.22), possibilitando ao paciente uma marcha eficaz. Pode-se aplicar a terceira atadura de crepom e orientar o paciente a trocá-la em caso de sujidade. Para a retirada da bota de Unna, essa deve ser cortada com auxílio da tesoura (Figura 8.23).

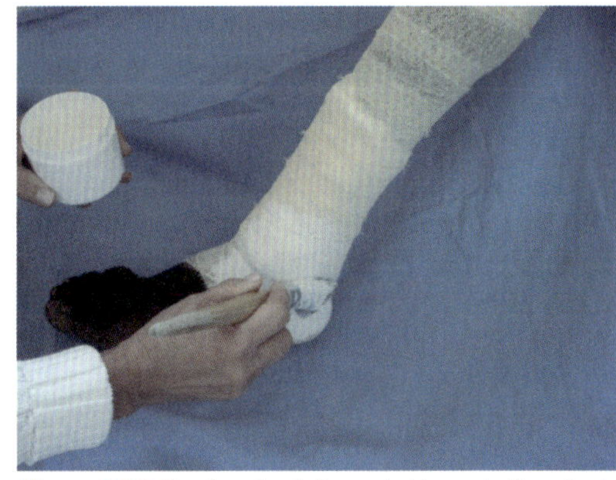

Figura 8.21 Confecção da bota de Unna. Aplicação da pasta na primeira atadura de crepom.

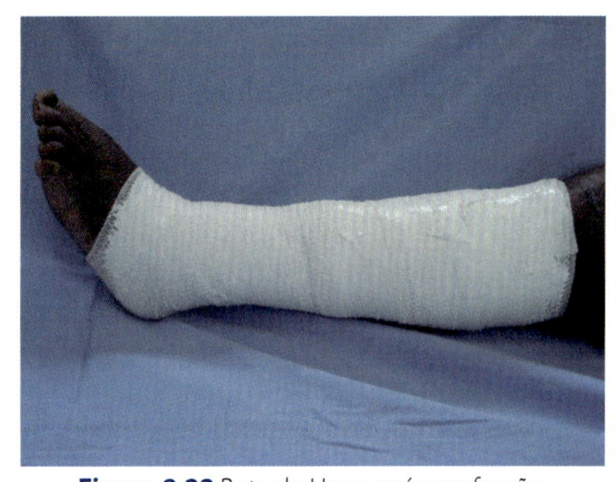

Figura 8.22 Bota de Unna após confecção.

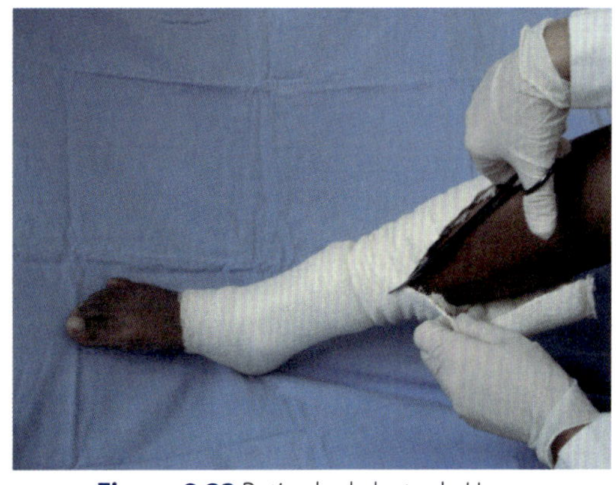

Figura 8.23 Retirada da bota de Unna.

No Reino Unido, o *Drug Tariff*, livro editado pelo Departamento de Saúde da Inglaterra, que contém os medicamentos que podem ser prescritos, é atualizado mensalmente e distribuído gratuitamente aos médicos generalistas e farmacêuticos que trabalham nos hospitais e na comunidade e para as indústrias farmacêuticas e de produtos. O *Drug Tariff* disponibiliza uma ampla variedade de bandagens impregnadas de pasta zinco associada ou não a outros produtos (calamina, clioquinol, alcatrão e carvão) e indicadas conforme a característica da pele da perna do paciente com a úlcera venosa.[22]

Uma bota de Unna pode permanecer no lugar durante 3 a 14 dias, sendo a média de tempo de 1 semana. Está contraindicada em edema pulmonar agudo, celulite, TVP, insuficiência arterial e em caso de suspeita de infecção.[21]

Compressão pneumática

Um outro dispositivo usado para melhorar o retorno é a compressão pneumática intermitente (CPI). Esse é um método mecânico que oferece compressão para membros edemaciados. Tal técnica tem sido usada para tratar úlcera venosa de perna e membros edemaciados decorrente de linfedema antes de iniciar a terapia de compressão graduada.[5-13]

A compressão pneumática intermitente usa ar comprimido em um ciclo de pressão externa controlada para inflar intermitentemente uma estrutura especialmente projetada para ser colocada envolvendo o membro inferior.[5]

A efetividade da compressão pneumática intermitente, a duração e a frequência apropriada dessa terapia são desconhecidas, assim como também são desconhecidas as diferenças entre os vários tipos de compressão pneumática intermitente.[23] Certos autores recomendam o tratamento por 2 h, 2 vezes/dia, por um período de 6 semanas.[5]

Mani, Vowden e Nelson (2003) realizaram uma revisão sistemática para analisar a evidência da efetividade da CPI no tratamento da úlcera venosa. Foram selecionados estudos controlados randomizados comparando CPI com controle (CPI simulado ou sem CPI) ou comparações entre diferentes regimes de tratamento CPI, no tratamento de úlcera venosa. Esses autores concluíram que mais estudos são necessários para determinar se CPI aumenta a cicatrização de úlcera de perna venosa.[23]

Em outro estudo de revisão sistemática, realizado por Berliner, Ozbilgin e Zarin (2003), sobre o uso do dispositivo de compressão pneumática no ambiente domiciliar para tratamento de IVC e úlcera venosa, foram encontrados sete estudos clínicos relevantes. Três estudos mostraram que o dispositivo aliviava os sintomas da IVC. Nenhum estudo avaliou diretamente se o dispositivo prevenia a úlcera venosa. Alguns estudos sobre tratamento da úlcera venosa não mostraram benefício para a compressão pneumática, mas outros mostraram um benefício para o dispositivo na cicatrização de úlcera venosa de longa existência, que não havia cicatrizado com outros métodos. Também nenhum estudo comparou o dispositivo de única câmara com o de multicâmaras. Os autores concluíram que os dados disponíveis eram insuficientes para definir a CPI como terapia de compressão de primeira escolha ou protocolo ótimo para pacientes com IVC ou úlcera venosa. É necessário planejar pesquisas metodologicamente rigorosas para responder a essas questões, o que seria útil para tomada de decisão de tratamento.[24]

Amparado nos resultados desse estudo, o Centers for Medicare and Medicaid Services decidiu custear a compressão pneumática somente para pacientes com edema refratário com ulcerações significantes nos membros inferiores, nos casos em que haja falha no tratamento com terapia-padrão, tais como bandagens compressivas ou meias de compressão, durante o período de 6 meses.[24]

Segundo Hollinworth (1995), ao usar a compressão pneumática intermitente, devem-se realizar medida inicial e medidas regulares da circunferência do membro para acompanhar a eficácia do tratamento. Meias de suporte ou bandagens de formato tubular devem ser usadas para manter a redução do edema e aplicadas após cada episódio de compressão pneumática. Esse método de terapia de compressão é particularmente útil em pacientes com comprometimento da mobilidade quando o músculo da panturrilha não pode ser ativado para ajudar o retorno venoso de modo eficaz.[5]

Na Tabela 8.5 são apresentados alguns sistemas de compressão disponíveis no Brasil e suas principais características.

Tabela 8.5 Alguns sistemas de compressão disponíveis no Brasil.

Produto	Tipo de compressão	Ação	Características
Surepress® (Convatec)	Bandagem elástica de longo estiramento	Bandagem branca confeccionada em algodão, viscose, náilon e lycra, tem linha central de indicação para aplicação e indicadores retangulares que se transformam em quadrados para a mensuração da compressão com a pressão de 40 mmHg. Indicada para controle de edema linfático e auxílio do retorno venoso.	Suporta no mínimo 20 lavagens sem alterar a funcionalidade. Não usar em pernas com tornozelo inferior a 18 cm.
Dyna – Flex® (Johnson & Johnson)	Sistema de múltiplos componentes de alta compressão	Mantém compressão em torno de 40 mmHg. Reverte a pressão nos leitos capilares, fazendo o sangue retornar para as veias profundas, ajudando assim a reduzir o edema e melhorar o retorno venoso.	Composto por 3 camadas, a 1ª feita de algodão respirável (algodão é prensado na espuma, aumentando a resistência e flexibilidade), a 2ª é de compressão, possui retângulos impressos, que assumem a forma quadrada assim que o estiramento adequado é obtido e a 3ª é também de compressão coesiva; proporciona pressão adicional.
Proguide® (Smith Nephew)	Sistema de múltiplos componentes de alta compressão	Sistema de bandagem que mantém compressão em torno de 40 mmHg sustentável por 7 dias. Reduz a pressão sanguínea no sistema venoso superficial; melhora o fluxo venoso de retorno ao coração, aumentando a velocidade do fluxo nas veias profundas; reduz edema, diminuindo a diferença de pressão entre os capilares e os tecidos.	Composto por 2 camadas, a 1ª é acolchoada e confeccionada com um tecido constituído de fibras entrelaçadas (60% poliéster e 40% fibras de celulose), a 2ª é de bandagem de compressão adesiva confeccionada com tecido de algodão e náilon revestido com fio de polímero elastomérico sintético.
Coban® (3M)	Bandagem elástica autoaderente	É composta por uma lâmina de material não tecido e fibras elásticas Spandex que fornecem elasticidade. Contém um material coesivo que faz com que ela mantenha a adesão sobre si mesma e que não fique aderida a outros materiais e à pele. Pode ser usada para fornecer compressão. Não afrouxa ou escorrega após ser colocada.	Para uso prolongado deve ser reaplicada a cada 12 h. Contém látex de borracha natural, o que pode causar reações alérgicas.

(continua)

Tabela 8.5 Alguns sistemas de compressão disponíveis no Brasil *(continuação)*.

Produto	Tipo de compressão	Ação	Características
Tensoplast® (Smith Nephew)	Bandagem elástica autoaderente	É composta por algodão, rayon, tecidos com elasticidade e adesivo de borracha natural.	Pode ser encontrada com adesivo acrílico hipoalergênico, que reduz o risco de irritação da pele.
Viscopaste® PB7 (Smith Nephew)	Bota de Unna (bandagem de contensão)	Bandagem composta por suporte de algodão-tecido, inelástico, impregnada com pasta contendo: óxido de zinco a 10%, água destilada, glicerol, álcool cetoestearílico, cetomacrogol, óleo mineral, goma guar, goma de xantina, metilpara-hidroxibenzoato e propilpara-hidroxibenzoato	Deve ser trocada a cada 5-7dias. Após a aplicação da bandagem deve-se ocluir com uma bandagem de crepe ou atadura elástica.
Flexi-dress® (Convatec) Varicex® S (Lohmann Rauscher)	Bota de Unna (bandagem de contensão)	Bandagem com 30% de algodão e 70% de poliéster. Apresenta na composição óxido de zinco, acácia, glicerina, óleo de rícino e vaselina.	Para melhor compressão e proteção da bota de Unna, recomenda-se aplicar enfaixamento secundário com atadura elástica ou de crepe

Atualmente se aceita que a compressão seja fundamental no tratamento da maioria das úlceras venosas não complicadas. Vários resultados de estudos realizados para estabelecer o melhor tratamento para úlceras venosas demonstram que a compressão aumenta a taxa de cicatrização, portanto deve ser usada em úlceras com ITB > 0,8. O sistema de alta compressão é mais efetivo do que baixa compressão.[19,25] A pressão em torno de 40 mmHg no tornozelo é frequentemente citada na literatura para a prevenção ou o tratamento de úlceras venosas, mas alguns especialistas recomendam valores significativamente maiores.[9] Considerando as melhores práticas no cuidado de pacientes com úlcera venosa, em 2008, a World Union of Wound Healing Societies (WUWHS)[13] elaborou um plano de atendimento para facilitar a tomada de decisões clínicas quanto ao uso de terapia compressiva para tratamento de úlceras de membros inferiores conforme apresentado na Figura 8.24.

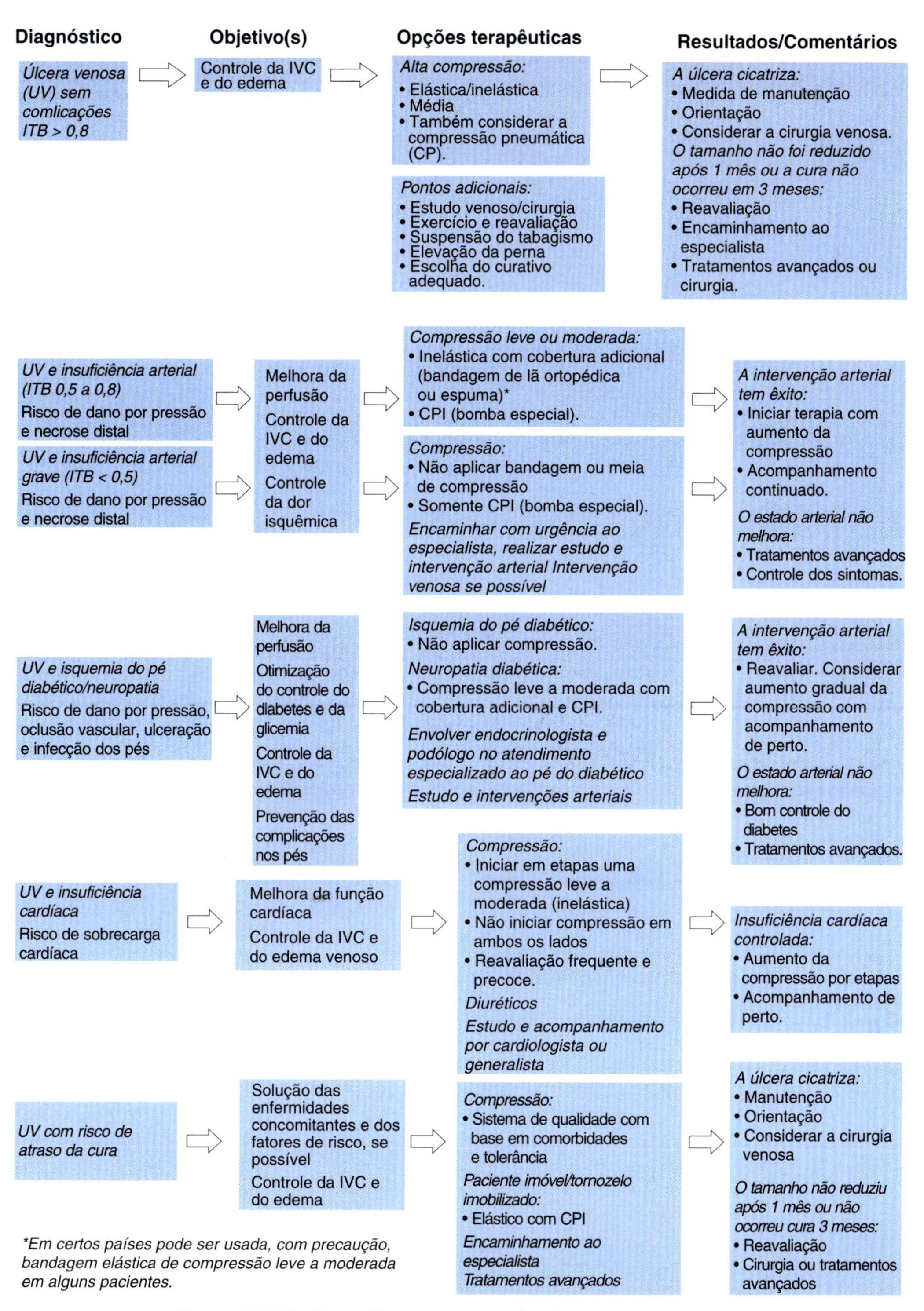

Figura 8.24 Decisões clínicas para a escolha da terapia compressiva.

Referências

1. RCN Institute. *The management of patients with venous leg ulcers: recomendations for assessment, compression therapy, cleasing, debridement, dressing, contact sensitivity, training/education and quality assurance*. University of York, 2006. 50p.
2. Scottish Intercollegiate Guidelines Network. *The care of patients with chronic leg ulcer: a national clinical guideline*. Edinburgh: SIGN, 2010. 46p.
3. McGuckin M, Stineman MG, Goin JE, Williams SV. *Venous leg ulcer guideline*. Philadelphia: University of Pennsylvania; 1997.
4. Benbow M, Burg G, Camacho-Martinez F *et al*. *Guidelines for the outpatient treatment of chronic wounds and burns*. Vienna: Blackwell Wissenschafts-Verlag, 1999.
5. Hollinworth H. Compression therapy. *Nurs Times* 1995; 91(11):74-78.
6. Edwards L, Moffatt C. The use of compression hosiery in the care of leg ulcers. *Nurs Standart* 1996; 10(31):53-6.
7. Franks PJ, Oldroyd MI, Dickson D, Sharp EJ, Moffatt CJ. Risk factors for leg ulcer recurrence of two types of compression stocking. *Age Ageing* 1995; 24(6):490-4.
8. Samson RH, Showalter DP. Stockings and prevention of recurrent venous ulcers. *Dermatol Surg* 1996; 22(4):373-6.
9. Thomas S. Compression bandaging in the treatment of venous leg ulcers. 1998. Disponível em: http://worldwidewounds.com/1997/september/Thomas-Bandaging/bandage-paper.html Last modified:Thurday, 29-Mar-2001 14:24:32 BST. Acesso em: 15 nov. 2003.
10. Johnson S. Compression hosiery in the prevention and treatment of venous leg ulcers. *J Tissue Viability* 2002; 12(2):67-74.
11. Nelson EA, Bell-Syer SEM, Cullum NA. Compression for preventing recurrence of venous ulcers (Cochrane Review). In: The Cochrane Library, Issue 3, 2002. Disponível em: http://www.bireme.br/cgi-bin/wxislind.exe/iah-cochrane/?IsisScrip... Acesso em: 03 out. 2002.
12. Cullum N, Nelson EA, Fletcher AW, Sheldon TA. Compression venous leg ulcers. Cochrane Database Syst. 2003;1.
13. World Union of Wound Healing Societies (WUWHS). Principles of best practice: Compression in venous leg ulcers. a consensus document. London: MEP Ltd, 2008.
14. Thomas S, Fram P. An evaluation of a new type of compression bandaging system. Disponível em: http://www.worldwidewounds.com/2003/september/Thomas/New-Compression-Bandage.html Last modified:Monday, 06-Oct-2003 13:32:20 BST. Acesso em: 15 nov. 2003.
15. Dale JJ, Ruckley CV, Gibson B, Brown D, Lee AJ, Prescott RJ. Multilayer compression: comparison of four different four-layer bandage systems applied to the leg. *Eur J Vasc Endovasc Surg* 2004; 27(1):94-9.
16. Chan CLH, Meyer FJ, Hay RJ, Burnand KG. Toe ulceration associated with compression bandaging: observational study. BMJ. 2001;323(10):1099.
17. Boutle MT, Fletcher A, Sheldon T, Cullum N. Compression therapy for venous ulcers: a systematic review. *Nurs Times* 1997; 93(39):52-3.
18. Stockport JC, Groarke L, Elisson DA, McCollum C. Single-layer and multilayer bandaging in the treatment of venous leg ulcers. *J Wound Care* 1997; 6(10):485-8.
19. Fletcher A, Cullum N, Sheldon TA. A systematic review of compression treatment for for venous leg ulcers. *BMJ* 1997; 315(6):576-580.
20. Taylor AD, Taylor RJ. A comparison of sub-bandage pressures produced with two multilayer bandaging systems. *J Wound Care* 1999; 8(9):444-448.
21. Barr DM. The Unna's boot as a treatment for venous ulcers. *Nurse Practitioner* 1996; 21(7):51-56.
22. Eagle M. Paste-impregnated bandages. *J Wound Care* 1999; 8(6):300-1.
23. Mani R, Vowden K, Nelson EA. Intermittent pneumatic compression for treating venous leg ulcers. Cochrane Database of Systematic Reviews. 2003;1.
24. Berliner E, Ozbilgin B, Zarin DA. A systematic review pneumatic compression for treatment of chronic venous insufficiency and venous ulcers. *J Vasc Surg* 2003; 37(3):539-544.
25. Cullum N. Evaluation of treatments for wounds in clinical trials. *J Wound Care* 1996; 5(1):8-9.

9 Diretriz para o Tratamento de Úlcera Venosa

Eline Lima Borges e *Maria Helena Larcher Caliri*

Atualmente, uma prioridade na prática clínica é a necessidade de expandir o conceito de prática baseada em evidência, de modo que os profissionais sejam capazes de reconhecer e incorporar os resultados de pesquisas relevantes e outras evidências, em sua prática. Os enfermeiros precisam ter conhecimento adequado sobre os procedimentos para tratamento de feridas e sobre as evidências que embasam essa prática, bem como precisam saber como e onde buscar as evidências e transformá-las na elaboração de diretrizes.

O uso de diretrizes para nortear a prática clínica profissional tem sido enfatizado em diversas áreas, visando diminuir a variação com práticas mais adequadas e, consequentemente, o custo do tratamento com melhoria da qualidade dos serviços.[1]

As diretrizes apresentam recomendações que visam auxiliar os profissionais na tomada de decisões clínicas, utilizando resultados de pesquisas. Quando esses resultados não existem, recorre-se a opiniões de especialistas sobre práticas consideradas adequadas.

McGuckin *et al.* (1997) identificaram a importância do trabalho colaborativo e integrado de médicos e enfermeiros, tanto nas clínicas como no cuidado domiciliar, para promover a cicatrização das úlceras venosas em pacientes na Inglaterra.[2]

No Reino Unido, o conhecimento do gasto anual de mais de 600 milhões de libras para o tratamento de úlceras venosas forneceu a motivação para que o Royal College of Nursing se associasse a pesquisadores da University of Leicester para a construção das *Diretrizes para a Prática Clínica* para o tratamento das úlceras venosas.[3]

Também nos EUA esforços para padronizar o diagnóstico e o tratamento das úlceras venosas levaram à criação de diretrizes com a participação de especialistas das áreas médica e de enfermagem.[4]

É importante ajustar a aplicação de qualquer diretriz à realidade em que será implementada, levando-se em conta a natureza diversa do cuidado prestado e as características da instituição.

Na prática, os profissionais deparam-se com muitas dificuldades no tratamento das úlceras venosas. O estudo descritivo realizado no serviço de cuidado de saúde da comunidade em Oslo, Noruega, durante o outono de 1999, ilustra bem essa situação. Nesse estudo, participaram 102 enfermeiros de todos os 25 distritos urbanos que tratavam de úlceras de pé e perna para detectar o seu próprio nível de conhecimento sobre o tratamento dessas úlceras e o que eles consideravam ser o tema mais importante no tratamento de feridas. A maioria (60%) dos participantes acreditava que seu conhecimento sobre tratamento de feridas era insuficiente. Um alto grau de incerteza relacionava-se com o tratamento e a avaliação da ferida, com os produtos para limpeza da lesão e com as causas das feridas. A principal fonte de conhecimento dos enfermeiros era a sua própria prática e a dos colegas. Foram citados 20 fatores de importância no tratamento de feridas, entre os quais os mais citados foram cicatrização de feridas, continuidade do processo de tratamento, alívio da dor, higiene, terapia compressiva e diagnóstico. Os menos pontuados foram documentação e fatores financeiros. Segundo os autores, os enfermeiros mencionarem que a maioria de seu conhecimento provém da própria experiência e dos colegas pode ser uma barreira para implementar a melhor diretriz prática.[5]

As dificuldades para o tratamento de feridas não podem ser resolvidas de maneira simples, somente pela aquisição de novos produtos nos serviços, pois essa não é a única causa do problema para que as evidências não sejam usadas.

Uma análise mais profunda do problema é necessária para definir de modo mais claro as questões referentes às dificuldades para a utilização das evidências e fornecer direcionamento para a busca de soluções. As estratégias para resolver esse problema podem incluir a realização de fóruns de discussão, como simpósios, encontros e conferências, com ênfase na divulgação das recomendações referentes à avaliação da pessoa portadora de úlcera venosa e ao tratamento tópico da lesão, além do preparo dos profissionais para a adoção dessas recomendações.

Os profissionais devem receber orientação apropriada e treinamento voltados ao desenvolvimento de habilidades e competências para prestar cuidados de alta qualidade e resolutivos. Todos os enfermeiros, que atendem pacientes com úlcera de perna devem ser treinados, por exemplo, na avaliação com o uso de Doppler manual e na técnica de aplicação de terapia compressiva.

Outras variáveis, além do conhecimento, podem influenciar o profissional no processo de julgamento para adotar a inovação no tratamento da úlcera venosa, como a falta de habilidades interpessoais (assertividade) e o seu poder para decisão. É importante que os profissionais que ocupam cargos de decisão tenham acesso às inovações para facilitar a adoção dessas inovações, uma vez que a adoção é institucional e não pessoal.

Um dos problemas dos serviços de saúde é que estão estruturados para atender às condições agudas. Para conseguir acompanhar o aumento dos agravos crônicos, é essencial implantar um novo modelo de assistência que incorpore o conceito de prevenção e tratamento dessas condições de saúde a longo prazo. Caso isso não ocorra, há riscos de se prestar uma atenção cada vez mais inadequada e com desperdício de recursos financeiros preciosos.

As diretrizes fornecem um padrão de recomendação para a prestação de assistência, o que permite a avaliação de modalidades de tratamento e meios de observação, documentação e análise dos resultados da assistência prestada ao paciente, servindo ainda como base para o desenvolvimento de pesquisas.

É axiomático que as diretrizes para a prática clínica, baseadas em princípios científicos básicos e revisados e atualizados regularmente, são instrumentos valiosos na prestação de uma boa assistência à saúde.

Em síntese, embora diretrizes para o gerenciamento de várias condições crônicas, delineadas com base em evidências científicas, estejam estabelecidas, essa informação não chega aos profissionais do setor saúde de modo sistemático, impedindo que algumas intervenções eficazes para inúmeros problemas crônicos sejam realizadas. Além disso, medicamentos, equipamentos para diagnóstico e serviços laboratoriais, necessários para seguir as recomendações das diretrizes, nem sempre estão disponíveis. O tratamento prestado, não embasado em evidências científicas, gera resultados insatisfatórios e desperdícios. Outro risco é que intervenções efetivas sejam excluídas e os pacientes continuarão submetidos a intervenções reconhecidamente ineficazes.

As recomendações apresentadas neste capítulo têm como objetivo avaliar o paciente e sua lesão e avaliar e tratar a úlcera venosa em membros inferiores e estão amparadas na "Proposta de Uma Diretriz Baseada em Evidências", publicada no Brasil em 2005.[6]

O nível de evidência das recomendações apresentadas neste capítulo está embasado na classificação proposta por Stetler *et al.*[7] Cabe destacar que, quanto menor o número, mais forte o nível de evidência

- *Nível I*: recomendação extraída de estudos de metanálise de múltiplos estudos controlados
- *Nível II*: recomendação extraída de estudo experimental individual
- *Nível III*: recomendação extraída de estudo quase experimental, controlado e não aleatorizado – grupos pré e pós-testes
- *Nível IV*: recomendação extraída de estudo não experimental, como pesquisa correlacional descritiva ou estudo de caso
- *Nível V*: recomendação extraída de relato de caso ou dados obtidos sistematicamente, de qualidade verificável ou dados de programas de avaliação
- *Nível VI*: recomendação extraída de artigos de opinião de autoridades respeitadas ou de opinião de comitês de peritos.

Cada recomendação proposta é seguida da referência do estudo no qual foi extraída e do respectivo nível de evidência (Tabelas 9.1 a 9.9).

Tabela 9.1 Avaliação do paciente.

Recomendação	Fonte	Nível
O *exame clínico* e a *avaliação da úlcera* devem ser realizados por um profissional de saúde (médico ou enfermeiro) treinado e com experiência no tratamento da úlcera venosa	RCN, 2006 McGuckin *et al.*, 1997	VI VI
Coletar história clínica completa e realizar exame físico tanto para um paciente que apresenta sua primeira úlcera venosa quanto para o paciente com úlcera recidivada. Em ambas as situações, as avaliações devem ser contínuas	RCN, 2006	VI
Identificar os fatores de risco: história familiar de doença venosa, veias varicosas (registrar se tratadas ou não), história comprovada ou suspeita de trombose venosa profunda (TVP), flebite, cirurgia venosa prévia, cirurgia ou fratura da perna, episódios de dor torácica, hemoptise ou história de embolia pulmonar, obesidade e atividades de trabalho que requerem longos períodos de permanência de pé ou sentado. Investigar duração, recorrência e idade. A gravidez pode contribuir para a estase venosa, mas é geralmente reversível após o parto	RCN, 2006 McGuckin *et al.*, 1997	VI VI

(*continua*)

■ **Tabela 9.1** Avaliação do paciente (*continuação*).

Recomendação	Fonte	Nível
Excluir doença não venosa. Pesquisar história familiar de etiologia não venosa: doença cardiovascular, acidente vascular cerebral (AVC), episódio transitório isquêmico, diabetes melito, artrite reumatoide; tabagismo	RCN, 2006 SIGN, 2010 McGuckin *et al.*, 1997 RCN, 2006	VI VI VI VI
Pesquisar doença arterial: dor isquêmica de repouso, claudicação intermitente com exercícios ou caminhadas e/ou aumento da dor na elevação da perna, pulsos ausentes, pele fria, perda de pelo na perna, palidez	SIGN, 2010	VI
Excluir úlcera decorrente de vasculite sistêmica ou maligna. Deve-se registrar qualquer aparência não usual da úlcera e, se presente, encaminhar o paciente para avaliação do médico especialista		
Descrever a dor e o edema. Em contraste com a úlcera arterial, o edema e a dor devidos à ulceração venosa tendem a diminuir com a elevação da perna	McGuckin *et al.*, 1997	VI
Solicitar o hemograma completo, especificamente hemoglobina, hematócrito, e contagem de leucócitos, *glicemia em jejum* e *albumina sérica*. Os resultados devem ser analisados em conjunto com outros indícios clínicos para avaliar o estado geral e determinar a necessidade de outros exames. Esses resultados servem para avaliar, superficialmente, as condições sistêmicas tais como anemia, infecção, diabetes e estado nutricional	McGuckin *et al.*, 1997	VI
Definir a localização da ferida. A úlcera venosa ocorre na área entre o pé e a parte superior da panturrilha (especificamente 2,5 cm abaixo do maléolo até o ponto em que o músculo da panturrilha torna-se proeminente, posteriormente). Espera-se que mais da metade de todas as úlceras que ocorrem nessa área sejam primariamente de origem venosa. A úlcera venosa raramente ocorre na região do pé ou acima do joelho	SIGN, 2010 McGuckin *et al.*, 1997	VI VI

■ **Tabela 9.2** Avaliação da perna e da úlcera.

Recomendação	Fonte	Nível
Avaliar sinais de doença venosa, em particular *edema*, *veias varicosas*, *dermatite venosa* (eczema), *"coroa flebectásica"*, *hiperpigmentação*, *lipodermatoesclerose*	RCN, 2006 SIGN, 2010	VI VI
Avaliar edema e pulsos palpáveis. Medir o edema na circunferência da perna 10 cm acima do tornozelo (maléolo medial). O edema na hipertensão venosa é frequentemente tenro à palpação. Os pulsos periféricos (dorsal e tibial) devem estar presentes, mas pode ser difícil palpá-los com edema acentuado	McGuckin *et al.*, 1997	VI
Realizar, pelo Doppler manual, *a medida do índice de pressão tornozelo/braço* (ITB) de ambos os membros inferiores. Esse é o método não invasivo mais confiável para detectar a insuficiência arterial e é essencial na avaliação de úlcera de perna crônica. Somente a palpação de pulsos não é adequada para excluir doença arterial periférica	RCN, 2006 SIGN, 2010 McGuckin *et al.*, 1997 Benbow *et al.*, 1999 RCN, 2006	II II VI VI III

(*continua*)

Tabela 9.2 Avaliação da perna e da úlcera (*continuação*).

Recomendação	Fonte	Nível
Realizar a medida do ITB: quando uma úlcera estiver deteriorando; se uma úlcera não cicatriza completamente em 12 meses de tratamento; em pacientes que apresentam úlcera recorrente; antes de começar a terapia de compressão; em paciente que está usando meias de compressão como medida preventiva; quando há um repentino aumento no tamanho da úlcera; se há repentino aumento na dor, mudança na cor e/ou na temperatura do pé		
Considerar paciente com um ITB < 0,8 portador de doença arterial. Estudos indicaram que um ITB de 0,9 é 95% sensível na detecção de doença arterial positiva. Contudo, uma razão de ≥ 0,8 pode ser considerada para excluir doença arterial periférica significante. O ITB não é útil para avaliar comprometimento microvascular associado a artrite reumatoide, vasculite sistêmica e diabetes melito	RCN, 2006 SIGN, 2010	VI IV
Descrever a profundidade da ferida considerando o tecido envolvido. As úlceras profundas que envolvem fáscia, tendão, periósteo ou osso podem ter um componente arterial em sua etiologia	SIGN, 2010	III
Descrever a base e a aparência da úlcera considerando a forma, o tipo de tecido presente, a presença, o tipo e o volume de exsudato e o odor. Úlceras venosas são normalmente superficiais ou de espessura parcial, formato irregular e, ocasionalmente, associadas a odor. Comumente têm uma base de granulação vermelha	SIGN, 2010 McGuckin *et al.*, 1997 SIGN, 2010	VI VI VI
Descrever os aspectos da borda da úlcera e *a morfologia*. Esses aspectos podem auxiliar no diagnóstico de úlceras de causas menos comuns, como carcinoma e leishmaniose		
Medir a área de superfície da úlcera ao longo do tratamento. A evolução da área lesionada é um índice confiável de cicatrização	SIGN, 2010 McGuckin *et al.*, 1997	III VI
Determinar a área da úlcera traçando seu perímetro no acetato ou em película de plástico dupla	SIGN, 2010 McGuckin *et al.*, 1997	III VI
Atentar para a redução da área. Uma redução superior a 30% da área lesionada no período de 2 semanas de terapia tópica e compressiva é um indicador da cicatrização da ferida	Arnold *et al.*, 1994	II
Realizar coleta de material para cultura somente quando houver evidência clínica de infecção ou deterioração rápida da úlcera. Não há indicação para coleta de rotina com *swab* em úlcera venosa	RCN, 2006 SIGN, 2010 Benbow *et al.*, 1999	II III VI
Fazer biopsia de tecido ou aspirado de fluido da ferida para análise bacteriológica em casos de sinais clínicos de infecção	McGuckin *et al.*, 1997	VI
Fazer a limpeza da ferida com soro fisiológico e aplicar pressão contra a margem da ferida ou a base da úlcera para produzir exsudato a fim de umedecer o *swab* com o material disponível, se a cultura profunda ou o aspirado de fluido da ferida não é possível		

Tabela 9.3 Documentação dos achados clínicos.

Recomendação	Fonte	Nível
Documentar a história da úlcera considerando: ano em que a primeira úlcera ocorreu; local da úlcera atual e de qualquer úlcera prévia, quantidade de episódios prévios de úlcera; tempo de cicatrização em episódios prévios; tempo livre de úlcera; métodos de tratamento anteriores; cirurgias prévias do sistema venoso; uso prévio e atual de meias de compressão; outras formas de compressão usadas anteriormente.	RCN, 2006 SIGN, 2010 Guest *et al.*, 1999	VI VI IV
Registrar, na primeira avaliação, o *valor da pressão arterial*, o *peso*, a *altura*, o *índice de massa corporal* (IMC) e a *medida do ITB*	RCN, 2006	VI
Registrar na primeira avaliação e nas subsequentes *existência de edema, eczema, escoriação, pele ceratótica, maceração, celulite, quantidade de tecido de granulação, sinais de epitelização, bordas incomuns da ferida, purulência, tecido necrótico* e *granulação e odor*	RCN, 2006	VI

Tabela 9.4 Cuidados com a ferida e a pele ao redor.

Recomendação	Fonte	Nível
Realizar a limpeza da úlcera venosa com *soro fisiológico*. Para o curativo, usar a técnica limpa	RCN, 2006 SIGN, 2010	VI II
Não usar, para a limpeza da ferida, *solução de Dakin, peróxido de hidrogênio, ácido acético* e *povidine-iodo*, pois são citotóxicos para os fibroblastos	McGuckin *et al.*, 1997 Benbow *et al.*, 1999	VI III
Remover o tecido necrótico e desvitalizado por meio de desbridamento mecânico, autolítico, enzimático	RCN, 2006 McGuckin *et al.*, 1997 Benbow *et al.*, 1999	VI VI VI
Tratar os casos de dermatite aguda ou exsudativa *com creme de esteroide* de potência leve a moderada *Utilizar o esteroide tópico de potência mais alta*, no máximo, durante 1 ou até 2 semanas *Não usar esteroides tópicos* em celulite. A aplicação por períodos mais longos em extensas áreas de pele, particularmente sob curativos oclusivos ou compressão, pode causar atrofia epidérmica, hiperpigmentação ou hipopigmentação	McGuckin *et al.*, 1997 McGuckin *et al.*, 1997 McGuckin *et al.*, 1997	VI VI VI
Usar pomada, com baixo potencial de sensibilização, quando a pele estiver seca e escamosa	McGuckin *et al.*, 1997	VI
Atentar para o surgimento de reações alérgicas, a qualquer momento, decorrentes do tratamento tópico implementado *Não usar produtos que comumente causam reações de sensibilidade de pele*, tais como aqueles que contêm lanolina ou antibiótico tópico, em pacientes com história de alergia	RCN, 2006 RCN, 2006 SIGN, 2010	III VI IV

Tabela 9.5 Uso de antibiótico.

Recomendação	Fonte	Nível
Não utilizar antibiótico de rotina (na ausência de infecção) no tratamento de úlceras de perna. Reservar o uso de antibiótico sistêmico somente quando houver evidência de infecção. Iniciar o tratamento apropriado, modificando a prescrição, caso seja necessário, conforme o resultado da cultura	McGuckin *et al.*, 1997 SIGN, 2010	VI II
Não usar mupirocina no tratamento de úlcera venosa	Pardes *et al.*, 1993	II

Tabela 9.6 Indicação de cobertura.

Recomendação	Fonte	Nível
Utilizar a cobertura simples, não aderente, de baixo custo e aceitável pelo paciente	RCN, 2006 SIGN, 2010	II II
Usar cobertura de hidrofibra ou alginato de cálcio no tratamento de úlceras venosas intensamente exsudativas	Armstrong *et al.*, 1997 Harding *et al.*, 2001	II II
Usar cobertura de espuma de poliuretano ou hidrocoloide para tratamento de úlceras venosas que apresentem volume de exsudato de pouco a moderado	Bowszyc *et al.*, 1995 Andersen *et al.*, 2002 Limova; Troyer-Caudle, 2002	II II II
Usar cobeturas de hidrocoloide ou de espuma de poliuretano em úlceras dolorosas.	SIGN, 2010	II
Usar cobertura de hidrocoloide associado à bandagem de pasta de óxido de zinco (bota de Unna) e uma bandagem de compressão gradiente	Arnold *et al.*, 1994	II

Tabela 9.7 Melhora do retorno venoso – prevenção de recidivas.

Recomendação	Fonte	Nível
O tratamento para a melhoria do retorno venoso *deve ser prestado por médicos, enfermeiros e outros profissionais de saúde com a cooperação do paciente*. O manejo da hipertensão venosa e a redução do edema são a base do tratamento *As três estratégias* para o controle do edema são a *aplicação de compressão*, a *elevação do membro inferior* e a *deambulação*. A úlcera venosa não cicatrizará ou permanecerá cicatrizada a menos que o edema seja controlado	RCN, 2006 SIGN, 2010 McGuckin *et al.*, 1997 Benbow *et al.*, 1999	VI VI VI VI
Elevar as pernas durante o dia (ao menos de 2 a 4 h) e à noite elevar os pés inferiores da cama de 10 a 15 cm *Elevar os membros inferiores com edema* durante 30 min antes de aplicar a compressão graduada	McGuckin *et al.*, 1997 McGuckin *et al.*, 1997	VI VI
Prescrever para o paciente exercícios regulares como caminhadas controladas e exercícios para melhorar a função da articulação superior do tornozelo e da bomba do músculo da panturrilha	Benbow *et al.*, 1999	VI

(*continua*)

Tabela 9.7 Melhora do retorno venoso – prevenção de recidivas (*continuação*).

Recomendação	Fonte	Nível
Usar estratégias clínicas e educativas para a prevenção de recorrência, dependendo das necessidades do paciente: • *Clínicas*: investigações venosa e cirúrgica; terapia de compressão no decorrer da vida; seguimento regular para monitorar as condições da pele para recorrência; seguimento regular para monitorar ABPI • *Educativas*: importância da adesão ao uso das meias de compressão; cuidados com a pele; desencorajar o autotratamento; prevenção de acidentes; encorajamento a mobilidade e exercícios; e elevação do membro afetado quando imóvel	RCN, 2006	VI
Capacitar adequadamente o profissional que *realiza a medida do ITB* *Capacitar* adequadamente o profissional que *aplica o sistema de compressão*	RCN, 2006 RCN, 2006 SIGN, 2010 Scriven *et al.*, 2000	III III VI III

Tabela 9.8 Melhora do retorno venoso – terapia compressiva.

Recomendação	Fonte	Nível
Aplicar a terapia de compressão, de modo consistente, para melhorar a efetividade do cuidado e reduzir os custos globais do tratamento. A implementação da *terapia de compressão propicia melhor custo-efetividade* porque as taxas de cicatrização são mais elevadas	RCN, 2006 Cullum *et al.*, 2003 Marston *et al.*, 1999	VI I IV
Usar compressão graduada para cicatrizar úlceras venosas em pacientes com ITB ≥ 0,8. Uma compressão que emprega a pressão mais alta no tornozelo e nas áreas distal e medial da perna e progressivamente diminui quando ela ascende o membro, controla ou minimiza a insuficiência venosa. *A compressão graduada, geralmente deve começar com 30 a 42 mmHg no tornozelo (se tolerada) e terminar com 12 a 17 mmHg abaixo do joelho*, no entalhe infrapatelar. A terapia de compressão melhora as taxas de cicatrização quando comparada aos tratamentos que não usam compressão	Thomson *et al.*, 1996 McGuckin *et al.*, 1997 SIGN, 2010 RCN, 2006 Benbow *et al.*, 1999 Scriven *et al.*, 2000 Cullum *et al.*, 2003	IV VI I II I III I
Não usar compressão nos casos de *insuficiência arterial* moderada ou grave, *carcinoma*, bem como em pacientes que estejam desenvolvendo *TVP*	McGuckin *et al.*, 1997	VI
Utilizar o sistema de alta compressão, graduado, de multicamadas, capaz de sustentar a compressão por pelo menos 1 semana, como primeira linha de tratamento para úlceras venosas com ITB ≥ 0,8. Esse sistema requer proteção das proeminências ósseas antes da aplicação	Wilkinson *et al.*, 1997 RCN, 2006 SIGN, 2010 Scriven *et al.*, 2000 Vowden *et al.*, 2001 Cullum *et al.*, 2003	II II I III IV I
Utilizar *compressão graduada-elástica, obtida por bandagens ou meias de compressão,* como outra opção de tratamento para úlceras venosas não complicadas	Cullum *et al.*, 2003	I
Aplicar a compressão adequadamente. *A compressão aplicada de modo incorreto pode predispor os pacientes à celulite*	McGuckin *et al.*, 1997	VI
Utilizar bandagem de alta compressão em vez de bandagem de baixa compressão para melhorar o retorno venoso	RCN, 2006	I

(*continua*)

Tabela 9.8 Melhora do retorno venoso – terapia compressiva (*continuação*).

Recomendação	Fonte	Nível
Usar a bandagem elástica de alta compressão para melhorar o retorno venoso porque ela é mais efetiva do que a bandagem de compressão inelástica para a cicatrização de úlcera venosa	Cullum *et al.*, 2003	I
Orientar o uso de meias de alta ou média compressão para reduzir as taxas de recorrência de úlcera. Tanto as meias de alta compressão quanto as meias de moderada compressão previnem a recorrência da úlcera. Não há evidência de que meias de alta compressão são mais eficazes do que o uso de meias de moderada compressão na prevenção de recorrência de úlcera venosa *Prescrever meias com o máximo de compressão* de que os pacientes sejam capazes de usar, uma vez que a adesão é mais baixa quando o paciente usa as de alta compressão, acima do suportável para eles *Indicar* mais frequentemente o *uso de meias de compressão elásticas classe III (35 a 45 mmHg)* Muitas meias de compressão elástica não são eficazes porque não fornecem pressão suficiente na região do maléolo medial, o que poderia ser uma das razões para a ulceração e a recorrência em pacientes que fazem uso de suas meias terapêuticas, como lhes foi prescrito	RCN, 2006 Nelson *et al.*, 2003 Nelson *et al.*, 2003 Veraart *et al.*, 1997	III I I III

Tabela 9.9 Encaminhamentos de pacientes.

Recomendação	Fonte	Nível
Encaminhar pacientes com úlcera de perna associada a *dermatite de contato ou com suspeita de reações de sensibilidade* a um dermatologista para que se submeta ao teste de contato específico, uma vez que a série-padrão é inadequada	McGuckin *et al.*, 1997 SIGN, 2010 RCN, 2006	VI IV IV
Encaminhar ao médico especialista quando: diabetes melito diagnosticado recentemente; úlcera de etiologia não venosa; diagnóstico incerto; suspeitar de malignidade; ITB < 0,8 (< 0,8 – encaminhamento vascular de rotina; < 0,5 – encaminhamento vascular de urgência); ITB > 1,0, deterioração rápida de úlceras; úlcera que recebeu tratamento adequado e não melhorou após 3 meses; distribuição atípica de úlceras; ulceração ocorrendo periodicamente; pacientes com úlcera cicatrizada que podem beneficiar-se da cirurgia venosa; para controle da dor	RCN, 2006 SIGN, 2010	VI VI
Encaminhar o paciente ao *exame de biopsia* se a aparência da úlcera for atípica ou se houver deterioração ou estagnação da cicatrização após 12 semanas de tratamento correto (cobertura associada à terapia compressiva)	SIGN, 2010	VI

■ **Tabela 9.10** Referências utilizadas para a elaboração da proposta de diretriz.

Estudos primários

1. Andersen KE, Franken CPM, Gad P, Larsen AM, Larsen JR, Van Neer PAF *et al*. A randomized, controlled study to compare the effectiveness of two foam dressings in the management of lower leg ulcers. Ostomy Wound Manage. 2002; 48(8):34-41.
2. Armstrong SH, Ruckley CV. Use of a fibrous dressing in exuding leg ulcers. J. Wound Care. 1997; 6(7):322-4.
3. Arnold ET, Stanley JC, Fellows EP, Moncada GA, Allen R, Hutchinson JJ *et al*. Prospective, multicenter study of imaging lower extremity venous ulcer. Ann. Vasc. Surg. 1994; 8(4):356-62.
4. Belcaro GV, Nicolaides AN. Acute effects of intermittent sequential compression in venous hypertension. J. Cardiovasc. Surg. 1993; 34(6):493-7.
5. Bishop JB, Phillips LG, Mustoe TA, Vander-Zee AJ, Wiersema L, Roach DE *et al*. A prospective randomized evaluator-blinded trial of two potential wound healing agents for the treatment of venous stasis ulcers. J. Vasc. Surg. 1993; 16(2):251-7.
6. Bowszyc J, Silny W, Browszyc-Dmochoska M, Kazmierowski M, Ben-Amer HM, Garbowska T *et al*. Comparison of two dressings in the treatment of venous leg ulcer. J. Wound Care 1995; 4(3):106-10.
7. Cullum N, Nelson EA, Fletcher AW, Sheldon TA. Compression for venous leg ulcers. Cochrane Database Syst. 2003; 1:1-48.
8. Danielsen L, Madsen SM, Henriksen L, Sindrup J, Petersen LJ. Subbandage pressure measurements comparing a long-stretch with a short-stretch compression bandage. Acta Dermatol. Venereol. 1998; 78(3):201-4.
9. De Sanctis MT, Incandela L, Belcaro G, Cesarone MR. Topical treatment of venous microangiopathy in patients with venous ulceration with essaven gel: a placebo-controlled, randomized study. Angiology 2001; 52 suppl(3):s529 a 34.
10. Ennis WJ, Meneses P. ^{31}PNMR spectroscopic analysis of wound healing: the effect of hydrocolloid therapy. Adv. Wound Care 1996; 9(3):21-6.
11. Franek A, Król P, Kucharzewski M. Does low output laser stimulation enhance the healing of crural ulceration? Some critical remarks. Medical Engineering Physics 2002; 24(9):607-15.
12. Guest M, Smith JJ, Sira MS, Madden P, Greenhalgh RM, Davies H. Venous ulcer healing by four-layer compression bandaging is not influenced by the pattern of venous incompetence. Br. J. Surg. 1999; 86(11):1437-40.
13. Harding KG, Price P, Robinson B, Thomas S, Hofman D. Cost and dressing evaluation of hydrofiber and alginate dressings in the management of community-based patients with chronic leg ulceration. Wounds 2002; 13(6):229-36.
14. Hofman D. Intermittent compression treatment for venous leg ulcers. J. Wound Care 1995; 4(4):163-5.
15. Hofman D, Cherry GW. The use of short – stretch bandaging to control oedema. J. Wound Care 1998; 7(1):10-2.
16. Incandela L, Belcaro G, Cesarone MR, De Sanctis MT, Griffin M. Microangiopathy and venous ulceration: topical treatment with essaven gel. A placebo-controlled, randomized study. Angiology 2001; 52 suppl(3):s17-21.
17. Incandela L. Belcaro G, Cesarone MR, De Sanctis MT, Griffin M. Changes in microcirculation in venous ulcer with essaven gel: a pilot, cross-over, placebo-controlled, randomized study. Angiology 2001; 52 suppl.(3):s23-7.
18. Limova M, Troyer-Caudle J. Controlled, randomized clinical trial of 2 hydrocolloid dressings in the management of venous insufficiency ulcers. J. Vasc. Nurs. 2002; 20(1):22-32.
19. Marston WA, Carlin RE, Passman MA, Farber MA, Keagy BA. Healing rates and cost efficacy of outpatient treatment for leg ulcer associated with venous insufficiency. J. Vasc. Surg. 1999; 30(3):491-8.
20. McCulloch JM, Marler KC, Neal MB, Phifer TJ. Intermittent pneumatic compression improves venous ulcer healing. Adv. Wound Care. 1994; 7(4):22-6.
21. Nelson EA, Bell-Syer SEM, Cullum NA Compression for preventing recurrenceof venous ulcers. Cochrane Library. 2003; 1.
22. Pardes JB, Carson PA, Eaglstein WH, Falanga V. Mupirocina treatment of exudative venous ulcers. J. Am. Acad. Dermatol. 1993; 29(3):497-8.
23. Partsch H, Menzinger G, Mostbeck A. Inelastic leg compression is more effective to reduce deep venous refluxes than elastic bandages. Dermatol. Surg. 1999; 25(9):695-700.
24. Peschen M, Weichenthal M, Schöpf E, Vanscheidt W. Low-frequency ultrasound treatment of chronic venous leg ulcer in an outpatient therapy. Acta Derm. Venereol. 1997; 77(4):311-47.

(*continua*)

Tabela 9.10 Referências utilizadas para a elaboração da proposta de diretriz (*continuação*).

Estudos primários
25. Piérard-Franchimont C, Paquet P, Arrese JE, Piérard GE. Healing rate and bacterial necrotizing invenous leg ulcers. Dermatology 1997; 194(4):383-7.
26. Santilli SM, Valusek PA, Robinson C. Use of a noncontact radiant heat bandage for the treatment of chronic venous stasis ulcer. Adv. Wound Care 1999; 12(2):89-93.
27. Scriven JM, Taylor LE, Wood AJ, Bell PRF, Naylor AR, London NJ. A prospective randomised trial of four-layer versus short stretch compression bandages for the treatment of venous leg ulcers. Ann. R. Coll. Surg. Engl. 1998; 80(3):215-20.
28. Scriven JM, Bello M, Taylor LE, Wood AJ, London NJ. Studies of a new multilayer compression bandage for the treatment of venous ulceration. J. Wound Care 2000; 9(3):143-7.
29. Stancey MC, Joop-Mckay AG, Rashid P, Hoskin E, Thompson PJ. The influence of dressings on venous ulcer healing – a randomised trial. Eur. J. Vasc. Endovasc. Surg. 1997; 13(2):174-9.
30. Teep RGC, Roseeuw DI, Hermans J, Koebrugge EJ, Altena T, Coninck A *et al.* Randomized trial comparing cryopreserved cultured epidermal allografts with hydrocolloid dressings in healing chronic venous ulcers. J. Am. Acad. Dermatol. 1993; 29(6):982-8.
31. Thomson B, Hooper P, Powell R, Warin AP. Four-layer bandaging and healing rates of venous leg ulcers. J. Wound Care 1996; 5(5):213-6.
32. Veraart JCJM, Pronk G, Neumann MA. Pressure differences of elastic compression stockings at ankle region. Dermatol. Surg. 1997; 23(10):935-9.
33. Vowden KR, Wilkinson D, Vowden P. The k-four bandage system: evaluating its effectiveness on recalcitrant venous leg ulcers. J. Wound Care 2001; 10(5):182-4.
34. Zamboni P, Cisno C, Marchetti F, Mazza P, Fogato L, Carandina S *et al.* Minimally invasive surgical management of primary venous ulcers vs. compression treatment: a randomized clinical trial. Eur. J. Vasc. Endovasc. Surg. 2003; 25(4): 313 a 8.
35. Wilkinson E, Buttfield S, Cooper S, Young E. Trial of two bandaging systems for chronic venous leg ulcers. J. Wound Care 1997; 6(7):339-40.
Diretrizes
1. Benbow M, Burg G, Camacho-Martinez F, Eriksson E, Flour M, Meaume S *et al.* Guidelines for the outpatient treatment of chronic wounds and burns. Vienna: Blackwell Wissenschafts-Verlag, 1999. 168p.
2. McGuckin M, Stineman MG, Goin JE, Williams SV. Venous leg ulcer guideline. Philadelphia: University of Pennsylvania, 1997. 44p.
3. RCN Institute. The management of patients with venous leg ulcers: recomendations for assessment, compression therapy, cleasing, debridement, dressing, contact sensitivity, training/education and quality assurance. University of York, 2006. 50p.
4. Scottish Intercollegiate Guidelines Network. The care of patients with chronic leg ulcer: a national clinical guideline. Edinburgh: SIGN. Jul., 2010. 46p.

Referências

1. Burns N, Grove SK. The practice of nursing research: conduct, critique, & utilization. 4 ed., Philadelphia: Saunders, 2001. 840p.
2. McGuckin M, Stineman MG, Goin JE, Willians SV. Venous leg ulcer guideline. Philadelphia: University of Pennsylvania, 1997. 44p.
3. Clinical Practice Guidelines. The management of patients with venous leg ulcers. York: RCN Institute, 2006. 50p
4. Sieggren MY, Cohen EK, Kloth LC, Harding KG, Stotts NA. Commentaries on venous leg ulcers diagnostic and treatment draft guideline. Adv. Wound Care. 1996; 9(4):18-26.
5. Haram R, Ribu E, Rustoen T. The views of district nurses on their level of knowledge about the treatment of leg and foot ulcers. J WOCN. 2003; 30(1):25-32.
6. Borges EL. Tratamento tópico de úlcera venosa: proposta de uma diretriz baseada em evidências. 2005. 305f. Tese (Doutorado) – Escola de Enfermagem de Ribeirão Preto, Universidade de São Paulo, Ribeirão Preto, 2005.
7. Stetler CB, Morsi D, Rucki s, Broughton S, Corrigan B, Fitzgerald J, Guiliano K, Havener P, Sheridan A. Utilization-focused integrative reviews in a nursing service. Appl Nurs. Res. 1998; 11(4):195-206.

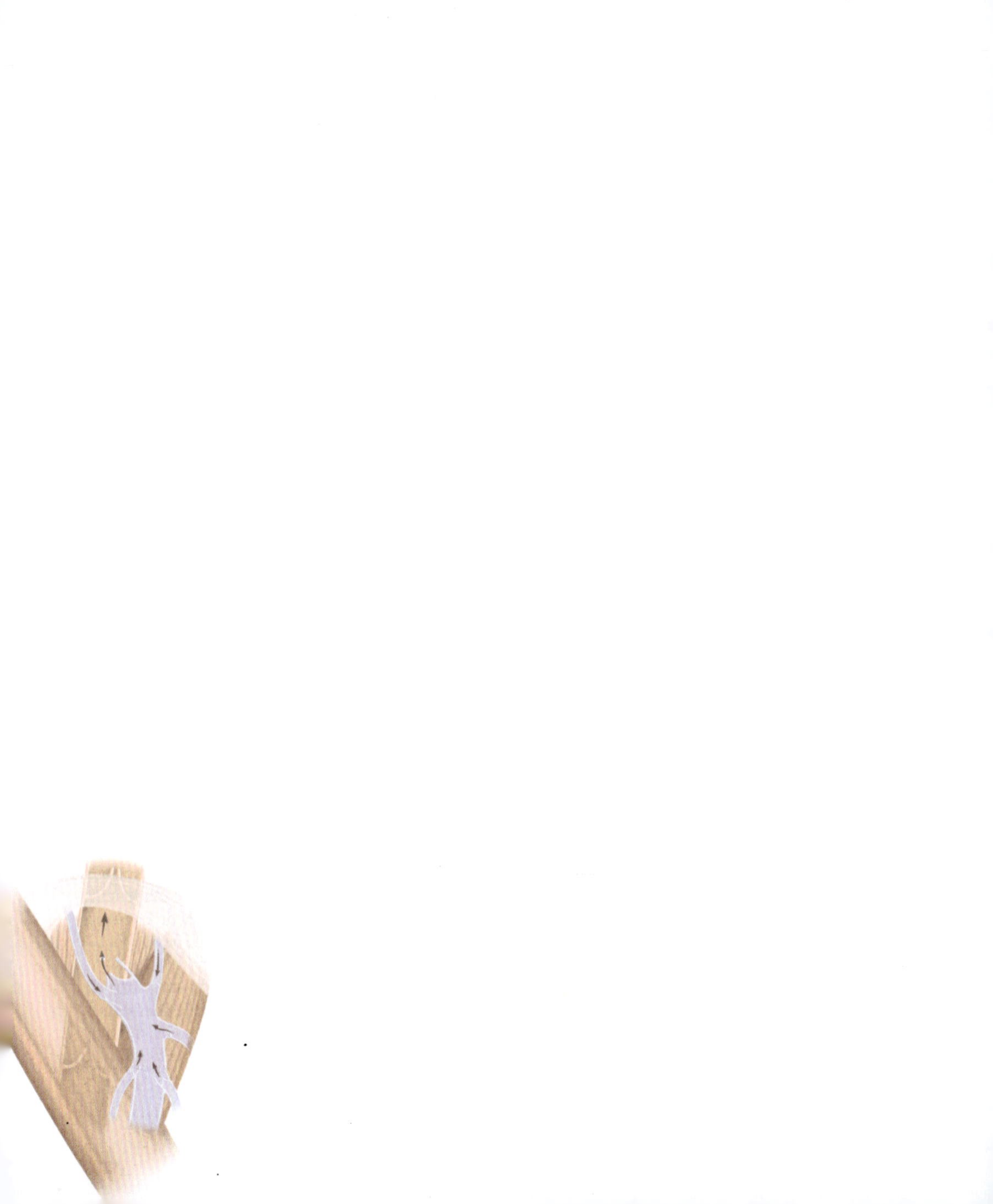

Parte 2
Úlceras Arteriais

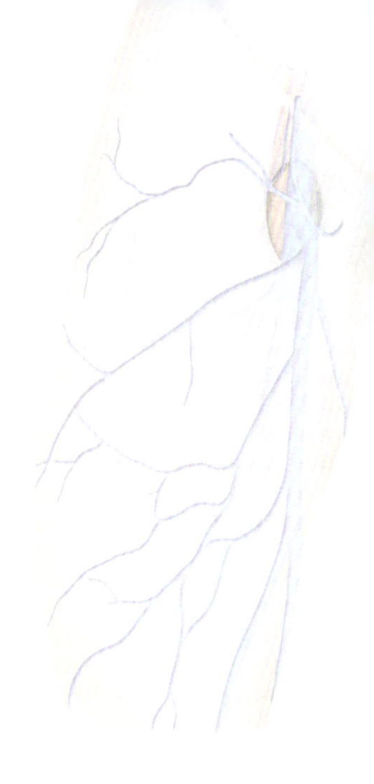

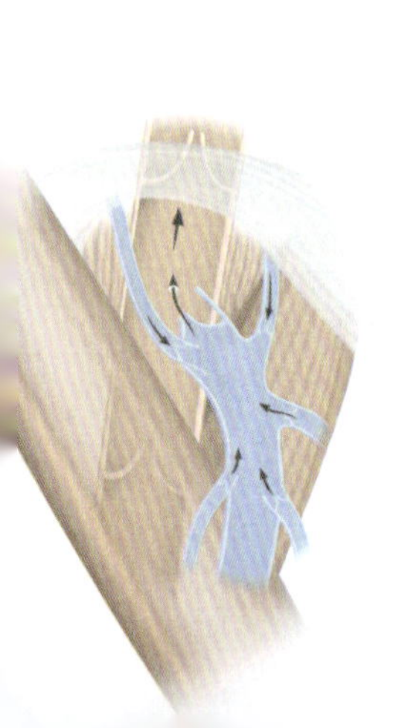

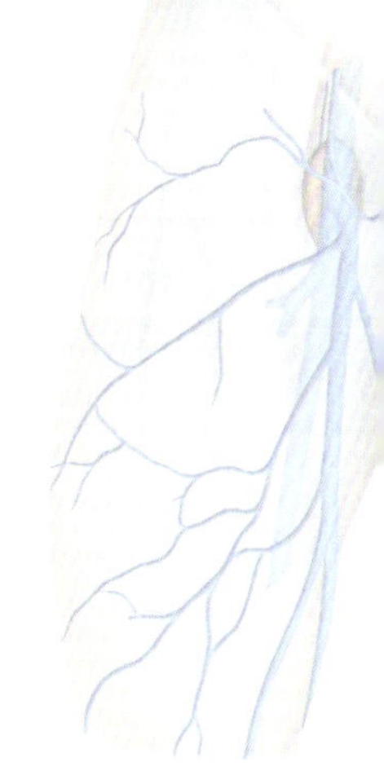

10 Insuficiência Arterial

Mércia de Paula Lima, Vera Lúcia de Araújo Nogueira Lima, Daclé Vilma Carvalho e Eline Lima Borges

Para compreender as condições que desencadeiam a insuficiência arterial e as alterações dela decorrentes, como, por exemplo, as úlceras arteriais, é necessário conhecer a anatomia do sistema arterial. Este capítulo apresenta uma revisão da anatomia do sistema arterial dos membros inferiores e a fisiopatologia da insuficiência arterial.

▸ Anatomia do sistema arterial do membro inferior

Como todos os vasos sanguíneos do corpo, as artérias responsáveis pela irrigação e pela nutrição dos tecidos dos membros inferiores são originárias do mesênquima. São constituídas a partir das ilhotas de tecidos que se unem por meio de inúmeras anastomoses, formando uma rede imbricada que se localiza na porção superficial do broto do membro. Da fusão dessas ilhotas, após uma série de transformações, surgem os troncos ou artérias axiais.[1] As artérias têm fibras elásticas que permitem o transporte do sangue sob alta pressão e a propagação do sangue arterial como ondas pulsáteis. Suas paredes elásticas são fortes o suficiente para assegurar o fluxo rápido e eficiente de sangue para os tecidos sob altas pressões, de tal modo que a distensão repetida e a retração elástica convertem os efeitos das contrações intermitentes do coração em um fluxo de sangue mais contínuo, embora ainda pulsátil ao longo de todo sistema arterial.[2]

Nos membros inferiores são encontrados três tipos de artérias, denominadas *elásticas*, *musculares* e *arteriolares*. Essa classificação é descrita conforme o calibre, a constituição e a função da artéria.[2]

As *artérias elásticas* têm a função de distribuir o sangue no organismo e são constituídas pelas camadas íntima, média e adventícia.

Na camada íntima são encontradas diversas células e substâncias, como as células endoteliais e as musculares lisas, ricas em miofilamentos, os mastócitos, os linfócitos e os macrófagos, sendo estes mais numerosos nas áreas de espessamento. A substância fundamental é rica em proteoglicanas (sulfato de dermatan e condroitina), colágenos (principalmente, os tipos I e IV), elastina (amorfa e bandeada), fibronectina, laminina e alguns componentes do plasma como as gamaglobulinas, complemento α_1-antitripsina, glicoproteínas, transferrina e lipoproteínas. Estas últimas são de grande importância na formação das lesões, em especial a LDL (proteína de baixo peso molecular) e a HDL (proteína de alto peso molecular).

A espessura da íntima varia de acordo com o calibre da artéria e com a idade da pessoa, podendo ocorrer formação de áreas mais espessas. Tal espessamento pode surgir de maneira focal ou difusa, concêntrica ou excêntrica. Essas alterações podem ocorrer em consequência de mudanças fisiológicas ou do resultado de alterações patológicas.

A camada média é composta por vários tubos concêntricos constituídos por uma malha densa de fibras elásticas, e a camada adventícia, formada por tecido conjuntivo frouxo, é mais fina nas artérias elásticas e mais espessa nas artérias musculares.

As *artérias musculares* têm a função de regular o fluxo sanguíneo de modo a torná-lo compatível com as variações da função da área irrigada. Essas artérias são formadas em decorrência de modificação das artérias elásticas. A transição ocorre de forma gradual e nota-se uma progressiva diminuição do componente elástico da camada média e aumento do componente muscular. Entre as artérias elásticas e as musculares são encontradas as artérias mistas.

As *arteríolas* são vasos cujo calibre externo é inferior a 100 μ e o diâmetro de sua luz, de aproximadamente 30 μ. A espessura de suas paredes é um pouco menor que a de sua luz. A camada íntima é fina, formada pelo endotélio que apoia sobre a lâmina basal, e a camada média é constituída por uma ou mais camadas circulares de músculo liso. Dependendo do órgão, a camada adventícia pode ser espessa e constituída por tecido conjuntivo frouxo que contém fibras elásticas. A parede das arteríolas torna-se menos espessa e mais simples à medida que as ramificações vão ocorrendo, porém sempre mantém a proporção espessura da parede/diâmetro da luz.

A primeira artéria que se forma no membro inferior é a femoral e tem origem na artéria ilíaca externa. A artéria femoral acompanha o nervo isquiático, desce pela face posterior do membro e termina em uma alça, dando origem a cinco artérias digitais (Figura 10.1).

Para facilitar o entendimento da anatomia do sistema arterial dos membros inferiores, as principais artérias são apresentadas na Tabela 10.1 e nas Figuras 10.2, 10.3 e 10.4.

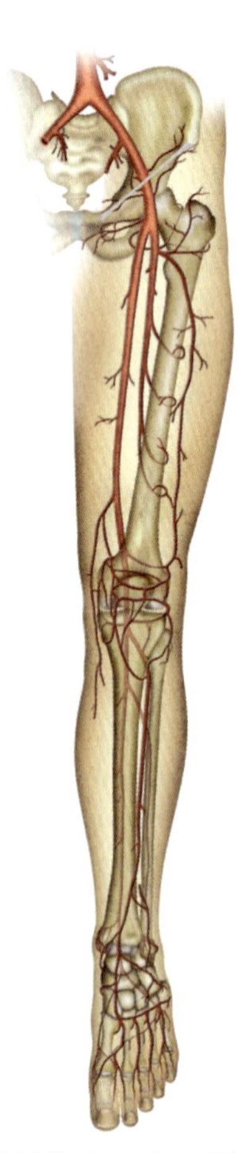

Figura 10.1 Trajeto da artéria femoral.

Tabela 10.1 Principais artérias do membro inferior.

Região	Artéria(s)	Localização
Coxa	Ilíaca externa	É um dos ramos terminais da aorta, apresenta curto trajeto; acompanha a borda medial do músculo psoas até o anel femoral (crural). Continua no membro inferior, sendo denominada artéria femoral
	Femoral	Compreende toda a extensão do vaso, da parte ilíaca até o início da poplítea. Recebe denominações diferentes de acordo com o local por onde passa. A parte proximal anteriormente (femoral comum) é continuação da artéria ilíaca externa. Estende-se desde o anel crural até o terceiro adutor, quando passa a ser denominada artéria poplítea. Tem início mais superficial e, gradativamente, aprofunda-se ao atingir a parte média da coxa
	Profunda da coxa	Também conhecida como artéria femoral profunda, é o principal ramo da artéria femoral. Geralmente, nasce 3,5 a 5,0 cm abaixo do ligamento inguinal
	Tronco das circunflexas: medial e lateral da coxa	É o primeiro ramo da artéria profunda da coxa • O *ramo medial*: segue em direção ao pequeno trocanter, fornece um ramo profundo e outro acetabular. Irriga a face posterior dos adutores e contorna o colo do fêmur, onde anastomosa com o ramo da circunflexa lateral da coxa • O *ramo lateral*: dá origem a 3 ou 4 ramos colaterais, denominados artérias perfurantes. O ramo descendente é responsável pela vascularização do músculo quadríceps crural e o ascendente irriga o fêmur
Joelho	Poplítea	A artéria femoral passa ser denominada poplítea ao atravessar o hiato do músculo adutor. Localiza-se mais profundamente atrás da articulação do joelho, separando-se desta por tecido adiposo. É responsável pela formação do feixe vasculonervoso, junto com o nervo isquiático e a veia poplítea. Os ramos da poplítea irrigam a articulação do joelho, os músculos que delimitam o losango poplíteo e o tecido subcutâneo e linfonodos da região. Os ramos cutâneos descem entre as porções medial e lateral do músculo gastrocnêmio e atravessam a fáscia profunda em direção ao dorso da perna
	Articulares	Geralmente são 5 e se anastomosam entre si e se dirigem ao ligamento cruzado e à cápsula sinovial. Nutrem os músculos do losango poplíteo e fazem parte das redes anastomóticas do joelho
	Surais	Originam-se da artéria poplítea e irrigam os músculos gastrocnêmio medial e lateral, o sóleo e o plantar
Perna	Tibial anterior	Origina-se de um dos ramos terminais da artéria poplítea e pode ser considerado um ramo colateral. Geralmente não é calibroso e atravessa o hiato situado na borda superior da membrana interóssea, acima do anel do músculo sóleo, onde passa para a região anterior da perna e ocupa o espaço entre o músculo tibial anterior e os extensores
	Recorrente tibial anterior	É o primeiro ramo da artéria tibial anterior, segue o trajeto ascendente em direção à articulação do joelho, à patela e à cabeça da fíbula
	Maleolares anteriores e lateral	São ramos provenientes da parte distal da artéria tibial anterior. Colaboram na formação da rede arterial maleolar lateral. Em torno do tornozelo anastomosam-se ao acaso, formando uma rede em torno dos maléolos
	Tronco tibiofibular	É originado da artéria poplítea quando segue por trás do músculo sóleo e divide-se em artéria tibial posterior e artéria fibular

(*continua*)

Tabela 10.1 Principais artérias do membro inferior (*continuação*).

Região	Artéria(s)	Localização
Perna	Tibial posterior	É o vaso axial da panturrilha (continuação da poplítea). Termina na goteira do calcâneo, originando as duas plantares. Localiza-se na perna, entre as camadas musculares superficial e profunda e é recoberta pela fáscia dos músculos profundos. Na sua parte distal torna-se superficial e palpável entre o sulco do maléolo medial e o tendão do calcâneo
	Maleolar medial	Origina-se da artéria tibial posterior na altura da goteira do calcâneo. Colabora na formação da rede arterial do tornozelo e de pequenos ramos cutâneos para a pele nas faces medial e posterior da perna, assim como para o calcâneo
	Fibular	É o ramo lateral do tronco tibiofibular, também considerado ramo colateral da artéria tibial posterior. Faz anastomoses com a artéria tibial anterior, os ramos maleolares laterais e o calcâneo. Está recoberta pelos músculos sóleo e longo flexor do hálux. É a artéria receptora mais utilizada na revascularização infrapoplítea
Pé	Dorsal do pé	É uma extensão da artéria tibial anterior quando esta alcança a borda inferior do ligamento dorsal do tarso. Fornece ramos às partes ósseas e articulares do pé e ao músculo extensor curto dos dedos
	Arcada dorsal do pé	É também denominada artéria arqueada, resulta da anastomose das artérias tarsais medial e lateral e dá origem às artérias metatarsiais, e destas surgem as artérias digitais dos quatro últimos espaços interdigitais
	Plantares lateral e medial	São artérias resultantes da bifurcação da artéria tibial posterior ao nível da goteira calcânea • A *artéria plantar lateral* percorre a borda lateral do pé e situa-se entre os músculos quadrado plantar e curto flexor dos dedos. É o ramo mais volumoso e importante da região • A *artéria plantar medial* segue em direção ao hálux, situando-se entre o músculo adutor do hálux e o curto flexor plantar. Divide-se em ramos superficial e profundo
	Digital plantar medial	Culmina com o término do ramo profundo da artéria plantar medial, na região do hálux

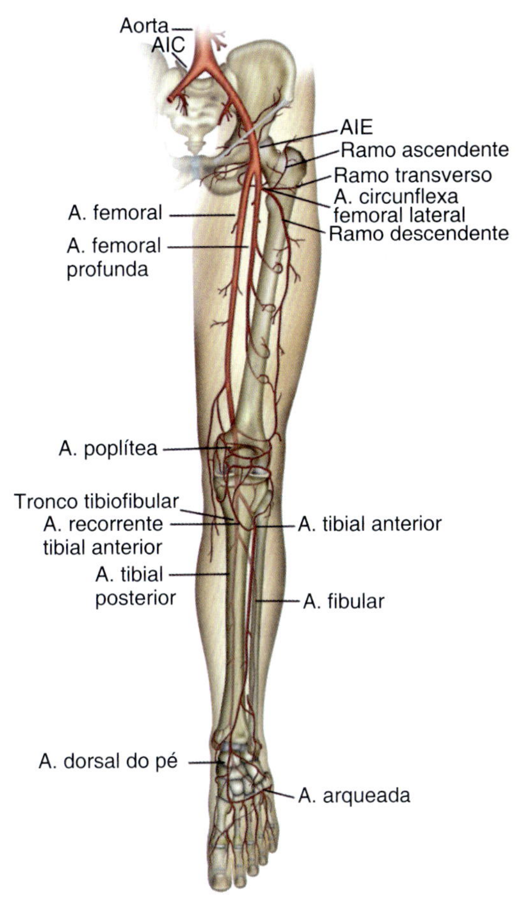

Figura 10.2 Principais artérias do membro inferior.

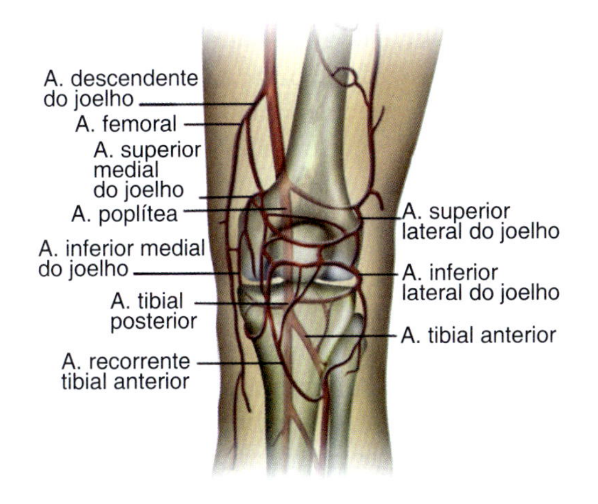

Figura 10.3 Principais artérias do joelho.

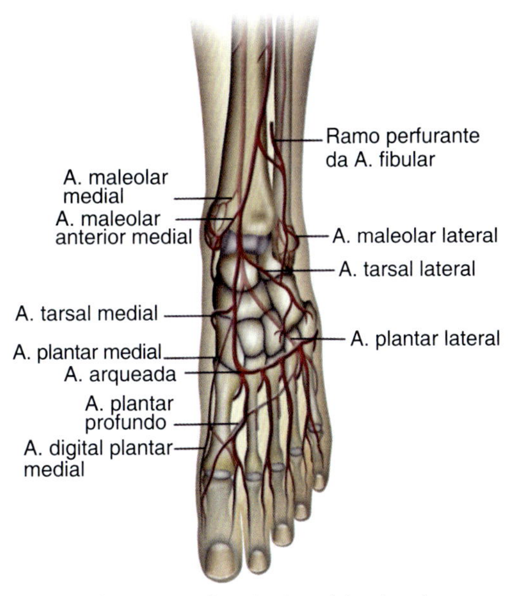

Figura 10.4 Principais artérias do pé.

Insuficiência arterial

A insuficiência arterial, também conhecida como doença arterial obstrutiva crônica periférica, doença arterial periférica oclusiva, insuficiência arterial periférica e, ainda, arteriosclerose obliterante periférica,[3] é caracterizada pela diminuição do fluxo sanguíneo para os membros inferiores e, na maioria das vezes, decorrente de obstrução mecânica. Conforme a evolução da doença, é classificada em aguda e crônica e somente a forma crônica é responsável pelo surgimento da úlcera arterial.

Insuficiência arterial aguda

Muitos agravos como a *embolia arterial* e a *trombose arterial* podem ocasionar a obstrução aguda de uma artéria, desencadeando a interrupção súbita do suprimento sanguíneo da região vascularizada por uma artéria específica. A gravidade dos sinais e sintomas está relacionada com a localização, o calibre, a extensão da artéria ocluída, a intensidade da isquemia e a capacidade do organismo para superar a diminuição da oferta de nutrientes e oxigênio ao tecido.

A *embolia arterial* pode ser desencadeada por qualquer partícula estranha ao sangue transportada pela corrente sanguínea, constituindo-se no que se denomina "êmbolo livre". Qualquer elemento, como coágulos, trombos, fragmentos de placas ateromatosas, podem desprender-se da parede de uma artéria e também corpos estranhos, como projéteis de arma de fogo, partes de cateteres ou de fios-guias, células tumorais, entre outros, podem entrar em qualquer parte do sistema circulatório, sendo conduzidos pelo sangue até uma artéria localizada mais distalmente e alojar-se em algum ponto de bifurcação ou onde haja uma redução da luz do vaso, o que desencadeia o processo de embolia arterial.

A formação dos êmbolos, na maioria dos casos, tem origem no coração esquerdo em virtude da fragmentação de trombos intracardíacos, e a causa mais comum de sua formação e seu desprendimento é a fibrilação atrial que acompanha várias doenças cardíacas como estenose mitral de origem reumática, infarto do miocárdio, miocardiosclerose, insuficiência cardíaca e endocardite. Os trombos também podem ser liberados em pacientes submetidos a cirurgias para implantes de prótese valvular e manobras de cardioversão.[4]

A ocorrência de embolia arterial nos membros inferiores é superior à verificada para os membros superiores. O local mais frequente de localização de êmbolo é a bifurcação da artéria femoral comum, responsável por 35 a 50% de ocorrência de casos. Também são afetadas as artérias poplíteas, ilíacas e aorta, mas todas com uma taxa de ocorrência menor.[5]

A *trombose arterial* é resultante da oclusão parcial ou total de uma artéria por um trombo que se forma na própria parede arterial e ocorre em afecções tais como aterosclerose, aneurisma, dissecção arterial e em doenças inflamatórias como tromboangiite obliterante e arterites de várias causas.

A formação de trombos pode ser decorrente ainda de causas mecânicas como traumatismos repetitivos, contusões, síndrome de compressão cervicobraquial, esforço muscular exagerado e de várias doenças hematológicas, neoplasias, infecções, insuficiência cardíaca, hipovolemia e oclusão de enxertos.

Embora haja várias causas, a mais frequente e importante para o surgimento da trombose arterial é a aterosclerose, que surge em decorrência do aparecimento de uma placa ateromatosa na parede arterial que aumenta progressivamente, o que leva ao estreitamento do lúmen da artéria.[4]

A hemorragia subintimal ou intraplaca pode propiciar o rompimento da placa ateromatosa, provocar a ruptura da íntima e estimular a aderência plaquetária. Uma série de reações locais mediadas pelo cálcio leva à liberação de adenosina difosfato (ADP) e de outros produtos a partir do ácido araquidônico e à agregação de uma quantidade maior de plaquetas, à geração de trombina e à conversão de fibrinogênio em fibrina. A oclusão arterial aguda por esse processo surge da deposição concomitantemente de cálcio e de lipídios no local, os quais são recobertos por uma capa fibrinosa que, ao se romper, leva à obstrução.

A oclusão arterial aguda pode desencadear vários fenômenos fisiopatológicos que podem interferir na evolução e no prognóstico da doença. Esses fenômenos estão apresentados na Tabela 10.2.

Na insuficiência arterial aguda, o surgimento de gangrena, ou seja, a necrose dos tecidos isquemiados pode ocorrer após um período de 4 a 6 h de oclusão e interrupção do fluxo sanguíneo, sendo necessária a reconstrução arterial ou amputação do membro.

Insuficiência arterial crônica

A doença arterial crônica periférica é caracterizada pela diminuição gradual do fluxo sanguíneo para os membros inferiores em razão do estreitamento progressivo do lúmen do vaso, culminando em isquemia tecidual e formação de úlcera. Na maioria das

Tabela 10.2 Alterações mais frequentes na obstrução arterial aguda de membros inferiores.

Fenômeno	Justificativa
Isquemia e alterações metabólicas	A gravidade da oclusão está diretamente relacionada com a área irrigada pela artéria e com o calibre do vaso ocluído. Quanto maiores o calibre e a extensão da obstrução, mais grave será a isquemia e, portanto, maiores as complicações decorrentes da isquemia e das alterações metabólicas
Espasmo arterial	Pode atingir as porções proximal e/ou distal do local ocluído, ocasionando a redução drástica do fluxo sanguíneo para a área isquêmica e o agravamento do prognóstico
Trombose secundária proximal ou distal	Se a oclusão arterial for acompanhada por trombose secundária proximal ou distal ao ponto ocluído, acarretará prejuízo da circulação colateral e agravamento da isquemia e dos riscos decorrentes
Trombose venosa associada	Uma redução no fluxo sanguíneo para o membro inferior associada à diminuição da pressão arterial no leito capilar promove a lentidão do retorno venoso, ocasionando o surgimento da trombose venosa. Essa situação poderá desencadear a embolia pulmonar no momento da revascularização arterial

vezes, ela é decorrente da *arteriosclerose*, uma doença que tem ganho vulto por causa do seu aumento na população idosa e em indivíduos cada vez mais jovens em razão das mudanças de hábitos alimentares e do estilo de vida.

O termo *arteriosclerose* significa endurecimento da artéria e deriva do termo grego *Skleros*, que significa duro. É também utilizado como termo genérico para espessamento e endurecimento das paredes das artérias. No contexto mais abrangente, envolve uma série de lesões na parede da artéria, é uma doença multifatorial, sendo considerada a principal causa de morte no mundo ocidental. É classificada em três formas distintas[6] apresentadas a seguir.

Aterosclerose

A *aterosclerose* é um *tipo de arteriosclerose*, doença que atinge artérias de grande e médio calibres, como artérias coronárias, artérias carótidas e as artérias dos membros inferiores. Está associada tabagismo, hipertensão, dislipidemia e diabetes. É uma doença degenerativa, sistêmica, que causa a diminuição progressiva do lúmen vascular de maneira lenta e insidiosa. Essa redução da luz é causada por deposição de lipídios, juntamente com colesterol, cálcio, produtos de degradação celular e fibrina (material envolvido na coagulação do sangue e formador de coágulo) na camada subendotelial. Os *lipídios* na parede arterial promovem uma série de alterações, o que gera o *processo inflamatório* com macrófagos que fagocitam os lipídios e levam à *proliferação do músculo liso*, formando uma placa denominada ateroma, a qual promove o espessamento da parede do vaso e, consequentemente, a diminuição do lúmen. Sobre essas placas podem-se formar coágulos de sangue, denominados *trombos*, que, ao se soltarem, provocam *embolias arteriais*. As placas ateromatosas localizam-se preferencialmente nas bifurcações arteriais ou na origem de colaterais importantes. As regiões mais afetadas correspondem à parte terminal da aorta abdominal, às artérias ilíacas e à artéria femoral superficial na altura do canal dos músculos adutores.[7]

Arteriosclerose de forma senil

Na *arterioesclerose senil* ocorrem alterações das fibras elásticas, atrofia das células musculares e substituição por tecido fibroso. Esse processo, que já é bem nítido aos 40 a 50 anos de idade, não produz grande alteração do lúmen do vaso nem distúrbio do fluxo sanguíneo do vaso acometido, mas a perda de elasticidade altera as respostas vasomotoras da artéria e provoca aumento da pressão arterial sistêmica. Portanto, a *arterioloesclerose* pode desencadear o aparecimento da hipertensão arterial. Com o passar dos anos, as artérias sofrem alterações morfofuncionais irreversíveis que tendem a deixá-las mais rígidas, mais corrugadas, em um processo denominado *esclerose senil progressiva*; tais fenômenos degenerativos são semelhantes aos que ocorrem em outros tecidos. A essa arteriosclerose dita "fisiológica" somam-se lesões específicas, induzidas por fatores de risco, constituindo-se assim a aterosclerose, complexa lesão da parede dos vasos, mais especialmente verificada na camada íntima das artérias elásticas e musculares.

Arteriosclerose de Monckeberg

Esse tipo de arterioesclerose, também conhecido como *esclerose calcificante da camada média*, é uma característica da arterioesclerose diabética.Caracteriza-se por fibrose e calcificação dessa camada em artérias musculares e nas grandes artérias. Geralmente não ocorre diminuição do lúmen arterial, mas pode desencadear o desenvolvimento de aneurismas.

Estudos epidemiológicos mostram que a arteriosclerose incide com maior frequência e intensidade em indivíduos que têm algumas características, denominadas *fatores de risco*, sendo considerados os principais: idade, sexo, hipertensão arterial, diabetes melito, estados de hiperlipidemias, tabagismo, vida sedentária e fatores genéticos, como apresentados na Tabela 10.3.

Outras causas de obstrução gradual dos vasos arteriais são as arterites, sendo a trom-

Tabela 10.3 Principais fatores de risco para a aterosclerose periférica.

Fatores de risco	Descrição
Idade	A aterosclerose periférica predomina na faixa etária de 50 a 70 anos, aumentando o risco em 1,5 a 2,0 vezes para cada acréscimo de 10 anos na idade. Manifesta-se clinicamente em 10% da população acima de 50 anos. Desenvolve-se de maneira lenta e progressiva. É necessária uma obstrução arterial de cerca de 75% do calibre de uma artéria para que surjam os primeiros sintomas isquêmicos
Sexo	Predomina no sexo masculino, pois as mulheres são protegidas por desviarem suas gorduras sanguíneas para a produção de hormônio feminino (estrogênio). Após a menopausa, essa "proteção" desaparece, o que aumenta o risco
Hipertensão arterial	A hipertensão arterial provoca alteração na superfície interna das artérias facilitando a penetração de gorduras na parede arterial, aumentando a chance de lesão endotelial. É considerado um importante fator no desenvolvimento da doença aterosclerótica
Diabetes melito	No diabetes ocorrem alterações nas funções endoteliais como aumento da permeabilidade vascular e diminuição dos ativadores do plasminogênio, um fator trombogênico. Há aumento da agregação plaquetária e das proteínas de baixo peso molecular
Dislipidemia	Indivíduos que apresentam níveis elevados de gorduras circulantes no sangue, principalmente colesterol, cujo excesso é depositado nas artérias obstruindo-as progressivamente. Pessoas com doenças hereditárias, acompanhadas de aumento de proteínas de baixo peso molecular (LDL) em níveis críticos, apresentam doença arterial obstrutiva disseminada, sendo grave em idades precoces
Tabagismo	A obstrução se deve a inalação de monóxido de carbono (CO) e da nicotina. O CO provoca espasmo arterial e consequente isquemia tecidual, além de aumentar a permeabilidade endotelial de LDL e VLDL. A nicotina aumenta a adesividade plaquetária, as concentrações de LDL e VLDL e diminui a concentração de HDL (proteínas de alto peso molecular), responsáveis pela retirada de lipídios da parede arterial. O tabagista apresenta maior possibilidade de desenvolver a arteriosclerose do que o não fumante
Fatores genéticos	A herança genética é um fator também importante que não deve ser negligenciado

boangiite obliterante (doença de Buerger), a principal delas. É um tipo de arterite de caráter inflamatório que se caracteriza por oclusões segmentares de artérias e veias de pequeno e médio calibres dos membros inferiores e superiores, predominante no sexo masculino, jovens e fumantes. A incidência da doença em mulheres tem aumentado devido a incorporação do tabagismo por elas.[8,9]

A Figura 10.5 representa o mecanismo da insuficiência arterial aguda e crônica.

Alterações decorrentes da insuficiência arterial

A redução do fluxo sanguíneo arterial é responsável pelo aparecimento de *alterações* nos membros inferiores que podem surgir de maneira abrupta, levando à *síndrome isquêmica aguda* ou de modo lento e insidioso, o que ocasiona a *síndrome isquêmica crônica*, cuja última fase é o aparecimento da úlcera arterial.

O aparecimento da doença *isquêmica aguda* é caracterizado por palidez e redução da temperatura no membro afetado, diminuição ou desaparecimento dos pulsos periféricos, presença de parestesias, diminuição ou ausência de sensibilidade, e como alterações mais tardias, a presença de paralisia e contratura do tipo "pé equino".

A *isquemia crônica* é caracterizada por diversas alterações; entre elas podem ser citadas *claudicação intermitente*, *dor em repouso*, *neuropatia isquêmica*, *alterações musculoesquelética*, *alterações na pele*, *gangrena*, além do surgimento de *úlcera*, a qual será discutida no Capítulo 11.

Claudicação intermitente

A *claudicação intermitente* é a manifestação clínica mais frequente da isquemia crônica do membro e acomete cerca de 15 a 40% dos pacientes. A claudicação intermitente em pessoas com idade superior a 85 anos apresenta taxa de 6% em homens e 2,5% em mulheres. Essa baixa taxa de ocorrência se deve

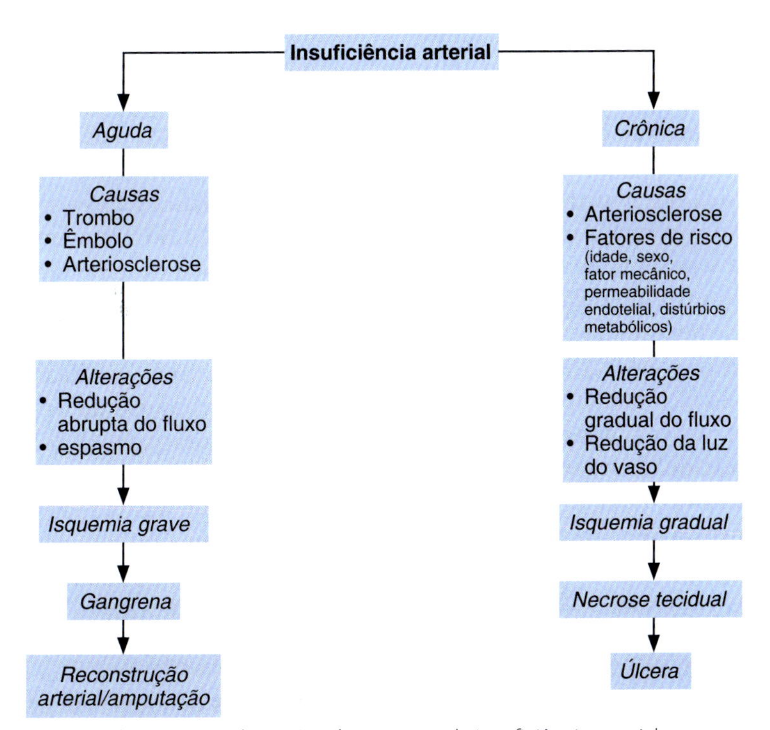

Figura 10.5 Alterações decorrentes da insuficiência arterial.

ao fato de os idosos levarem uma vida mais sedentária e, portanto, não apresentarem tais sintomas.[10,11]

Os primeiros sintomas verbalizados são a sensação dolorosa, o formigamento, as cãibras ou o cansaço (fadiga) nos músculos da perna.

A dor é causada pela insuficiência do fluxo arterial para manter a demanda metabólica durante o exercício muscular, entretanto os receptores da dor ainda são desconhecidos. Localiza-se na panturrilha, no pé, na coxa, no quadril ou na nádega, dependendo da altura da obstrução do fluxo sanguíneo, podendo acometer diferentes partes do membro inferior.

A dor da claudicação intermitente difere das demais por ser sempre precedida pelo exercício, não ocorrer durante o repouso e ser capaz de impedir completamente a deambulação. A distância percorrida pelo paciente antes do início da dor varia em função da velocidade da caminhada, da inclinação do terreno, do grau de obstrução arterial e do grau de desenvolvimento de circulação colateral. Um paciente que apresente um *grau moderado de obstrução* pode caminhar em um terreno plano por aproximadamente 90 a 180 m antes do surgimento da dor, mantendo-se uma caminhada com velocidade moderada. Quando há lesões isquêmicas adicionais, a caminhada é limitada a poucos metros. Com o agravamento da doença, a distância que a pessoa percorre sem sentir dor diminui.[12]

Comumente, a dor começa na perna ou no pé, é intensa e persistente e piora quando o membro inferior é elevado. Esta é decorrente do acúmulo de metabólitos irritantes à massa muscular isquêmica durante o exercício, tais como o ácido láctico e a bradicinina. Frequentemente a dor impede o sono e, para obter alívio, a pessoa deixa os pés pendentes na lateral do leito ou senta-se com os membros inferiores pendentes.[12]

A dor pode ser classificada em diferentes graus, conforme as características apresentadas pelo paciente.[13] Essa classificação está resumida na Tabela 10.4.

Tabela 10.4 Classificação subjetiva da dor na insuficiência arterial periférica durante a realização de exercício.

Classificação	Características
Grau 1	Desconforto ou dor definida, mas apenas de nível inicial ou modesto (estabelecidos, mas suportáveis)
Grau 2	Desconforto ou dor moderado, onde a atenção dos pacientes pode ser desviada, por exemplo, através de uma conversa.
Grau 3	Dor intensa, na qual a atenção dos pacientes não pode ser desviada.
Grau 4	Dor e desconforto insuportáveis

Dor em repouso

A dor em repouso é um *grave sintoma* e indica *avançado grau de isquemia*, geralmente causada por neurite isquêmica e necrose tecidual que evolui para a gangrena e a amputação do membro, caso não seja realizada a reconstrução arterial. A dor é exacerbada ao toque e à queda de temperatura ambiente, tornando-se lancinante quando surgem lesões tróficas. Quando a dor surge, o paciente fricciona o pé doloroso; geralmente fica em pé, visto que a gravidade melhora o fluxo sanguíneo arterial para o membro ou, frequentemente, dorme sentado em uma cadeira. Em razão da longa permanência nessa posição, os pés e as pernas apresentam-se *edemaciados*, podendo provocar equívocos no diagnóstico.[4]

A dor em repouso de origem isquêmica pode ser diferenciada da dor da neuropatia diabética por apresentar alívio dos sintomas com o descanso das pernas na posição pendente, enquanto, na neuropatia diabética o alívio da dor não ocorre com a mudança da posição dos membros.[12]

Neuropatia isquêmica

Nos casos de isquemia grave e de longa duração, o paciente pode desenvolver algia ao longo da distribuição de um nervo sensorial periférico. Essa dor é denominada *neuropática monomélica isquêmica* e pode ocorrer na ausência de ulceração ou gangrena. É uma sensação frequentemente descrita como formigamento, dormência ou queimação.[14]

A neuropatia isquêmica pode ocorrer após trombose arterial aguda e ser subsequente à revascularização, principalmente se a isquemia for de longa duração. Essa alteração é de difícil tratamento, podendo persistir indefinidamente em alguns pacientes.[14]

Alterações musculoesqueléticas

A doença arterial causa redução do fluxo sanguíneo, levando à diminuição do aporte de oxigênio aos tecidos e às células. Isto gera incapacidade progressiva, acarretando disfunção endotelial, isquemia de reperfusão, inflamação sistêmica e liberação de radicais livres, atrofia e desnervação de fibras musculares, alteração do metabolismo muscular, redução de força e *endurance* muscular. Essas modificações causam prejuízos na capacidade de andar, predispondo a pessoa ao sedentarismo e interferindo na sua qualidade de vida.[15]

Alterações na pele

Na isquemia crônica geralmente o pé, com redução acentuada da irrigação sanguínea, torna-se *insensível e frio*. O paciente relata membros frios e úmidos com difícil aquecimento no inverno. O espasmo do vaso pode ser a causa principal ou coadjuvante desse resfriamento.

Outra alteração observada e que depende da fase evolutiva da arteriopatia é a *mudança na coloração da pele*, podendo ser permanente ou desencadeada por uma determinada posição do membro. Com a elevação do membro afetado a 30°, a pele do pé torna-se pálida, podendo assumir até um aspecto cadavérico. Na posição pendente, o sangue torna a preencher o leito vascular do pé vagarosamente (dependendo do grau da isquemia), tornando-o vermelho com rubor intenso e podendo chegar a eritrocianose (vermelho-azulada). Quando isso ocorre de modo intenso e de rápida instalação, indica uma boa compensação clínica; por outro lado, se ocorre uma reação hiperêmica lenta e pouco acentuada, é indicativo de uma compensação clínica deficiente.[4]

Na evolução dessa doença surgem *alterações tróficas*. A pele torna-se fina, friável e pouco resistente a traumatismos e infecções. Ocorre *diminuição* ou *queda dos pelos*, por perda de folículos pilosos, sendo essa alteração mais acentuada no dorso do pé e no terço distal da perna. As *unhas* apresentam *crescimento anormal*, tornam-se espessadas, escamosas, secas, quebradiças e podem ficar amareladas ou acastanhadas e suscetíveis a infecções fúngicas.[4]

Úlceras arteriais e gangrenas

À medida que a obstrução piora, podem surgir úlceras e as gangrenas cutâneas que constituem a fase grave das arteriopatias periféricas. Estas podem aparecer espontaneamente ou ser desencadeadas por traumatismos ou infecções.

As *úlceras arteriais* são muito dolorosas, redondas e profundas e podem envolver tendões, articulações e ossos. Quase sempre as úlceras são pequenas, mas podem atingir grandes extensões. As *gangrenas* limitam-se aos pododáctilos e à região metatarsiana, raramente atingindo as partes mais proximais dos membros inferiores. Podem ser secas ou úmidas na coexistência de edema ou infecção secundária.[16]

A classificação de Fontaine[14] para a doença arterial periférica está resumida na Tabela 10.5.

Tabela 10.5 Classificação de Fontaine para doença arterial periférica.

Estágios	Sintomas
I	Assintomático
II	Claudicação intermitente
IIa	Distância até o início da dor > 200 m
IIb	Distância até o início da dor < 200 m
III	Dor em repouso
IV	Gangrena, perda tecidual

Referências

1. Garrido M, Portilho MA, Macedo JF. Anatomia médico-cirúrgica das artérias dos membros inferiores. *In*: Maffei FHA, Lastórias S, Yoshida WB, Rollo HA (eds.). *Doenças Vasculares Periféricas*. 3 ed. Rio de janeiro: MEDSI, 2002:119-31.
2. Montenegro MRG. Estrutura da parede vascular e suas implicações na fisiopatologia das doenças vasculares periféricas. *In*: Maffei FHA, Lastórias S, Yoshida WB, Rollo HA (eds.). *Doenças Vasculares Periféricas*. 3 ed. Rio de janeiro: MEDSI, 2002:3-27.
3. Vowden KR, Vowden P. Arterial disease: reversible and irreversible risk factors. *J Wound Care* 1996; 5(2):89-90.
4. Kauffam P. Claudicação intermitente e cardiopatia isquêmica. *In*: Puech-Leão P, Kauffam P. *Interfaces da angiologia e cirurgia vascular*. São Paulo: Roca; 2002:337.
5. Dale, W. Differential management of acute peripheral arterial ischemia. *J Vasc Surg* 1984; 1:269-75.
6. Maffei FHA, Lastórias S, Yoshida WB, Rollo HA. Diagnóstico clínico das doenças arteriais periféricas. *In*: Maffei FHA, Lastórias S, Yoshida WB, Rollo HA (eds.). *Doenças Vasculares Periféricas*. 3 ed. Rio de janeiro: MEDSI, 2002:287-305.
7. Hugson WG, Munn JI, Garrod A. Intermitent claudication: prevalence and risk factors. *Br Med J* 1978; 1(6124):1379-81.
8. Nakao K, Ikeda M, Himata S. Takayasu's arterites: clinical reporto of eighty – four cases and immunological studies of seven cases. *Circulation* 1967; 35(1):1141-55.
9. Batista-Silva JCC. Isquemia crônica crítica de membro: diagnóstico clínico. *In*: Baptista-Silva JCC (ed.). *Cirurgia vascular: guia ilustrado*. São Paulo: 2001. Disponível em: http://www.bapbaptista.com. Acesso em 15 de setembro de 2006.
10. Meijer WT, Hoes AW, Rutgers D *et al.* Peripheral arterial disease in the elderly: The Rotterdam Study. *Arterioscler Thromb Vasc Biol* 1998; 18(2):185-92.
11. Passos VM, Barreto SM, Guerra HL *et al.* The Bambui health and aging study (BHAS). Prevalence of intermittent claudication in the aged population of the community of Bambui and its associated factors. *Arq Bras Cardiol* 2001; 77(5):453-62.
12. Thomaz JB, Brancaglion SB. Insuficiência arterial periférica. *In*: Thomaz JB, Herdy C *et al. Fundamentos de cirurgia vascular e angiologia*. São Paulo: Fundação BYK, 1997:413-428.
13. Silva DK, Nahas MV. Prescrição de exercícios físicos para pessoas com doença vascular periférica. *Rev Bras Cien Mov* 2002; 10(1):55-61.
14. Câmara LC, Santarem Sobrinho JM, Jacob Filho *et al.* Exercícios resistidos em idosos portadores de insuficiência arterial periférica. *Acta Fisiatr* 2006; 13(2):96-102.
15. Piccinato CE, Cherri J, Moriya T. Hipertensão e doença arterial periférica. *Rev Bras Hipertens* 2001; 8(3):306-15.
16. Lane JC, Bonno VB. O exame do paciente vascular. São Paulo: Fundação BYK, 1995:187p

11 Úlcera Arterial

Vera Lúcia de Araújo Nogueira Lima, Daclé Vilma Carvalho, Mércia de Paula Lima e *Eline Lima Borges*

As úlceras arteriais são causadas pela insuficiência arterial, majoritariamente pela aterosclerose, doença inflamatória e degenerativa dos grandes vasos causada pelo acúmulo de placas de colesterol, células e tecidos degradados que estreitam progressivamente o lúmen do vaso.[1]

O tratamento de úlceras arteriais requer um profissional especializado, capacitado para realizar adequadamente uma avaliação, a limpeza, o desbridamento da lesão, além de indicar a cobertura com base em evidências científicas.

De acordo com a Wound Ostomy and Continence Nurses Society,[2] algumas recomendações foram estabelecidas para a avaliação e a implementação de intervenções junto ao paciente portador de doença arterial periférica. As recomendações foram classificadas em níveis de evidência A, B e C conforme os tipos de estudo nos quais se apoiaram:

- *Nível A*: quando a recomendação está amparada por dois ou mais estudos randomizados controlados realizados com pelo menos uma amostra de dez pacientes com doença arterial periférica, metanálise de estudos randomizados controlados ou uma revisão sistemática de estudos randomizados do Cochrane
- *Nível B*: quando a recomendação está amparada em um ou mais estudos controlados com pelo menos uma amostra de dez pacientes com doença arterial periférica ou resultados de dois ou mais estudos não randomizados com pelo menos uma amostra de dez pacientes com doença arterial periférica
- *Nível C*: quando a recomendação está amparada em duas séries de casos, um ou mais estudos com pelo menos uma amostra de dez pacientes com doença arterial periférica ou opinião de especialistas.

As recomendações presentes neste capítulo foram extraídas do Wound Ostomy and Continence Nurses Society[2] e seguem o nível de evidência estabelecido por esse órgão.

Avaliação do paciente portador de úlcera arterial

Com anamnese e exame físico, usando equipamentos como esfigmomanômetro, estetoscópio e Doppler manual, é possível fazer um diagnóstico correto da vasta maioria das doenças crônicas arteriais.[3]

Para avaliar um paciente portador de úlcera arterial, deve-se considerar que a queixa principal é a dor, a qual pode variar de claudicação intermitente à dor em repouso.

A avaliação do paciente inicia-se com a realização do exame clínico. A história clínica e o exame físico são instrumentos essenciais para diagnosticar a doença arterial periférica. Os portadores de úlceras arteriais geralmente têm mais de 45 anos de idade, apresentam história de claudicação intermitente que, com o agravamento da doença, evolui para isquemia crítica.

Outros pontos que devem ser destacados na história clínica desses pacientes são aumento da dor com a elevação do membro, dor em repouso à noite aliviada quando o membro afetado é colocado em posição pendente (pé pendurado na cama) e fechamento lento de ferimentos aparentemente corriqueiros.

Na técnica de inspeção é fundamental observar as alterações de coloração da pele, como palidez e cianose; alterações tróficas como pele lisa, rugosa, descamativa, seca e brilhante; processo inflamatório no tecido subcutâneo; presença de micose; bolhas ou ulcerações e gangrena seca ou úmida.

A atrofia muscular é evidente, sobretudo quando se compara com o membro homólogo. Entretanto, com edema posicional esse diagnóstico é difícil. É extremamente importante examinar os fâneros, pois são comuns queda de pelos e unhas espessas e quebradiças. Finalizando a inspeção, devem ser pesquisados textura, elevações na pele ou processos inflamatórios arteriais que podem estar presentes em áreas de trombose ou embolia.

O exame físico deve incluir, ainda, a *palpação de todos os pulsos* à procura de estenose, aneurismas e ausculta de sopros aos níveis da carótida, subclávia e artérias aorta, mesentérica, renal, ilíaca e femoral. Ao pesquisar os pulsos, deve-se avaliar sua intensidade e qualificá-los como normais, diminuídos e ausentes. Nos pacientes com isquemia crítica, os pulsos do membro isquêmico estão muito diminuídos ou ausentes.[4] À palpação, deve-se ter o cuidado de estimar o diâmetro laterolateral da artéria para afastar a possibilidade de aneurismas e possibilitar a detecção de frêmitos.[5] Durante a *técnica de palpação* devem-se avaliar a temperatura na extremidade dos vários segmentos, a hidratação, a espessura, a textura e a elasticidade da pele. É muito importante também avaliar a resistência muscular e pesquisar presença de edema.

A avaliação do portador de úlcera arterial deve-se atender as recomendações do boxe a seguir.

Recomendações sobre avaliação do paciente com úlcera arterial

1. Avaliar os fatores causais e os sinais e sintomas significativos para a diferenciação das úlceras de membros inferiores antes de se estabelecer o tratamento. *(Nível C)*
2. Revisar o histórico de saúde a fim de determinar os fatores de risco para o desenvolvimento da doença arterial periférica, pesquisar a história da lesão, ausência ou presença de dor local (noturna ou em repouso), claudicação intermitente e aspectos relacionados com a propedêutica farmacológica (medicamentos prescritos utilizados e automedicação). *(Nível C)*
3. Solicitar uma revisão dos exames complementares buscando identificar os possíveis fatores de risco: redução do HDL, elevação da lipoproteína, elevação da homocisteína. *(Nível B)*
4. Verificar a perfusão tecidual mediante avaliação da temperatura local, perfusão capilar, retorno venoso, alterações de cor e parestesias. *(Nível B)*
5. Avaliar mudanças na pele tais como púrpura, atrofia de tecido subcutâneo e músculos, brilho e estiramento da pele, perda de pelos e unhas distróficas, indicadores de isquemia crítica do membro. *(Nível C)*
6. Determinar existência ou diminuição dos pulsos pedioso e tibial posterior. Pulsos palpáveis não descartam doença arterial dos membros inferiores. *(Nível B)*

Exames adicionais

Faz parte da avaliação a realização de alguns exames, que, embora simples, são essenciais e consistem na determinação do *índice de pressão tornozelo/braço (ITB), pressão do hálux, prova de hiperemia reativa, tempo de enchimento venoso, palidez do membro à elevação* e *medida de tensão de oxigênio transcutâneo*.

Índice de pressão tornozelo/braço

Em todos os pacientes com sinais e sintomas de insuficiência arterial deve-se determinar o ITB. Teste mais simples para avaliar a circulação do membro inferior, consiste no registro da pressão de artérias distais (pediosa ou tibial posterior) com auxílio de um aparelho ultrassônico Doppler. Deve-se registrar a pressão de ambas as artérias braquiais, e, se houver discrepância entre elas, utiliza-se a de maior valor. A razão entre a pressão maleolar (pediosa ou tibial posterior) e a pressão braquial caracteriza o índice isquêmico daquele membro.

De modo geral, o paciente que apresenta boa circulação arterial, em repouso, o índice varia de 0,9 a 1. O valor do ITB pode ser elevado (> 1,3) em pessoas com diabetes, insuficiência renal ou artrite e naqueles pacientes com vasos não compressivos devido à calcificação das artérias no tornozelo.

A Tabela 11.1 apresenta o nível de insuficiência arterial conforme os valores do ITB.[2]

Pressão do hálux

Alguns cuidados devem ser adotados na tentativa de diminuir os valores falsos do ITB em doentes portadores de diabetes, ou com presença de artérias calcificadas ou com história de dor intensa. Em tais casos, a *pressão do hálux* deve ser mensurada, pois ajuda na interpretação da pressão do tornozelo. Essa medida é obtida com um Doppler e um *cuff* para o dedo. A pressão do hálux ≤ 30 mmHg com variação de 10 mmHg indica isquemia crônica.[5] Assim, em pacientes não diabéticos com pressão do tornozelo > 50 mmHg ou com diabetes e com pressão do hálux > 40 mmHg, devem ser consideradas outras causas de dor em repouso.[2]

Prova de hiperemia reativa

Na *prova de hiperemia reativa* (rubor-dependente), a inspeção da coloração das regiões plantares é realizada com o paciente em decúbito dorsal. Em seguida, eleva-se o membro inferior com ângulo de 45 a 60° em relação ao plano do leito, mantendo-o por 1 min, observando novamente a coloração. Nos indivíduos normais, ocorre discreta palidez (prova negativa) por diminuição do fluxo sanguíneo na microcirculação. No paciente com isquemia, a coloração dessa área torna-se pálida ou pálido-cianótica (prova positiva). É de extrema importância que se faça a comparação entre os dois membros.

Tabela 11.1 Classificação da insuficiência arterial conforme valores do ITB.

Nível de isquemia	Valores do ITB
Normal	≥ 1
Insuficiência arterial de membro inferior	= 0,9
Insuficiência arterial moderada	0,6 a 0,8
Isquemia grave	= 0,5
Isquemia crítica	< 0,4

Observação: em pacientes com artérias distais calcificadas não compressíveis, principalmente naqueles diabéticos a pressão do tornozelo pode ser superestimada.

Prova do tempo de enchimento venoso

Outra prova é o *tempo de enchimento venoso*: com os membros pendentes, observa-se o tempo de enchimento das veias do dorso do pé e a sua coloração. O tempo de enchimento venoso em um membro sem comprometimento arterial é de 12 s, temperatura ambiente em torno de 30°C. Quanto mais grave for a isquemia, mais longo será o tempo de enchimento venoso, podendo chegar à fração de minutos. Caso o paciente seja portador de varizes, obstrução ou incompetência venosa, esta prova não deve ser utilizada, pois pode levar a erros de interpretação.

Prova de palidez do membro à elevação

Complementando a prova de tempo de enchimento venoso, ainda com o membro pendente, realiza a *prova de palidez do membro à elevação*. Deve-se observar novamente o pé mais isquêmico, pois normalmente se torna mais hiperêmico em razão do aumento da vasoplegia consequente do agravamento da isquemia durante a elevação do membro.[4,5]

Medida de tensão de oxigênio transcutâneo

Outra conduta importante para calcular o grau de isquemia é a investigação da microcirculação por meio da *medida de tensão de oxigênio transcutâneo* utilizando eletrodos polarográficos de Clark modificados para medir a tensão de oxigênio ao nível dos vasos capilares cutâneos. Os valores obtidos representam uma função complexa de fluxo sanguíneo cutâneo, atividade metabólica, perfusão de oxigênio pelos tecidos e dissociação da oxi-hemoglobina. Sua indicação é limitada por se tratar de uma medida indireta de perfusão de pele e não derivar apenas dos vasos capilares, em contraste com a microscopia capilar. Contudo, tem valor preditivo positivo de 77 a 87% para classificar pacientes com isquemia grave. E, no caso de isquemia relativamente moderada, a tensão de oxigênio transcutânea já é baixa, caracterizando baixa difusão de oxigênio pela pele.[5]

Em geral, uma tensão de oxigênio de 30 mmHg com variação de ± 10 mmHg sugere isquemia e a não cicatrização das lesões, o que pode ser preditivo de que a cicatrização não ocorrerá quando a tensão de oxigênio transcutânea for < 20 mmHg e, contrariamente, esta só ocorrerá quando os valores de tensão de oxigênio transcutâneo forem > 40 mmHg.[2]

Outros exames podem ser necessários para a avaliação do portador de insuficiência arterial crônica de membro inferior. No entanto, como esses exames apresentam custo elevado, é importante e necessário respeitar uma sequência lógica de exames para a avaliação, sempre começando pelos menos onerosos e com menor intervalo de tempo possível. Sugere-se iniciar a avaliação com realização de *Doppler segmentar arterial*. Se a pressão arterial sistólica de tornozelo for superior a 70 mmHg e a pressão arterial sistólica de hálux for superior a 40 mmHg, provavelmente ocorrerá a cicatrização espontânea da úlcera, mas em pacientes com diabetes, a pressão sistólica do hálux deverá ser superior a 50 mmHg, se este não for necrótico.[5]

A síntese das recomendações para a realização dos exames adicionais está descrita no boxe adiante.

Avaliação da úlcera arterial

A úlcera arterial localiza-se geralmente abaixo do tornozelo, no maléolo lateral, no pé e nos pododáctilos. Apresenta margens

Recomendações para a realização de exames adicionais

1. Avaliar o estado de perfusão por: diminuição da temperatura da pele; enchimento capilar demorado (maior 3 s); tempo de enchimento venoso prolongado (> 20 segundos); mudança na coloração do membro (pálido durante a elevação, ruborizado se pendente). *(Nível B)*
2. Realizar mensuração do ITB para avaliar o fluxo sanguíneo arterial nos membros inferiores e determinar o nível de isquemia. *(Nível B)*
3. Reavaliar o ITB periodicamente a cada 3 meses, sobretudo em pacientes com feridas com retardo na cicatrização. *(Nível C)*
4. Medir a pressão no hálux em pacientes com diabetes nos quais há suspeita de doença arterial periférica, bem como naqueles em que o diabetes pode ter levado à calcificação de vasos não compressíveis na região do tornozelo. A pressão no dedo ≤ 30 mmHg indica doença arterial de membro inferior e sinal de falha no processo de cicatrização de úlceras. *(Nível C)*

Observação: *Pressão do tornozelo* (PT) < *50 mmHg ou ITB* < *0,9, ou ambos*, são indicativos de doença arterial de membros inferiores.

5. Avaliar a perfusão tecidual com a mensuração do oxigênio transcutâneo ($TcPO_2$) em pacientes com úlcera de difícil cicatrização e ITB < 0,9, pressão do dedo < 30 mmHg ou impossibilidade de verificação do ITB ou da PT em decorrência da calcificação das artérias do tornozelo. Valor de $TcPO_2$ < 40 mmHg indica deficiência no processo de cicatrização. *(Nível A)*
6. Avaliar todos os pacientes com feridas em membros inferiores, dor em repouso, pressão sistólica de tornozelo (PT) < 50 mmHg, pressão sistólica do dedo (PD) < 30 mmHg ou $TcPO_2$ < 30 mmHg. Esses parâmetros indicam isquemia crítica do membro. *(Nível C)*

bem definidas, circundadas por halo de pele isquêmica e recoberta por crostas de tecido necrótico preto e seco ou recoberta por tecido necrótico de coloração amarelo-pálida com pouco exsudato e surgem frequentemente em decorrência de um pequeno traumatismo.

A úlcera decorrente de insuficiência arterial apresenta o leito bem demarcado com tecido necrosado. Em casos de isquemia grave, a presença de úlcera distal que não fecha e de gangrena seca ou úmida é considerada indicador óbvio de doença.

Avaliação da úlcera arterial

- Úlceras arteriais são bem menos comuns que as venosas
- Pesquisar pulso no pé e na perna
- Inspecionar ambas as pernas à procura de coloração ou temperatura alteradas e umidade
- Caracterizar a dor (horário, atividades associadas/repouso, posição)
- Encaminhar para exames mais acurados na ausência de pulsação.

As Figuras 11.1 e 11.2 ilustram úlcera decorrente de insuficiência arterial.

Ao avaliar a lesão o profissional deve ser capaz de distinguir suas características: etiologia, localização, forma e tamanho (comprimento, largura e profundidade), aspecto da pele periferida (presença ou ausência de eritema, endurações, edema, sensibilidade à palpação, flutuações e aumento de temperatura), exsudato (volume, cor, odor e consistência), quantidade e aspecto de tecido necrótico, presença de microrganismo (colonização, colonização crítica ou infecção), além de observar o relato do paciente quanto à dor.

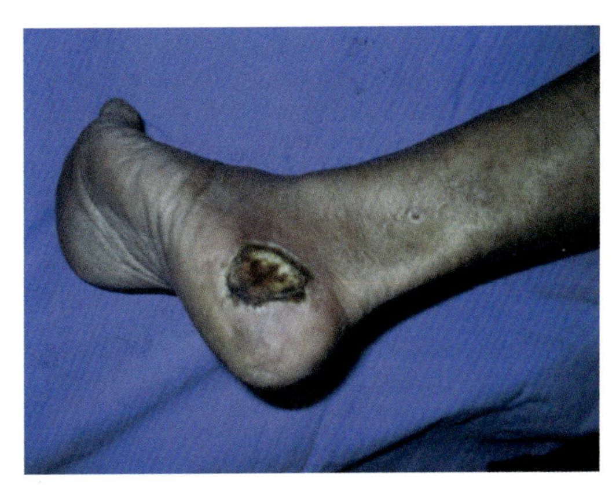

Figura 11.1 Úlcera arterial decorrente de insuficiência arterial na região do calcâneo esquerdo.

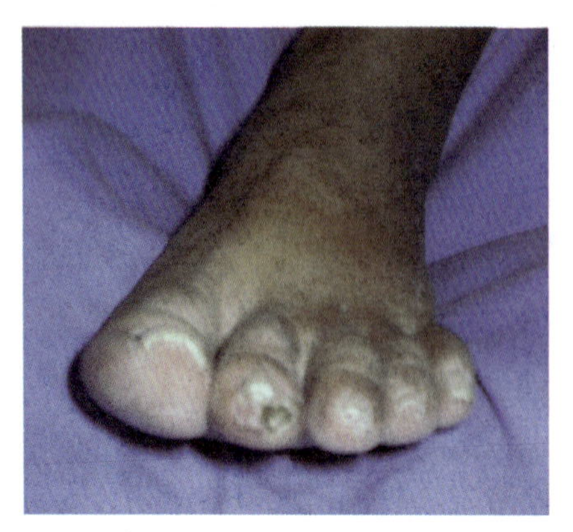

Figura 11.2 Úlcera no segundo pododáctilo decorrente de insuficiência arterial crônica.

Para a avaliação da úlcera arterial as recomendações do quadro a seguir devem ser seguidas.

Recomendações para avaliação de úlcera arterial

1. Monitorar as lesões quanto ao aparecimento de sinais e sintomas de infecção (nenhuma mudança ou aumento do tamanho da úlcera em 2 semanas, de exsudato, da dor, de odor ou de tecido necrótico e existência de pus). *(Nível C)*
2. Acompanhar cuidadosamente lesões isquêmicas com sinais e sintomas de infecção, os quais podem ser sutis por causa do fluxo sanguíneo reduzido. *(Nível C)*
3. Avaliar possíveis complicações como celulite, gangrena e osteomielite. *(Nível C)*
4. Utilizar biópsia de tecido, padrão-ouro, para confirmar o diagnóstico de infecção. Entretanto, culturas quantitativas de *swab* têm mostrado ser uma alternativa razoável para a prática clínica em estudos não específicos para a doença arterial de membros inferiores. *(Nível B)*
5. Encaminhar imediatamente lesões arteriais infectadas (ameaças para os membros) para uma avaliação do estado de perfusão ou de terapia cirúrgica, ou ambos. *(Nível C)*
6. Considerar a estimulação espinhal para dores intratáveis em pacientes com isquemia de membros que não podem submeter-se à reconstrução. *(Nível C)*

A descrição das características das úlceras de membros inferiores mais frequentes está na Tabela 11.2.

Tratamento da úlcera arterial

O tratamento da lesão arterial consiste em limpeza e uso de coberturas. Cabe salientar que em úlcera arterial não é recomendada a limpeza com soluções citotóxicas, pois estas podem diminuir o nível de microrganismos na superfície da ferida, o que contribui para a manutenção de um leito seco e uma ferida isquêmica estável.

Desbridamento

A remoção de todo o tecido necrótico ou desvitalizado ocorre através do desbridamento, que é a retirada deste tecido através dos métodos cirúrgico, enzimático, mecânico, biológico ou autolítico, para promover a regeneração celular. A escolha do método vai depender das condições clínicas do paciente e da capacidade do profissional. No portador de doença arterial periférica deve-se respeitar algumas recomendações descritas a seguir.

Recomendações para desbridamento

1. Considerar a revascularização e a remoção cirúrgica do tecido necrótico de uma lesão infectada em perna isquêmica. Esse é o tratamento de escolha para a manutenção do membro. *(Nível C)*
2. Realizar cuidadosamente o desbridamento autolítico ou enzimático em situações clínicas bem selecionadas e em feridas abertas e drenantes que apresentem tecido necrótico macio. *(Nível C)*
3. Não desbridar escaras estáveis e negras até que o estado de perfusão seja determinado. *(Nível C)*

Tabela 11.2 Características das úlceras de membros inferiores conforme a etiologia.

Etiologia / Características	Arterial	Venosa	Neurotrófica	Vasculite
Localização	Dedos, calcâneo, face dorsal do pé	Terço inferior da perna	Pés, área de maior pressão (plantar, distal)	Acima ou abaixo dos maléolos e dorso do pé
Tamanho	Pequena a média extensão	De pequena a extensa, geralmente extensa	Delimitada	Pequena a extensa
Bordas	Regulares	Irregulares	Regulares	Irregulares
Fundo	Pálido, pouco tecido de granulação	Rede de fibrina e tecido de granulação	Cinzento, pálido	Necrose com marca ou ponto de vasculite
Profundidade	Geralmente rasas, podendo ser médias ou profundas	Rasas	Superficial ou profunda	Rasas
Exsudato	Pouco	Abundante	Abundante	Moderado a abundante
Edema	Ausente ou presente devido ao pé pendente	Presente e pode ser endurecido	Pode estar ou não presente	Presente
Pulsos	Fracos ou ausentes	Normais	Variável de acordo com a patologia associada	Presente
Dor	Intensa, não cede com analgésico, aumenta com frio e elevação do membro e à noite	Ausente ou pouca intensidade. Cede com analgésico.	Ausente; pele circundante pode apresentar dormência ou formigamento	Intensa
Pele ao redor	Pálida, fria, cianótica ou rubra, sem pelos.	Hiperpigmentação azulada	Branca amarelada	Hiperemia

Cobertura

Em virtude dos avanços tecnológicos, há no mercado uma variedade de coberturas para tratamento tópico de feridas. A seleção da cobertura para tratamento da úlcera arterial deve ser amparada no resultado da avaliação completa do paciente e das características da lesão, além do custo efetivo. Algumas recomendações a serem respeitadas estão descritas a seguir.

O tratamento da úlcera arterial também demanda um programa para orientação do paciente quanto: ao tratamento de doenças crônicas como diabetes e hipertensão arterial; posicionamento das pernas (neutro ou pendente); evitar traumatismos mecânicos, químicos, térmicos; ser acompanhado por um podólogo; uso de sapatos com meia; utilização de sapatos adequados (confortáveis com bicos largos dando preferência a sapatos adaptados), além de evitar o uso de sandálias e não andar descalço; redução da pressão no tornozelo, dedos e outras proeminências ósseas; além da realização de acompanhamento regular com um profis-

Recomendações para a escolha do tratamento

1. Monitorar cuidadosamente as tentativas de utilização de coberturas úmidas que podem ser benéficas às lesões arteriais que estão abertas e drenando, com tecido necrótico macio ou que apresentam exposição de ossos ou tendões. *(Nível C)*
2. Manter secas as lesões isquêmicas não infectadas com escara estável. *(Nível C)*
3. Não usar antibióticos tópicos para tratar lesões isquêmicas infectadas. Estes podem levar ao desenvolvimento de resistência aos microrganismos e desencadear reações de sensibilidade. *(Nível C)*
4. Encaminhar para avaliação vascular quando houver falhas na resposta ao tratamento. *(Nível C)*

sional de saúde. Deve ser enfatizada a importância da adesão do paciente para o sucesso do tratamento.

Para a estimulação da circulação colateral é essencial a realização de exercício físico, portanto, o paciente portador de insuficiência arterial periférica deve ser encorajado a *andar regularmente até o limite de sua tolerância*. Quando possível, os indivíduos com claudicação intermitente devem caminhar *pelo menos 30 min por dia*. Ao sentirem dor, estes devem parar até o seu desaparecimento, e então, reiniciar a caminhada. Assim, geralmente a distância percorrida pode ser aumentada gradativamente, porque o exercício melhora o desempenho muscular e provoca a dilatação dos demais vasos sanguíneos que irrigam os músculos. O exercício físico também melhora o perfil lipídico, limita a estase do fluxo e reduz o tempo disponível para que estímulos aterogênicos interajam com a parede dos vasos.[6]

O tabagismo é um importante fator de progressão da doença arteroesclerótica e o abandono deste hábito é imprescindível, pois leva a uma melhoria no prognóstico da evolução do agravo.

As doenças como hipertensão arterial, diabetes melito e hiperlipidemias também devem ser controlados.

Para a melhoria da perfusão tecidual destacam-se três recomendações:

- Caminhar até sentir dor por três vezes na semana. *(Nível A)*
- Programar caminhadas autodirigidas para aqueles que não estão dispostos ou impossibilitados em participar dos programas de exercícios supervisionados. *(Nível A)*
- Abandonar o tabagismo, o que lentifica o progresso da aterosclerose e diminui o risco de eventos cardiovasculares e a morbidade. *(Nível B)*

Para a prevenção de traumatismos nos pés, estes devem ser inspecionados diariamente e tomados os seguintes cuidados:

- Evitar o traumatismo do membro
- Examinar os pés diariamente, à procura de rachaduras, feridas, calos e espessamentos (ceratoses)
- Lavar os pés diariamente com água morna e sabonete neutro, secando-os suave e completamente
- Manter os espaços interdigitais secos
- Utilizar um lubrificante como creme à base de ureia ou lanolina para a pele seca
- Cortar as unhas retas e não demasiadamente
- Procurar o serviço de um podólogo para tratar calos ou calosidades
- Não aplicar produtos químicos nas áreas de calosidades
- Utilizar meias de lã folgadas para manter os pés aquecidos
- Não utilizar ligas ou meias apertadas
- Não utilizar bolsas de água quente ou almofadas elétricas
- Não usar "escalda-pés".

▸ Referências

1. Vowden KR, Vowden P. Arterial disease: reversible and irreversible risk factors. *Journal of Wound Care* 1996; 5(2):89-90.

2. Bonham PA, Flemister BG. *Guideline for the management of wounds in patients with lower-extremity arterial disease*. Glenview: Wound Ostomy and Continence Nurses Society, 2002. 33p.
3. Lane JC, Bonno VB. *O exame do paciente vascular*. São Paulo: Fundação BYK, 1995. 187p.
4. McPhail I, Yacyshyn VI. Doença arterial periférica: dez perguntas mais comuns sobre conduta. *Cardiol Rev* 2002; 10(1):5-7.
5. Baptista-Silva JCC. Isquemia crônica crítica de membro: diagnóstico clínico. *In*: Baptista-Silva JCC (ed.). *Cirurgia vascular: guia ilustrado*. São Paulo: 2001. Disponível em: http://www.bapbaptista.com. Acesso em 15 de setembro 2006.
6. Câmara LC, Santarem JM, Filho WJ, Kuwakino MH. Exercícios resistidos em idosos portadores de insuficiência arterial periférica. *Acta Fisiatr* 2006; 13(2):96-102.

Parte 3
Úlceras de Pé em Diabéticos

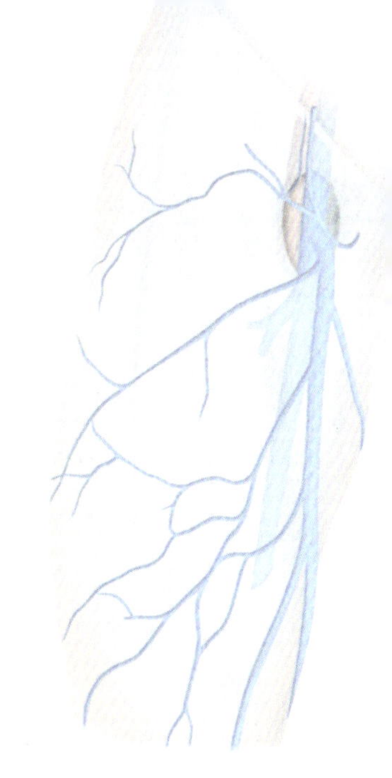

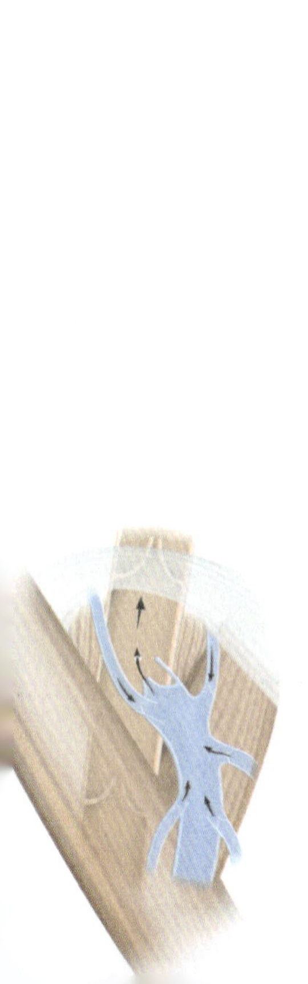

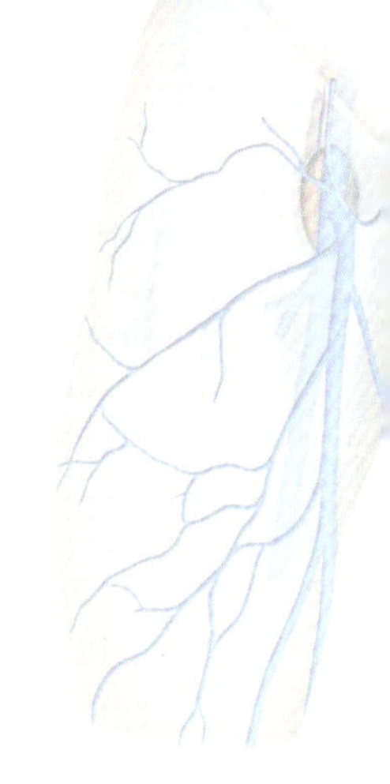

12 Tratamento e Prevenção de Úlceras de Pé em Diabéticos

Elizabeth Geralda Rosa, Aidê Ferreira Ferraz e
Eline Lima Borges

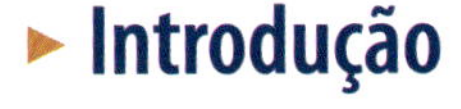

Introdução

Toda a discussão realizada neste capítulo convergiu para subsidiar a prática clínica dos profissionais de saúde na atenção às pessoas com pé diabético, abordando a descrição da doença em si, o diabetes melito (DM), as complicações dela advindas, além de apresentar indicativos que podem transformar a realidade destes pacientes, tanto no que tange à prevenção, quanto ao tratamento e ao acompanhamento fundado no caráter humanístico do cuidar. Enfatizou também que o resultado de todo o processo dependerá tanto dos profissionais de saúde quanto do nível de adesão do paciente e de seus familiares ou cuidadores.

O DM não é uma única doença, mas um grupo heterogêneo de distúrbios metabólicos que apresenta em comum a hiperglicemia, que é o resultado de defeitos na ação da insulina, na secreção da insulina ou em ambos.[1]

A classificação atual do DM baseia-se na etiologia, e não no tipo de tratamento. As quatro classes clínicas propostas pela Organização Mundial de Saúde (OMS) e *American Diabetes Association* (ADA), em 1997, e recomendada pela Sociedade Brasileira de Diabetes (SBD) são: DM tipo 1 (DM1), DM tipo 2 (DM2), DM gestacional e outros tipos específicos de DM.[1,2]

O DM tipo 1 ocorre em cerca de 5 a 10% dos diabéticos e se caracteriza por uma deficiência absoluta na produção de insulina, decorrente, na grande maioria dos casos, de uma destruição autoimune das células beta; em outros casos, a causa não é conhecida, e doença é classificada como idiopática.[2,3]

O DM tipo 2 resulta de defeitos na ação e na secreção da insulina. É hoje considerado parte da chamada síndrome plurimetabólica ou de resistência à insulina e ocorre em 90 a 95% dos diabéticos.[1,3]

O Diabetes melito gestacional (DMG) é a diminuição da tolerância à glicose, de magnitude variável, diagnosticada pela primeira vez na gestação, que pode ou não persistir após o parto, e abrange casos de DM e de tolerância à glicose diminuída.[3]

Existem outros tipos específicos da doença, que incluem várias formas de DM, induzidos por medicamentos ou produtos químicos ou decorrentes de defeitos genéticos associados a outras doenças[2].

Diagnóstico de diabetes melito

A evolução do DM2 é gradual e passa por estágios pré-clínicos, que decorrem de uma combinação de resistência à ação da insulina e disfunção de células beta. Enquanto no DM1, o início é abrupto e com sintomas específicos da doença.[4]

Os valores de níveis de glicemia plasmática são categorizados conforme os critérios[4] apresentados na Tabela 12.1.

Em suma, a OMS, ADA, SBD e a International Diabetes Federation (IDF) estabeleceram os valores para definição de diagnóstico conforme descrito na Tabela 12.2.[4]

Aspectos epidemiológicos

O DM é um importante e crescente problema de saúde para todos os países, independente do grau de desenvolvimento. Em 2002, havia 173 milhões de adultos com DM, com uma projeção de alcançar 366 milhões de pessoas em 2030, das quais 2/3 seriam de países em desenvolvimento.[5,6]

No Brasil, em 2000, havia uma estimativa de 4,6 milhões de pessoas com diabetes, ocupando o oitavo lugar entre os dez países com maior número estimado de pessoas com diabetes e para 2030, há uma previsão de 11,3 milhões de pessoas, levando o país a ocupar a sexta posição.[6]

Durante os últimos dez anos, houve aumento de casos de DM2. A ocorrência é de 2 a 3% e de 7,8% da população europeia e da norte-americana, respectivamente. É frequente em indivíduos com mais de 60 anos, faixa etária em que a prevalência se eleva para 17 a 20%.[7]

No Brasil, no fim da década de 1980, a prevalência estimada de DM na população adulta era de 7,6% e, em 2003, um estudo realizado em Ribeirão Preto – SP com uma população urbana, com idade entre 30 e 69 anos evidenciou uma taxa de 12,1%, assim como um estudo semelhante realizado em 2009 em

Tabela 12.1 Valores de glicose plasmática (mg/dℓ) para diagnóstico de diabetes melito e seus estágios pré-clínicos.

Categoria	Valor da glicose em jejum*	Valor da glicose 2 h após 75 g de glicose	Casual**
Glicemia normal	< 100 mg/dℓ	< 140 mg/dℓ	–
Tolerância à glicose diminuída	> 100 a < 126 mg/dℓ	≥ 140 a < 200 mg/dℓ	–
Diabetes melito	≥ 126 mg/dℓ	≥ 200 mg/dℓ	Igual ou superior a 200 mg/dℓ (com sintomas clássicos)***

*Define-se jejum como a falta de ingestão calórica por, no mínimo, 8 h.
**Glicemia plasmática casual é a realizada a qualquer hora do dia, sem se observar o intervalo desde a última refeição.
***Os sintomas clássicos de DM incluem poliúria, polidipsia e perda não explicada de peso.
Nota: O diagnóstico de DM deve sempre ser confirmado pela repetição do teste em outro dia, a menos que haja hiperglicemia inequívoca com descompensação metabólica aguda ou sintomas óbvios de DM.
Fonte: Diretrizes da Sociedade Brasileira de Diabetes, 2009.

Tabela 12.2 Valores de glicemia para definição de diagnóstico.

Diagnóstico	Valores de glicemia
DM	Glicemia em jejum > 126 mg/dℓ
DM	Glicemia > 200 mg/dℓ após 2 h no teste oral de tolerância à glicose (TOTG)
DM	Sintomas de diabetes: poliúria, polidipsia, perda ponderal e glicemia ao acaso > 200 mg/dℓ
DM	Hemoglobina glicada (A1c) superior a 6,5%
Tolerância à glicose diminuída (IGT)	Glicemia após 2 h no TOTG entre 140 e 199 mg/dℓ
Glicemia em jejum alterada (IFG)	Glicemia de jejum entre 100 e 126 mg/dℓ
Risco de desenvolver diabetes melito	Hemoglobina glicada (A1c) entre 6 e 6,5%

Fonte: Diretrizes da Sociedade Brasileira de Diabetes, 2009.

São Carlos – SP, também com uma população urbana entre 30 e 79 anos, obteve-se uma taxa de 13,5%.[5,6]

O número de pessoas com diabetes está aumentando devido ao crescimento e ao envelhecimento da população, crescente urbanização e maior prevalência de obesidade e sedentarismo, além de maior sobrevida das pessoas com diabetes. Um estudo realizado pelo Carter Center of Emory University (EUA), em 1985, constatou que as pessoas com diabetes apresentam 2,4 vezes mais hipertensão arterial sistêmica (HAS) e têm risco maior para cegueira (6,1 vezes), insuficiência renal terminal (17,3 vezes) e amputação de membros inferiores (16,3 vezes) que as pessoas sem diabetes. No Brasil, são escassas as informações sobre complicação ou morbidade associada ao DM ocorridas na população.[6]

Uma vez que o DM está associado a maiores taxas de hospitalização, maior necessidade de cuidados médicos, maior incidência de enfermidades cardiovasculares e cerebrovasculares, cegueira, insuficiência renal e amputações não traumáticas de membros inferiores, é previsto o impacto que o DM representará para os sistemas de saúde nos países em desenvolvimento, considerando que a grande maioria não tem controle das doenças infecciosas. Além dos custos financeiros e sociais, o DM acarreta outros custos associados a dor, ansiedade e menor qualidade de vida que afeta as pessoas com diabetes e seus familiares.[3,6,8]

Alterações nos membros inferiores decorrentes do diabetes melito

A maioria das complicações crônicas do DM é dependente da duração da doença, e o maior tempo de exposição aos efeitos prejudiciais da hiperglicemia coloca as pessoas com diabetes sob alto risco de desenvolvê-las.[9]

Além da duração do DM e da hiperglicemia, fatores associados a variáveis demográficas, grupos étnicos, hábitos de vida e, especialmente, à hipertensão arterial e à dislipidemia interferem na instalação e na velocidade de evolução das complicações crônicas, com impactos em diferentes graus de acordo com o local acometido.[9]

A variabilidade na suscetibilidade genética entre as populações, assim como as diferenças metodológicas no diagnóstico das complicações, justificam os variados dados de predominância das complicações.[9]

As complicações crônicas podem ser decorrentes de alterações na microcirculação (retinopatia e nefropatia), na macrocirculação (cardiopatia isquêmica, doença cerebrovascular e doença vascular periférica) e neurológicas (neuropatia).[3]

Dentre as muitas complicações consideradas sérias e dispendiosas que afetam as pessoas com diabetes, as complicações nos pés representam o maior percentual.[8]

A OMS conceitua o "pé diabético" como infecção, ulceração e/ou destruição dos tecidos moles associados a alterações neurológicas e a vários graus de doença vascular periférica nos membros inferiores.[8]

Os problemas no pé advêm da aterosclerose e da neuropatia periférica. A aterosclerose, geralmente, leva à isquemia, e a neuropatia causa alterações motoras, sensoriais e autonômicas. As alterações motoras se caracterizam pela atrofia secundária dos músculos esqueléticos nas pernas e pés, culminado em desvios da coordenação e postura. As alterações sensoriais ocasionam a diminuição da sensibilidade dolorosa e proprioceptiva. Nas alterações autonômicas, é percebida a diminuição da sudorese e alteração do fluxo sanguíneo.[10]

A Figura 12.1 apresenta um fluxograma das vias para ulceração no pé diabético, elaborado pelo Grupo de Trabalho Internacional sobre Pé Diabético, em 2001.

O desenvolvimento das úlceras nos pés está relacionado com fatores que formam uma tríade crítica composta pela neuropatia, deformidade e traumatismos leves.[11] As lesões mais graves que se complicam com infecção têm como base a conjunção de insensibilidade, pressão plantar e isquemia, causadas respectivamente pela neuropatia diabética, alterações biomecânicas resultantes das deformidades e doença arterial periférica (DAP).[12] Considera-se como principais fatores de risco para o surgimento das úlceras nos pés a neuropatia periférica sensorial com insensibilidade ao teste com monofilamento de 10 g de Semmes-Weinstein e aumento do limiar da sensibilidade vibratória maior ou igual a 25 volts; aumento da pressão no pé e presença de calosidade; deformidade de Charcot e artelhos em forma de martelo; doença vascular periférica caracterizada pelo valor do índice de pressão tornozelo/braço (ITB) < 0,5 e pela insuficiente pressão parcial transcutânea de oxigênio, como medida da doença microvascular; deformidade do pé em decorrência de amputação prévia; história pregressa de úlcera do pé e amputação pregressa; níveis elevados de hemoglobina glicosilada ou de glicose sanguínea; ingestão de álcool; peso corpóreo aumentado e deficiência visual.[11,13]

O Ministério da Saúde do Brasil ainda inclui como fatores de risco para úlceras de pés a educação terapêutica deficiente, a inacessibilidade ao sistema de saúde, o uso de calçados inadequados e lesões não ulcerativas – micose, bolhas, rachaduras, fissuras e unhas encravadas.[3]

O DM afeta 2 a 5% das populações ocidentais, entretanto, 40 a 45% de todos os amputados de membro inferior são diabéticos. Amputações maiores, acima do nível do médio tarso, são dez vezes mais frequentes em diabéticos com doença arterial periférica do que em não diabéticos com o mesmo acometimento. A claudicação intermitente evolui para gangrena com maior frequência nos diabéticos, e esses, em geral, sofrem amputações em idade mais precoce.[14]

Segundo o Grupo de Trabalho Internacional sobre Pé Diabético (2001), 85% das amputações dos membros inferiores dos diabéticos são precedidas de úlceras nos pés. As amputações causam elevada morbidade e mortalidade, com repercussões na qualidade de vida, elevado custo de tratamento, absenteísmo e aposentadoria precoce.[15] A prevalência de úlceras nos pés atinge 4 a 10% da população diabética e a incidência de amputações relacionada com o diabetes atinge provavelmente 5 a 24/100.000 habitantes/

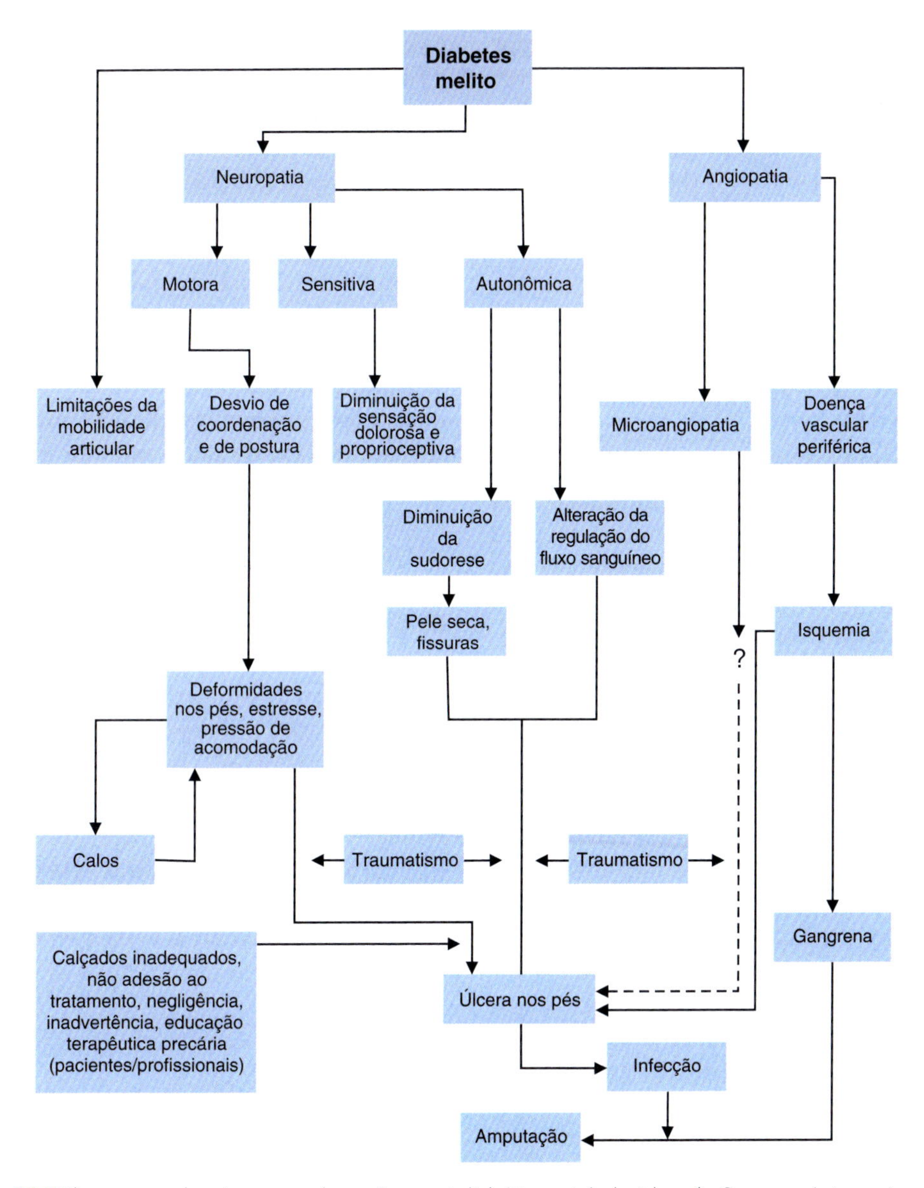

Figura 12.1 Fluxograma das vias para a ulceração no pé diabético estabelecido pelo Consenso Internacional sobre Pé Diabético. (*Fonte*: Pedrosa HC. (Dir.) Grupo de Trabalho Internacional sobre Pé Diabético. Consenso Internacional sobre Pé Diabético, 2001.)

ano ou 6 a 8/1.000 diabéticos/ano. Quatro a cada cinco úlceras são precipitadas por traumatismo externo.[8]

Atualmente, tem sido enfatizada a realização frequente dos exames dos pés, iniciada a partir de 1983, quando o médico e pesquisador americano Paul Brand destacou essa importância, por meio de campanha nacional para que os médicos tirassem sapatos e meias dos pacientes durante os exames clínicos. Há inúmeros relatos atestando a negligência com o exame dos pés. Uma avaliação de 14.539 indivíduos conduzida pela Organização da Manutenção da Saúde dos EUA observou que somente 6% dos exames tinham sido documentados. Outros dados mostram que somente 14% dos pacientes hospitalizados por problemas nos pés tinham tido os membros inferiores avaliados previamente.[15] A avaliação possibilita identificar, precocemente, as alterações decorrentes da doença. Na região dos pés destacam-se a *doença arterial periférica*, a *neuropatia* e a *infecção*.

Doença arterial periférica

Com base em um estudo realizado pela United Kingdom Prospective Diabetes Study (UKPDS), em 1998, no qual diabéticos foram acompanhados por 10 anos, pode-se afirmar que, tanto em termos absolutos como relativos, a macroangiopatia deve ser o principal foco do tratamento do paciente com DM2, uma vez que foi observada uma ocorrência de 15% de infarto agudo do miocárdio, 6% de acidente vascular encefálico, 0,9% de insuficiência renal terminal, 4% de cegueira e 1% de amputação[9] – esta última geralmente é consequência da doença arterial periférica.

A doença arterial periférica se refere a uma série de síndromes arteriais não coronarianas causadas por alterações na estrutura e na função das artérias que suprem o cérebro, as vísceras e os membros. A aterosclerose é o principal mecanismo fisiopatológico que contribui para a estenose ou aneurismas da circulação arterial não coronariana.[17]

A aterosclerose, sob as suas múltiplas formas – aterosclerose obliterante, microangiopatia com aterosclerose e aterosclerose de Mönckeberg[18] – costuma ser mais intensa, multissegmentar e precoce no paciente diabético.[8] A ulceração do pé era indevidamente atribuída a uma lesão oclusiva microvascular, e esta suposição incorreta fez com que as pessoas com estes comprometimentos de vasos nos membros inferiores fossem consideradas por muito tempo, e ainda hoje o são, como não passíveis de reconstruções arteriais, em caso de isquemia crítica, por não terem leito distal para vazão da revascularização.[14,15] As alterações microvasculares são relacionadas com etiologia da neuropatia, nefropatia e retinopatia.[14] A aterosclerose obliterante acomete mais frequentemente os membros inferiores de indivíduos com idade superior a 50 anos e do gênero masculino. Em cerca de 20 a 30% dos casos está associada ao DM. A evolução é insidiosa e pode se instalar até 10 anos antes de suas manifestações clínicas. A gravidade depende do vaso acometido e da magnitude do comprometimento da circulação, podendo resultar em isquemia nos membros inferiores, claudicação intermitente e impotência de causa vascular quando a circulação colateral não é satisfatória para as necessidades metabólicas regionais.[18]

Quando os vasos colaterais compensam de modo adequado a obstrução da artéria, não há sintomas em repouso. Entretanto, quando a demanda pelo fluxo sanguíneo aumenta, ao caminhar, pode ocorrer a claudicação intermitente.[8] A dor em repouso ocorre quando a isquemia é intensa, levando o paciente a adotar a posição antálgica com o pé pendente para aliviar o sintoma, agravando o quadro devido ao edema postural. Entretanto, a dor pode estar ausente em razão da neuropatia. Havendo progressão da aterosclerose, surge ulceração do tegumento e se instala a gangrena.[7,8,18]

Sinais clínicos de insuficiência arterial periférica[8,17,18]

- Diminuição ou ausência de pelos
- Unhas hipertróficas e frágeis
- Pele seca, descamativa e fina ou atrófica
- Palidez dos pés à elevação, com ou sem sensação dolorosa, e hiperemia reativa na posição pendente
- Pulsos das artérias pediosas e tibiais posteriores ausentes ou diminuídos (a artéria pediosa pode estar congenitamente ausente)
- Ulceração na região mais distal ou lateral do pé, dolorosa e com a pele ao redor da lesão eritematosa
- Necrose de pele
- Gangrena.

Neuropatia diabética

A neuropatia diabética (ND) é um distúrbio neurológico demonstrável clinicamente ou por métodos laboratoriais em pessoas com diabetes, excluindo-se outras causas de neuropatia.[8]

Em geral, o acometimento patológico do sistema nervoso é precoce, frequente, muito amplo e, muitas vezes, bastante grave no DM.[19]

A prevalência da ND atinge níveis elevados com a evolução da doença, variando de 50 a 100%, dependendo da sensibilidade dos métodos diagnósticos utilizados. No DM2, é possível detectar distúrbio neurológico precocemente, inclusive no momento do diagnóstico, enquanto no DM1 ocorre em 5 anos ou mais após o diagnóstico.[19]

Patogênese

Na fisiopatologia da neuropatia diabética há diferentes mecanismos, tendo como hipóteses diagnósticas a natureza metabólica, microvascular ou ambas. A hiperglicemia crônica é um fator importante no desenvolvimento da disfunção neural. Mecanismos enzimáticos provocam redução da velocidade da condução nervosa e mecanismos não enzimáticos geram produtos de glicosilação avançada que alteram a estrutura química dos capilares endoneurais axonais.[19,20]

O mecanismo enzimático é caracterizado por atrofia e degeneração axional e/ou alterações na célula de Schwann, provocando desmielinização em segmentos do axônio. Como consequência, há prejuízo no transporte axional, diminuição da velocidade de condução nervosa e nas lesões mais graves, a transmissão do impulso nervoso é interrompida.[21] Tais eventos resultam em comprometimentos funcional e estrutural dos nervos periféricos.[20]

Classificação

O acometimento patológico na neuropatia diabética se apresenta sob dois tipos principais:[19]

- polineuropatia sensorimotora simétrica
- neuropatia autonômica, que, em algumas vezes, é mais localizada, surgindo como:
  - Mononeuropatia focal (tibiais, medianos e pares cranianos III, IV, VI e VII)
  - Neuropatia multifocal radicular (geralmente intercostal, troncoabdominal e lombar)
  - Neuropatia multifocal multiplexus (localização variada)
  - Plexopatia ou amiotrofia.

As principais manifestações clínicas de comprometimento somático são dormência ou queimação em membros inferiores, formigamento, pontadas, choques, agulhadas em pernas e pés, desconforto ou dor ao toque de lençóis e cobertores, queixas de redução ou perda de sensibilidade tátil, térmica ou dolorosas.[19]

A polineuropatia simétrica distal ou polineuropatia diabética periférica é a forma mais comum da neuropatia diabética.[19] Pode ter início agudo ou subagudo, durante a descompensação metabólica ou após melhora brusca do controle glicêmico. Caracteriza-se por parestesia e dor em queimação lancinante, em pernas e pés, com exacerbação noturna e durante o repouso; hiperalgesia; choques; agulhadas e alodínea de contato. O tratamento é feito pelo controle glicêmico e analgésicos comuns.[22]

A polineuropatia pode tornar-se crônica quando há envolvimento inicial dos membros inferiores a partir dos dedos dos pés, com evolução no sentido distal-proximal até atingir os segmentos superiores.[22] Os membros superiores, mãos e braços também podem ser afetados. Assim, o acometimento de mãos e pés manifesta-se como um padrão em meia-e-luva.[23] O paciente apresenta desde dor em queimação, pontadas, choques, agulhadas, parestesia, esfriamento e aquecimento alternados em pernas e pés, hiperalgesia e alodínea de contato, com exacerbação noturna, cãibras, fraqueza muscular até hipoestesia ou anestesia[8,22] (Figura 12.2).

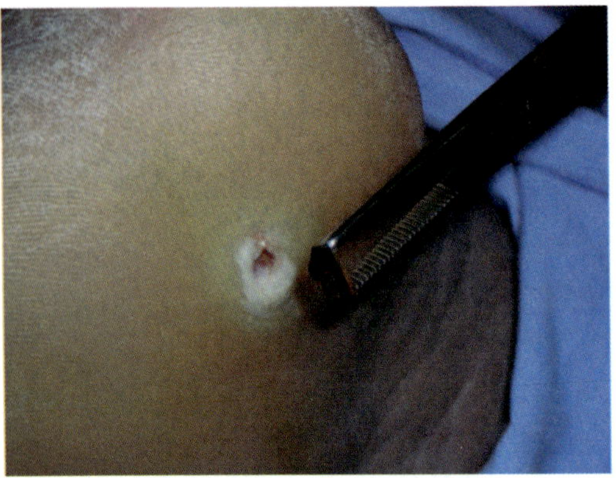

Figura 12.2 Pé insensível. Observar o fragmento de vidro que estava incluso na região do metatarso sem qualquer queixa álgica.

Para a avaliação da dor neuropática pode-se usar a escala de dor específica para essa alteração conforme descrito a seguir.

A polineuropatia diabética pode estar associada ao comprometimento motor e, nesse caso, ocorre o efeito cumulativo de alteração de fibra motora, caracterizada pela perda da propriocepção, do movimento articular e fraqueza muscular. Clinicamente são observadas deformidades como acentuação do arco plantar, valgismo de hálux, dedos em garra, dedos em martelo, proeminências de metatarso, atrofia da musculatura interóssea em mãos e pés, limitação da mobilidade articular e marcha atáxica.[27] As alterações citadas resultam em maior pressão plantar, sendo considerada um importante fator para a formação da úlcera.

As Figuras 12.3 e 12.4 apresentam um tipo de deformidade que o paciente diabético pode apresentar nos pés, a Figura 12.5 as

Escala de dor neuropática

1. Quão intensa é sua dor?

Sem dor	0 1 2 3 4 5 6 7 8 9 10	Dor mais intensa possível

2. Informe o quão importante é sua dor:

Ausência da dor em pontada	0 1 2 3 4 5 6 7 8 9 10	A mais intensa sensação de dor em pontada imaginável (como facada)

3. Informe como você sente a sensação de dor em queimação:

Ausência de queimação	0 1 2 3 4 5 6 7 8 9 10	A mais intensa sensação de queimação imaginável (como fogo)

4. Informe como sente sua dor em peso:

Ausência de dor em peso	0 1 2 3 4 5 6 7 8 9 10	A mais intensa sensação de dor em peso imaginável

5. Informe quão fria é sua dor:

Ausência da sensação de dor fria	0 1 2 3 4 5 6 7 8 9 10	A mais intensa sensação de dor fria imaginável

6. Informe quão sensível é o contato ou o uso de roupa:

Ausência de pele sensível	0 1 2 3 4 5 6 7 8 9 10	A mais intensa sensação de pele sensível imaginável (como pele ralada)

7. Informe o quão é a sensação de coceira:

Sem sensação de coceira	0 1 2 3 4 5 6 7 8 9 10	A mais intensa sensação de coceira imaginável

8. Qual das frases melhor descreve a ocorrência de sua dor (sinalize apensa uma)?

( ) Eu sinto dor constante e, ocasionalmente, dor mais intensa e com rápida duração
( ) Descreva a dor constante
( ) Descreva as crises de dor mais intensa
( ) Eu sinto uma única dor todo o tempo. Outras vezes eu não sinto dor
( ) Descreva esta dor ocasional

9. Informe quão desagradável é sua dor:

Ausência da dor desagradável	0 1 2 3 4 5 6 7 8 9 10	A mais desagradável dor imaginável

10. Informe qual é a intensidade da dor na profundidade em relação à dor na superfície de seu corpo:

Ausência de dor profunda	0 1 2 3 4 5 6 7 8 9 10	A mais intensa sensação de dor profunda imaginável

11. Quão intensa é sua dor superficial:

Ausência de dor superficial	0 1 2 3 4 5 6 7 8 9 10	A mais intensa sensação de dor superficial imaginável

Fonte: Pedrosa H, Olavo J, Gozzani J, Yeng LT, Teixeira MJ, Barros N *et al.* Manifestações clínicas, avaliação e fundamentos do tratamento da neuropatia diabética. *The Endocrinologist* 2004; S1-S36.

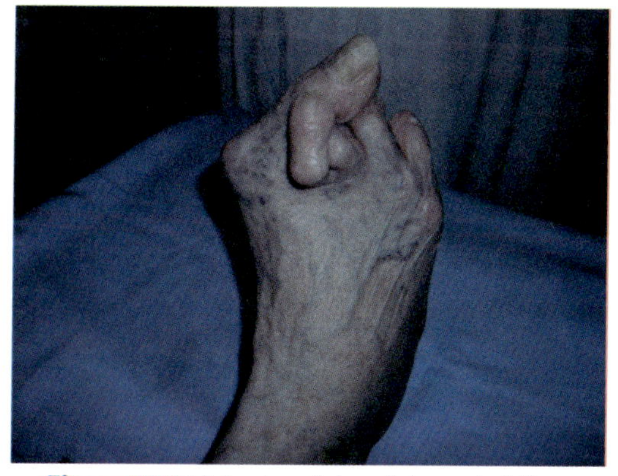

Figura 12.3 Visão dorsal do valgismo de hálux.

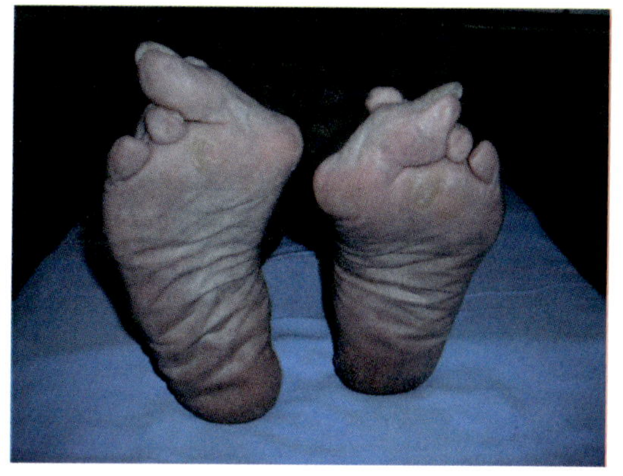

Figura 12.4 Visão plantar do valgismo de hálux.

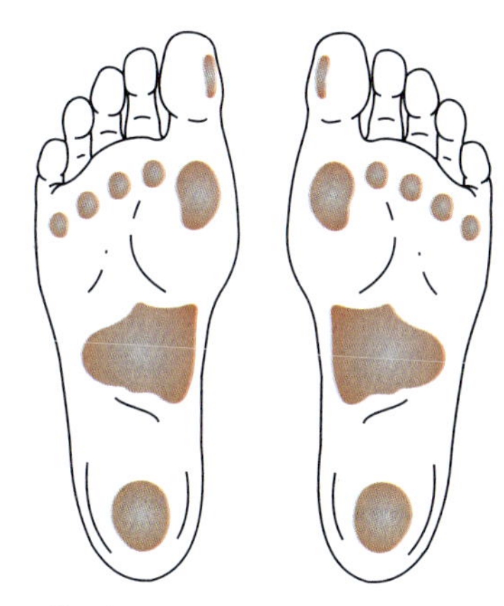

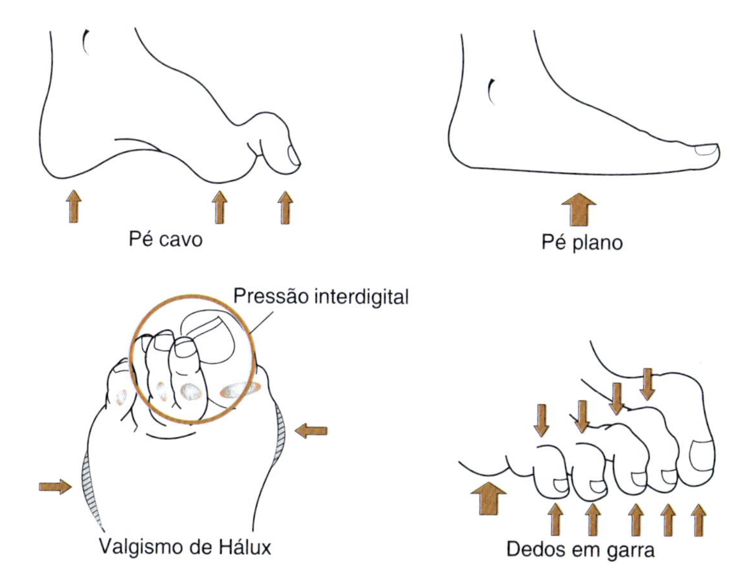

Figura 12.5 Áreas de risco de ulceração nos pés em diabéticos. (*Fonte*: Pedrosa HC. (Dir.) Grupo de Trabalho Internacional sobre Pé Diabético. Consenso Internacional sobre Pé Diabético, 2001.)

áreas de risco de ulceração correlacionadas com as principais deformidades.

Na síndrome da limitação da mobilidade articular (LMA), a pele e as cápsulas articulares das mãos, dos pés e dos tornozelos tornam-se enrijecidas por colágeno, prejudicando a flexibilidade das articulações. A provável etiologia relaciona-se à glicosilação do colágeno.

Nos pacientes portadores de LMA, as palmas e os dedos das mãos não se justapõem e forma-se um espaço de tamanho variável entre elas, dependendo do grau de acometimento das articulações ("sinal da prece"). Da mesma maneira, pode ocorrer a LMA nos dedos dos pés, e o paciente não consegue articulá-los. Esse fato é avaliado solicitando-se ao paciente que apanhe uma meia no solo com os dedos. Não é um exame neurológico, mas é importante para a avaliação do pé. A redução da mobilidade das articulações plantares está associada à pressão plantar elevada que constitui aumento do risco de ulceração.[23]

A neuropatia autonômica periférica caracteriza-se pelo comprometimento das fibras simpáticas e pode causar diminuição ou ausência da sudorese (anidrose) que causa ressecamento da pele, predispondo a rachaduras e fissuras (Figuras 12.6 e 12.7). A neuropatia autonômica também pode causar relaxamento (abertura) dos *shunts* arteriais na superfície plantar. A abertura dos *shunts* resulta em redirecionamento do fluxo sanguíneo para fora dos capilares e para a superfície da pele, com consequente vasodilatação dorsal dos pés, diminuição do oxigênio transcutâneo e arterialização do sangue venoso do pé, aumento da temperatura tecidual e da demanda metabólica, predispondo à formação de edema com subsequente aumento da pressão tissular, resultando em piora do fluxo capilar. Há ainda aumento da perda do tecido adiposo subcutâneo do pé, cuja etiologia não está totalmente explicada, aumentando os pontos de pressão no pé.[14,15,23]

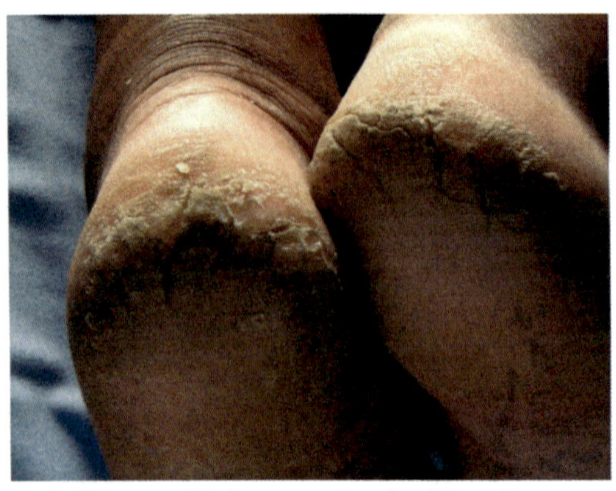

Figura 12.6 Calcâneos com rachaduras e fissuras.

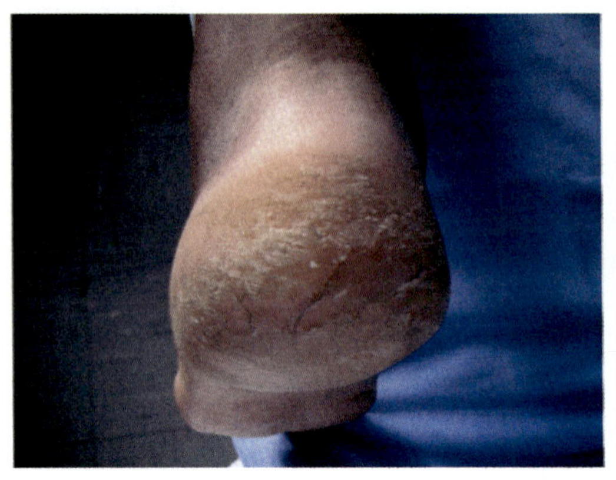

Figura 12.7 Calcâneos após cuidado quiropódico.

Neuroartropatia de Charcot

Os pacientes portadores de neuropatia diabética podem desenvolver uma complicação grave: a artropatia de Charcot. Ela manifesta-se tardiamente, normalmente cerca de 10 anos após o diagnóstico do DM. É considerada uma complicação devastadora.[8] A prevalência varia significativamente de 0,08 e 7,5% e é limitada pelo pequeno número de estudos populacionais e prospectivos.[8,15]

A neuroartropatia de Charcot é também conhecida como pé de Charcot. A sua fisiopatologia está relacionada com a perda da sensibilidade protetora do pé, particularmente a sensibilidade tátil e dolorosa e principalmente à perda da sensibilidade proprioceptiva. Isso leva ao aumento do estresse mecânico repetitivo e a lesões capsuloligamentares e osteoarticulares. É uma condição não infecciosa, progressiva, que acomete uma ou mais articulações, caracterizada por desarranjo articular, fraturas patológicas e destruição da arquitetura do pé, associada à neuropatia diabética.[8]

O quadro clínico inicial do paciente portador de neuroartropatia de Charcot não difere daquele que apresenta uma fratura aguda do pé, a não ser pela ausência completa de dor ou presença de dor desproporcional à intensidade do trauma. Em razão de a sensibilidade estar alterada, muitas vezes o paciente não reconhece um episódio característico de trauma antecedente às lesões.

As lesões da neuroartropatia de Charcot localizam-se preferencialmente no mediopé. Caracterizam-se pela destruição óssea e deformidade progressiva. Essas deformidades podem contribuir para o aparecimento de espículas ósseas plantares, as quais, por sua vez, produzem áreas de hiperpressão.

As principais deformidades secundárias à neuroartropatia de Charcot são colapso do arco medial e/ou pé em mata-borrão, desvio em varo ou valgo do retropé e desvio em abdução do antepé. Além de hipermobilidade, crepitações e instabilidade. Podem surgir deformidades grosseiras que tornam difícil a adaptação de calçados ou órteses.[24]

A fase aguda da neuroartropatia de Charcot é caracterizada por edema intenso, aumento da temperatura cutânea, rubor e dor (75% dos casos), derrame articular e reabsorção óssea. Na pele intacta, esse quadro é patognomônico de agravo agudo.[24]

A neuropatia motora periférica causa deformidades nos pés, enquanto a neuroartropatia de Charcot provoca o colapso longitudinal do arco médio do pé; com isso, essas áreas apresentam risco de ulceração, uma vez que a neuropatia sensorial não permite que estas áreas, ao sofrerem pressão, provoquem na pessoa a sensação de desconforto ou dor, pois os pés estão insensíveis (Figura 12.8).

A úlcera dificulta o diagnóstico diferencial com osteomielite. A sondagem e a biopsia óssea representam o método mais específico para distinguir osteomielite de neuroartropatia de Charcot.[8]

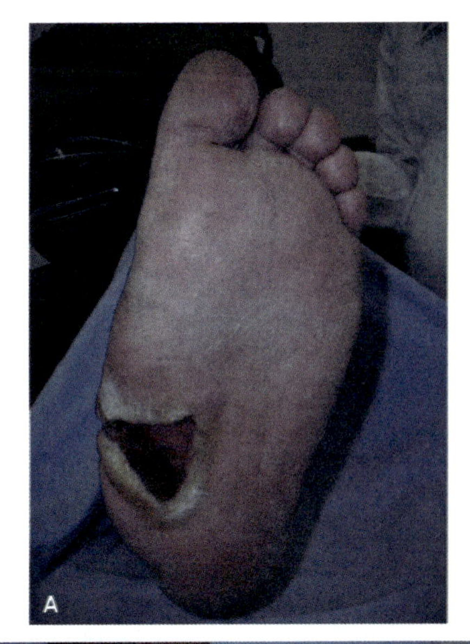

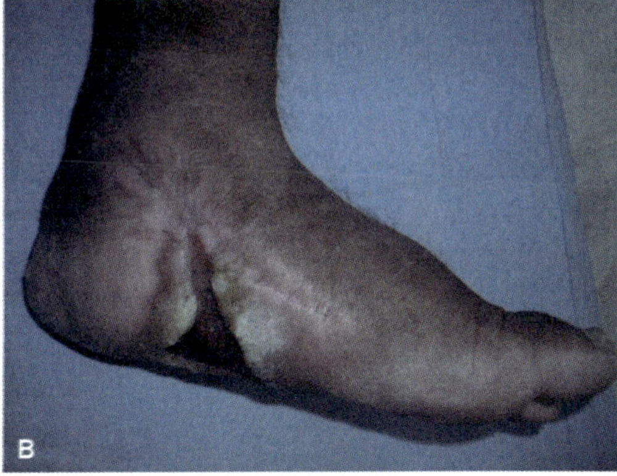

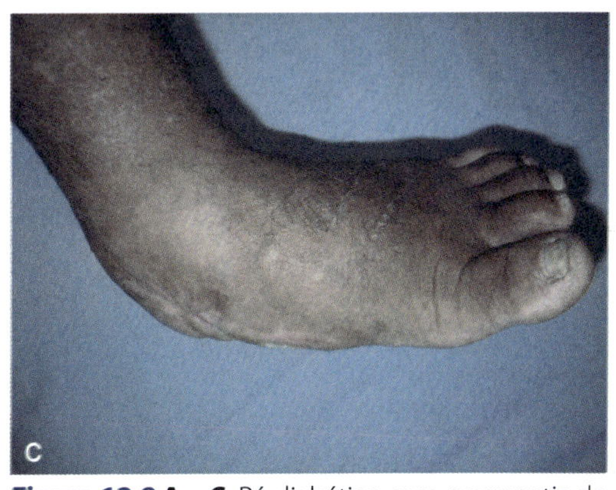

Figura 12.8 A a **C**. Pé diabético com neuropatia de Charcot.

Enquanto o tratamento da osteomielite baseia-se em tratamento conservador com antibiótico ou cirúrgico, na neuroartropatia adota-se a imobilização com redução do estresse. O alívio da carga deve ser feito com bota de gesso de contato total, bota de contato total instantâneo ou cadeira de rodas, para proteger a articulação de danos posteriores, durante, no mínimo, 8 a 12 semanas. Após esse período, inicia-se a fase coalescente, com redução do edema e da temperatura. A deambulação com segurança deve ser realizada com proteção articular com órtese ou bota removível.[19,22-24]

Infecção

Não há consenso se o DM é fator de risco independente para infecções, porém, quando ocorrem, são mais agressivas e apresentam maior incidência de complicações e mortalidade.[25,26]

A supressão da insulina reduz a atividade de leucócitos e macrófagos nas fases precoces do processo de cicatrização, interferindo no crescimento de fibroblastos e, consequentemente, na formação de colágeno. A hiperglicemia causa hipoxia tissular em razão do acúmulo de sorbitol na parede celular, resultando em edema e subsequente comprometimento funcional. A glicolisação da hemoglobina A1c altera o transporte de oxigênio para os tecidos. A formação de novos capilares torna-se comprometida, pois as células endoteliais e os fibroblastos não crescem ou replicam em ambiente hipóxico.[25]

Nos diabéticos há comprometimento dos mecanismos defensivos incluindo quimiotaxia defeituosa ou deficiência de fagocitose, da atividade bacteriana intracelular ou da opsonização sérica, que são fatores essenciais na fase inicial da resposta imunológica à infecção.[25]

Há redução na quantidade dos linfócitos T *helper* na presença de mau controle do diabetes. Em razão das alterações no sistema imunológico, o diabético pode não apresentar febre, sinais de toxicidade sistêmica e/ou leucocitose, até fases adiantadas do processo infeccioso, dificultando o diagnóstico e adiando o tratamento, o que contribui para o aumento da morbimortalidade.[26]

A neuropatia periférica proporciona a ocorrência de traumas sobre o tecido cutâneo, e a arteriopatia, aliada à disfunção leucocitária, favorece a instalação e o desenvolvimento de infecções nas camadas superficiais da pele e no tecido subcutâneo, podendo evoluir rapidamente para as aponeuroses, tendões e as estruturas osteoarticulares, causando destruições e comprometimento funcionais irremediáveis.[25,26] A infecção frequentemente causa extensas tromboses na circulação arterial periférica, exacerbando a isquemia e ocasionando necrose tecidual.[25]

Avaliação dos membros inferiores

Avaliação vascular

Para avaliação vascular dos membros inferiores, a palpação dos pulsos tibiais posteriores e pediosos é registrada como presente, diminuído ou ausente. Entretanto, não é definitiva para identificar DAP, pois os pulsos podem estar diminuídos na presença de edema ou ausentes.[15] Diante de sinais e sintomas de DAP (claudicação, dor em repouso, úlcera de difícil cicatrização, temperatura da pele diminuída, cianose e escassez de pelos) ou dificuldade de palpação do pulso, a medida do índice tornozelo/braço (ITB) deverá ser efetuada.[8] A calcificação da camada média da artéria (aterosclerose de Mönckeberg) (Figura 12.9), frequente nos diabéticos, torna a artéria muito pouco compressível, resultando em pressão sistólica artificialmente alta, o que compromete o resultado do ITB.[8]

Os resultados da aferição do ITB deverão ser assim interpretados, segundo Bittar e Zagury:[17]

- ITB entre 0,90 e 1,30: normal
- ITB entre 0,70 e 0,90: DAP leve
- ITB entre 0,40 e 0,70: DAP moderada

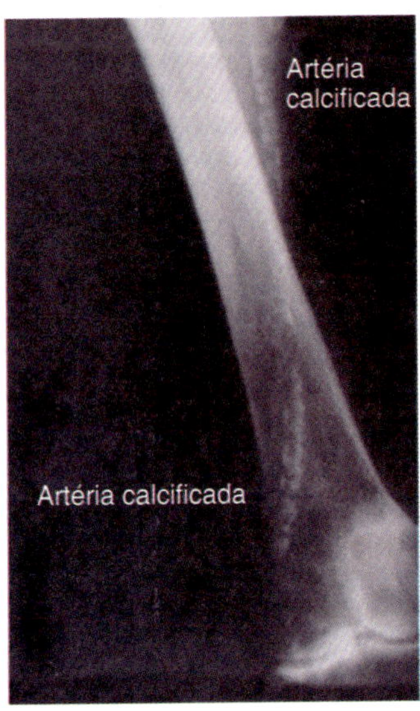

Figura 12.9 Calcificação da artéria.

- **ITB abaixo de 0,40:** DAP grave
- **ITB acima de 1,30:** rigidez arterial/aterosclerose

Há quatro estágios para a classificação da insuficiência de acordo com Fontaine:[8]

- **Estágio 1:** doença arterial oclusiva sem sintomas clínicos
- **Estágio 2:** claudicação intermitente
- **Estágio 3:** dor isquêmica em repouso
- **Estágio 4:** ulceração ou gangrena

Uma vez detectadas alterações nas avaliações preliminares, o paciente deverá ser encaminhado para avaliação e acompanhamento com angiologista, ou serviço de urgência, dependendo do comprometimento arterial e tecidual.[8,15]

Testes neurológicos e biomecânicos

As diretrizes da Sociedade Brasileira de Diabetes (2009) recomendam os testes de *sensibilidade tátil, vibratória, dolorosa, térmica* e *pesquisa de reflexos tendinosos* para classificar o paciente quanto aos aspectos neuropáticos do pé.

Teste de sensibilidade tátil

A sensibilidade tátil pode ser detectada com o uso do estesiômetro ou monofilamento Semmes-Weinstein 5.07 – 10 g (cor laranja – *kit* Sorri) ou algodão.

A finalidade do teste é detectar alterações de fibra grossa e avaliar a sensibilidade protetora plantar. Apresenta sensibilidade de 66 a 91%, especificidade de 34 a 86% e valor preditivo negativo de 94 a 95%, tornando-o um instrumento ideal para rastrear polineuropatia diabética (PD).

Seu uso deve limitar-se a dez pacientes por dia, seguido de um repouso de 24 h para que atinja 500 h de meia-vida do instrumento em boas condições. Atualmente, recomenda-se testar quatro áreas plantares: hálux (falange distal), primeiro, terceiro e quinto metatarsos. Ao paciente deve ser solicitado que diga *sim* durante o toque e outra aplicação confirmará a identificação do local testado. Qualquer área insensível indica perda da sensibilidade protetora.

Técnica do teste com monofilamento

O paciente não deve ver quando o examinador aplica o filamento. Os quatro locais de teste em ambos os pés são: hálux e primeiro, terceiro e quinto metatarsos (Figura 12.10).

A Figura 12.11 ilustra a técnica para verificação da sensibilidade tátil com a utilização do monofilamento de 10 g.

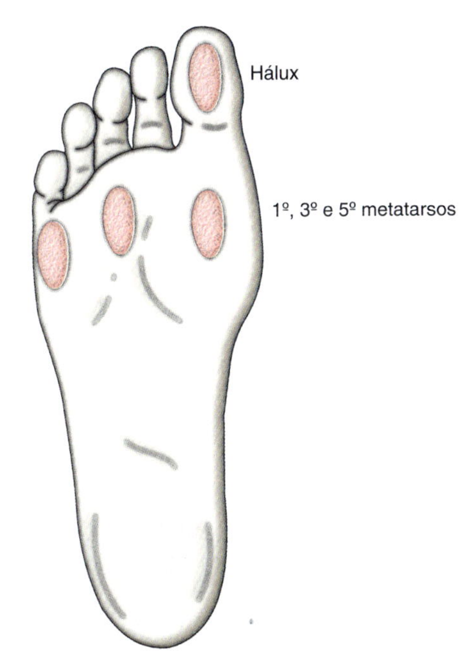

Figura 12.10 Locais de teste com monofilamento de 10 g (monofilamento de 5.07 de Semmes-Weinstein).

Aplicação do monofilamento no hálux

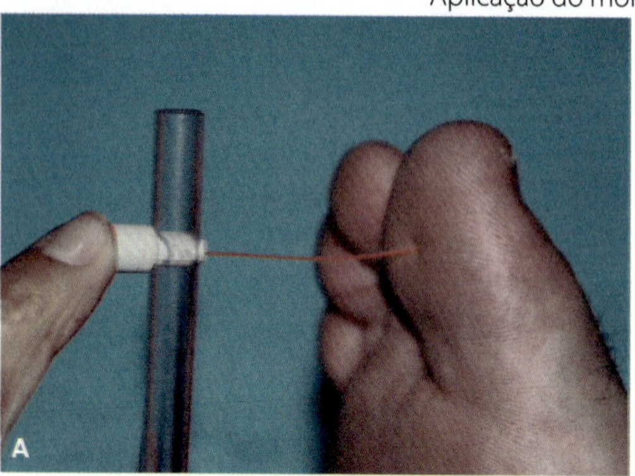

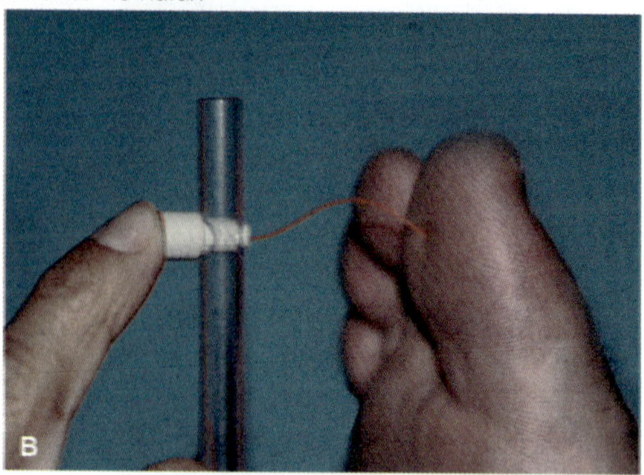

Aplicação do monofilamento no 1º metatarso

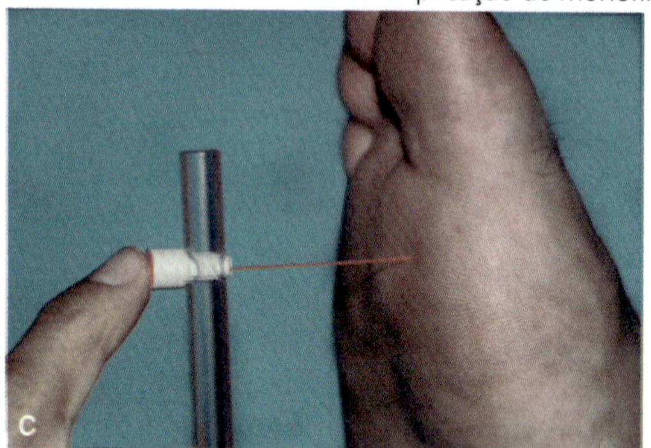

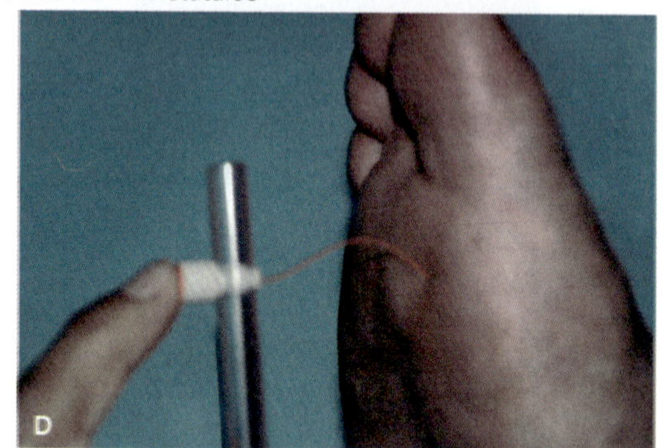

Aplicação do monofilamento no 3º metatarso

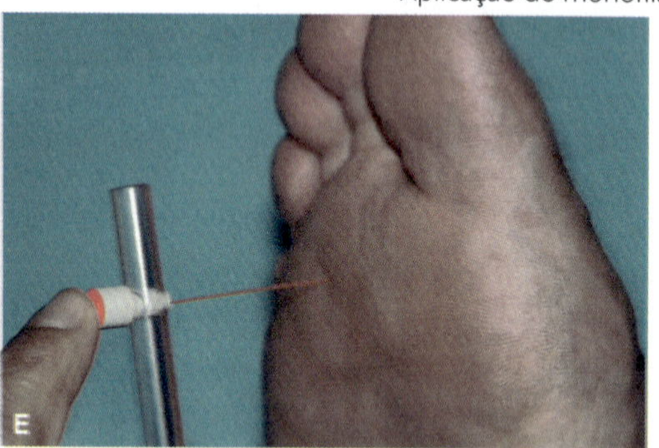

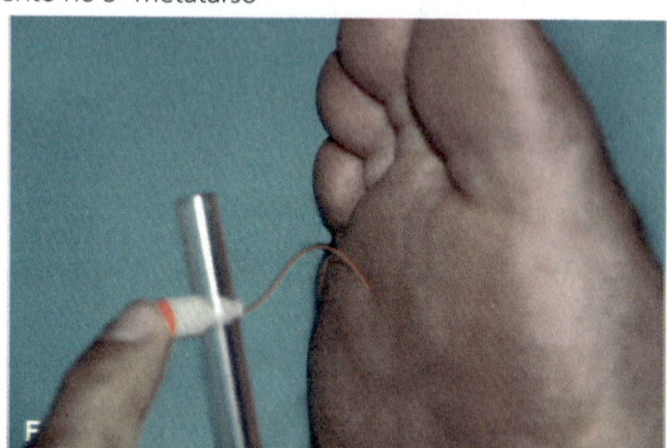

Aplicação do monofilamento no 5º metatarso

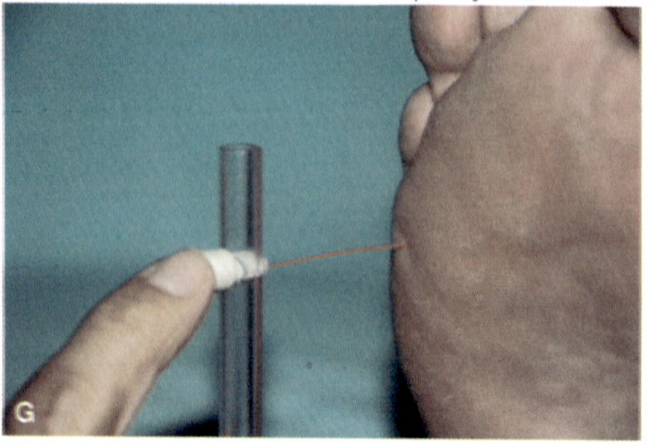

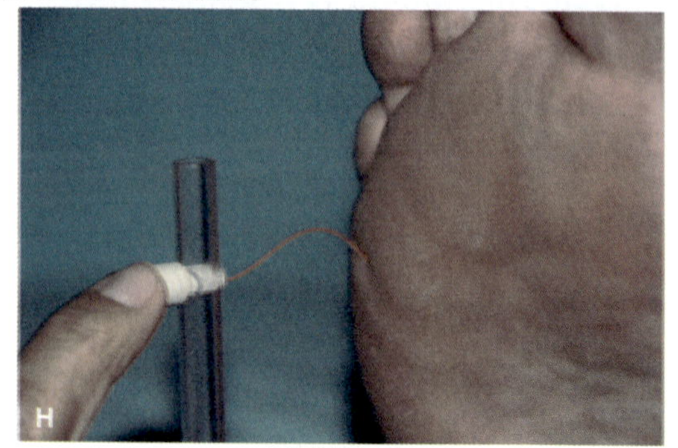

Figura 12.11 A a **H**. Sequência de áreas de teste com monofilamento.

Descrição do teste com monofilamento

- Aplique o monofilamento perpendicularmente à superfície da pele
- Aplique apenas com força suficiente para encurvar o filamento
- A duração total do procedimento, do contato com a pele, não deve exceder 2 s
- Aplique uma vez e verifique se o paciente sentiu o toque
- Aplique uma segunda vez e verifique se o paciente identifica o local testado
- *Há sensação* protetora se o paciente percebe o toque
- *Não há sensação* protetora se o paciente não percebe o toque em qualquer uma das áreas
- Procure encorajar o paciente durante o teste.

Observações importantes

- Não aplique o monofilamento em torno do perímetro de uma úlcera, calo, cicatriz ou necrose
- Evite deslizar o monofilamento sobre a pele e não faça toques repetitivos sobre a área de teste
- Não permita que o monofilamento escorregue e, se acontecer, repita o procedimento.

Teste de sensibilidade vibratória do pé

Existem instrumentos específicos para avaliação das fibras grossas do pé. Entre esses, destacam-se o diapasão de 128 Hz (Figura 12.12) e o bioestesiômetro.

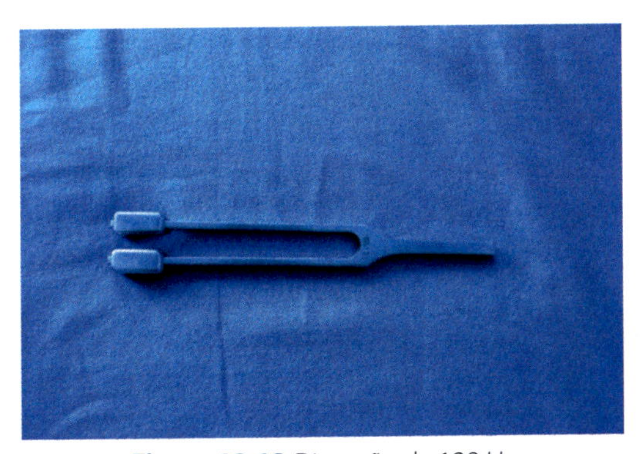

Figura 12.12 Diapasão de 128 Hz

A seguir são descritas as etapas da avaliação do pé do diabético com o diapasão de 128 Hz:

- Peça ao paciente que feche os olhos
- Demonstre ao paciente a sensação a ser esperada, tocando seu queixo, punho, cotovelo ou clavícula, com o diapasão em vibração
- Faça o diapasão vibrar, batendo nele próximo à base de seus dentes com a parte posterior da mão
- Coloque o diapasão na base da unha do hálux durante 10 s, pelo menos (Figura 12.13)
- A aplicação deve ser perpendicular e com pressão constante
- A resposta pode estar presente ou ausente
- O teste é repetido no pé homólogo
- Se o paciente for incapaz de perceber a vibração no hálux, o teste deve ser repetido nos segmentos mais proximais, como o maléolo ou tuberosidade da tíbia
- Procure encorajar o paciente durante o teste.

Teste de sensibilidade dolorosa

Um palito deve ser aplicado próximo à unha do hálux, bilateralmente, com força suficiente para deformar a pele, e qualquer in-

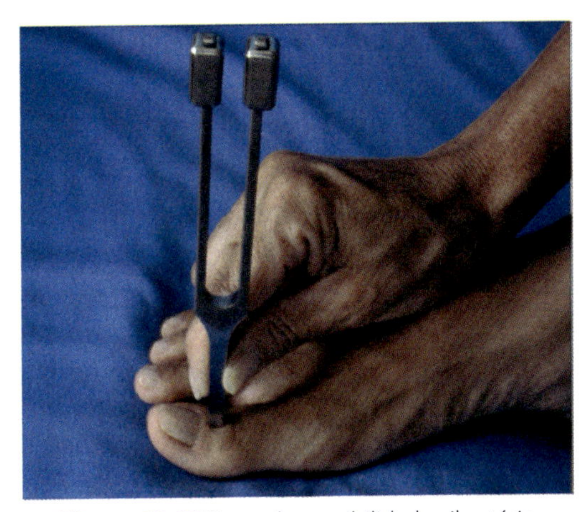

Figura 12.13 Teste de sensibilidade vibratória.

sensibilidade observada é interpretada como perda de sensibilidade protetora.

Teste de sensibilidade térmica

Ao frio, pode ser usado o cabo de diapasão ou tubo de ensaio com água fria, e, ao calor, tubo de ensaio com água morna. Aplica-se no dorso do pé, verificando a sensação relatada pelo paciente.

Pesquisa de reflexos tendinosos | Reflexo aquileu

Esse exame é um teste de arco reflexo. As doenças do músculo, dos nervos aferente e eferente, da raiz do nervo espinal ou da medula espinal podem abolir o reflexo tendinoso. As respostas são geralmente classificadas em presentes, aumentadas ou ausentes.

A seguir são descritas as etapas da avaliação do reflexo aquileu:

- O paciente deve estar relaxado e ajoelhado sobre uma margem de uma cadeira de respaldo alto, estável, com suas costas voltadas para o examinador
- Usar um martelo de reflexo (Figura 12.14) com cabeça macia e peso suficiente para que seja eficaz
- Segurar o cabo do martelo entre o polegar e o indicador
- Usar o punho e não o braço para movimentar o martelo, fazendo-o bater (não o empurre). O uso adequado proporciona um movimento de percussão rápido e direto
- Testar os reflexos em ambos os lados
- Aplicar uma suave pressão sobre a planta do pé (causando certa dorsoflexão, estiramento do músculo)
- Repercutir o tendão de aquiles e observar a flexão plantar do pé, por meio da contração dos músculos gastrocnêmio e solear (Figura 12.15).

A perda de sensibilidade protetora (PSP) é fator-chave para o desenvolvimento de ulceração e maior vulnerabilidade a traumatismos (quedas, cortes de unhas e uso de calçado inadequado).

Observações importantes

Avalie os resultados dos testes neurológicos e biomecânicos conforme as recomendações das diretrizes da ADA e da SBD, ou seja, monofilamento 10 g associado a um dos seguintes testes:

- Diapasão de 128 Hz – vibração
- Pino ou palito – dor profunda
- Martelo – reflexo aquileu
- Bioestesiômetro

Observação: Dois testes alterados indicam PSP.

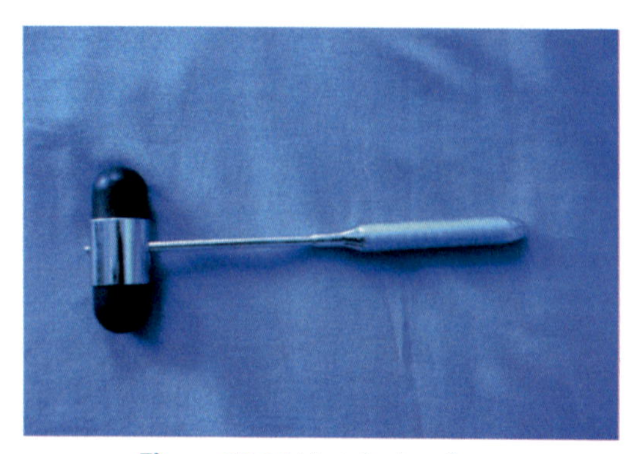

Figura 12.14 Martelo de reflexo.

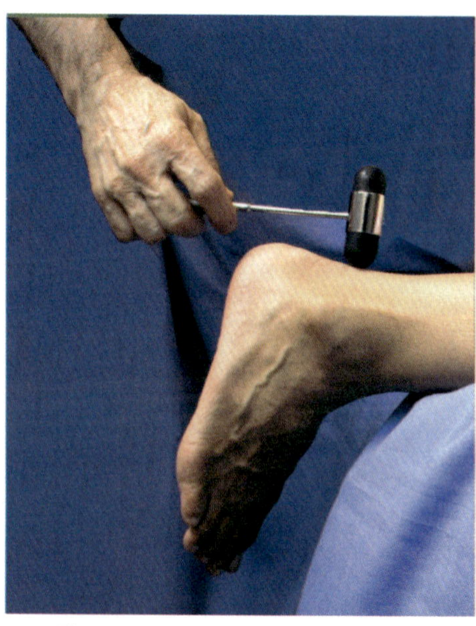

Figura 12.15 Teste de reflexo aquileu.

Classificação de risco do pé do diabético

O exame clínico associado aos testes neurológicos e vasculares simples, de baixo custo e boa sensibilidade e especificidade são essenciais para diagnóstico de neuropatia ou arteriopatia, pois alguns pacientes podem ser assintomáticos, mas apresentarem danos neurológicos ou vasculares ao ser submetidos aos testes e avaliações específicas.

Com base nos resultados da avaliação vascular, dos testes neurológicos e biomecânicos, deve-se proceder à classificação de risco de ulceração que a pessoa com diabetes apresenta. A Tabela 12.3 apresenta o escore e a definição de risco, as recomendações de tratamento e o seguimento preconizados em 2008 pela ADA e American Association of Clinical Endocrinologists (AACE).

A classificação de risco é um passo muito importante no processo de avaliação do pé do diabético por subsidiar a elaboração de planejamento do tratamento fundamentando intervenções oportunas e adequadas ao risco que o portador de diabetes apresenta.[10]

Úlcera no pé do paciente diabético

A úlcera no pé decorrente das complicações do DM é definida como uma lesão espessada que atinge a derme, localiza-se na região abaixo do tornozelo, acomete pacientes diabéticos, independente do seu tempo de existência. A necrose e a gangrena de pele são consideradas como úlcera.[15]

A prevalência dessas úlceras nos países desenvolvidos foi estimada em aproximadamente de 4 a 10% das pessoas com diabetes com idade inferior a 50 anos. Em pessoas mais jovens, com DM1 ou DM2, a prevalência foi estimada entre 1,7 e 3,3%, comparando-se a 5 a 10% nas pessoas mais idosas.[8]

Fatores de risco para ulceração

A neuropatia e a arteriopatia periférica podem ter como consequência o desenvolvimento de úlceras. O profissional de saúde necessita conhecer as características de ambas, a fim de instituir o tratamento adequado, tornando sua ação oportuna e eficaz na prevenção da amputação. Existem alguns fatores mais frequentemente observados que desencadeiam o surgimento da ulceração. Dentre estes, destacam-se :[8,15]

- Úlcera ou amputação prévia
- Neuropatia periférica
- Doença arterial periférica
- Alteração da biomecânica: limitação do movimento articular, proeminências ósseas, deformidades no pé, calos e artropatia de Charcot

Tabela 12.3 Classificação de risco – ADA-AACE 2008.

Risco	Definição	Recomendação de tratamento	Seguimento
0	Sem PSP Sem DAP Sem deformidades	Educação Calçados apropriados	Anual (clínico ou especialista)
1	PSP ± deformidades	Prescrição de calçados Cirurgia profilática	A cada 3 a 6 meses
2	DAP ± PSP	Prescrição de calçados Consulta com vascular	A cada 3 a 6 meses com especialista A cada 1 a 2 meses
3	Histórico de úlcera ou amputação	Como em 1, seguimento combinado com vascular	Especialista

DAP: doença arterial periférica; PSP: perda de sensibilidade protetora.
Fonte: Diretrizes da SBD, 2009.

- Deficiência visual
- Nefropatia diabética, principalmente em pessoas em tratamento dialítico
- Mau controle metabólico
- Tabagismo
- Condições socioeconômicas (baixa posição social, acesso precário ao sistema de saúde, não adesão ao tratamento, negligência e educação terapêutica precária do profissional e da pessoa com diabetes).

Tipos de úlceras

A classificação da úlcera se baseia no fator causal, ou seja, pressão associada à neuropatia, comprometimento arterial ou ambos. Conforme a origem, são agrupadas em neuropáticas, isquêmicas ou neuroisquêmicas. Geralmente 55% delas são neuropáticas, 34% neuroisquêmicas e 10% isquêmicas.[7,24] As úlceras podem apresentar infecção em qualquer nível de complexidade.[29]

Úlcera neuropática

A grande maioria das úlceras no pé do paciente diabético é de origem neuropática e ocorrem nas áreas sob pressão aumentada. Nos casos típicos, as úlceras se desenvolvem na região plantar, principalmente sob as cabeças dos metatarsos, sob o hálux e no calcanhar.

Nos pés acometidos por neuropatia de Charcot, as úlceras surgem na área intermediária da região plantar. Essas lesões se iniciam com um calo ou espessamento do estrato córneo, evoluindo com hemorragia local, formação de bolha e, por fim, ulceração do tecido na região do calo.[30]

A Figura 12.16 ilustra úlceras neuropáticas em diferentes regiões plantares.

Úlcera isquêmica

O pé isquêmico pode apresentar pequenas úlceras planas, secas, distróficas e dolorosas (Figura 12.17), associadas ou não com necrose cutânea. A gangrena seca ocorre após a presença de celulite, que comumente é a responsável pela trombose dos pequenos vasos digitais, enquanto a gangrena úmida é decorrente de estenose ou obstrução de artéria de maior calibre. A gangrena úmida é precedida de palidez, rubor, bolhas azul-escuras e odor fétido.

Úlcera neuroisquêmica

A úlcera neuroisquêmica apresenta características comuns às úlceras neuropáticas e isquêmicas, uma vez que os pacientes apresentam neuropatia e isquemia (Figura 12.18).

As queixas e os achados físicos podem não ser típicos. A claudicação e a dor em repouso estão relacionadas com a maior probabilidade de amputação, entretanto pacientes diabéticos com ulceração nos pés não apresentam esses sintomas, apesar da presença de doença arterial periférica grave, pois a associação com neuropatia pode tornar o pé insensível. É um quadro grave no qual há risco muito aumentado para amputação.

É importante determinar a etiologia da úlcera diabética para definir o tipo de abordagem, inclusive o controle dos fatores dificultadores da epitelização, e também para avaliar o prognóstico, ou seja, após ter completado a anamnese e o exame físico, é importante que o examinador defina quanto da patologia observada se deve à infecção, neuropatia e isquemia. Caso isso não seja feito, não é possível elaborar um plano de tratamento racional.[33]

Na Tabela 12.4 estão listadas as principais características para diferenciação da etiologia da úlcera presente no pé do paciente diabético, ou seja, isquêmica e neuropática.

Infecção

A microangiopatia e as alterações imunológicas locais favorecem a ocorrência de complicações infecciosas, geralmente bacterianas nas úlceras.[26]

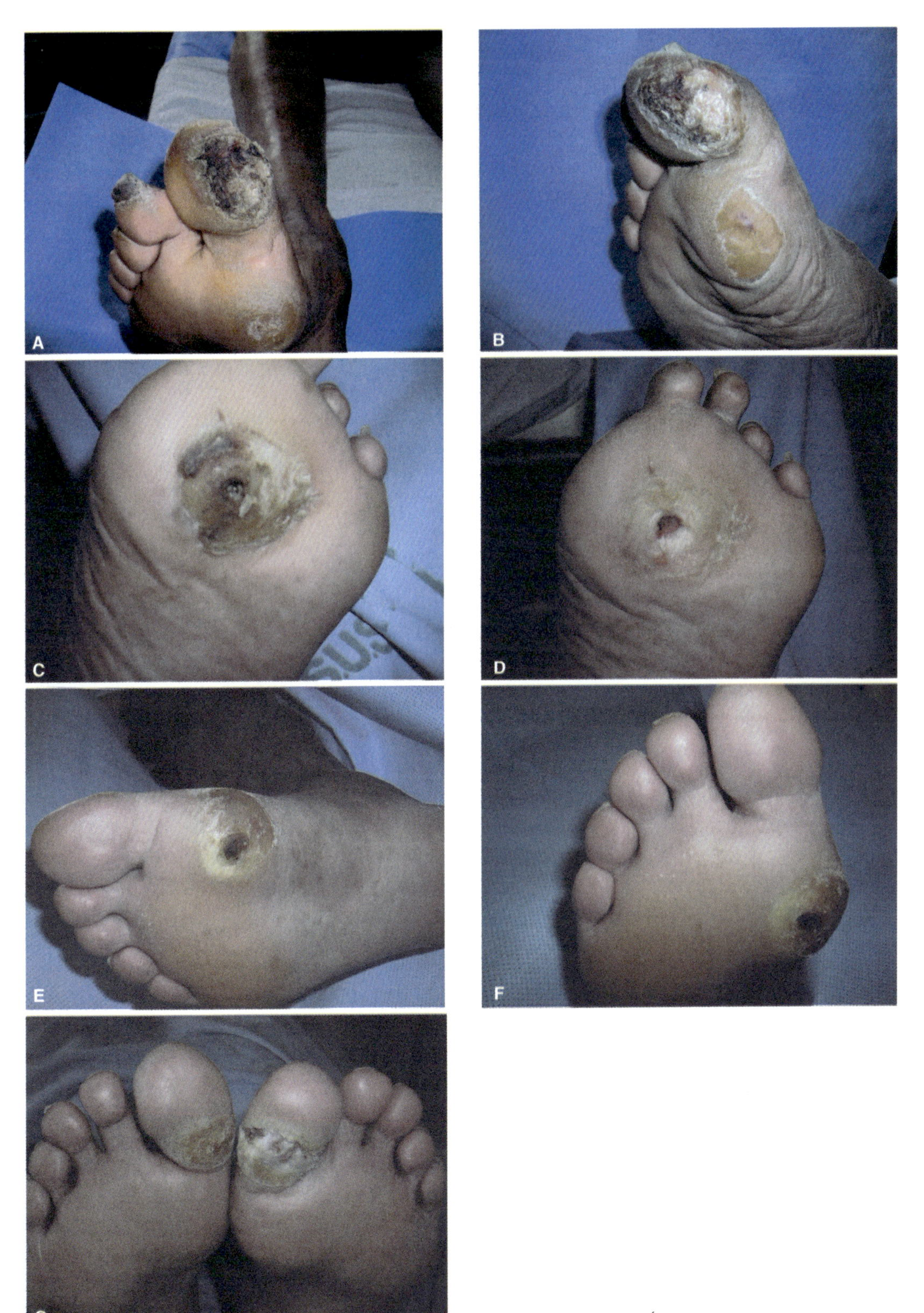

Figura 12.16 A a **G**. Úlceras neuropáticas.

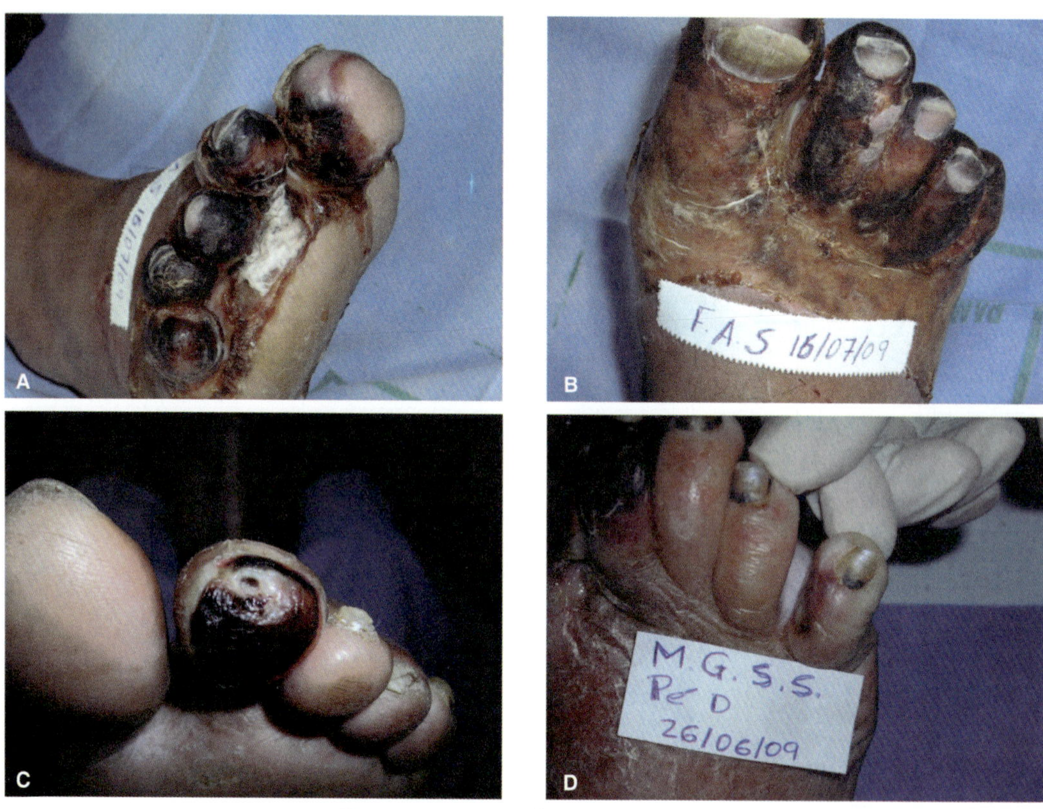

Figura 12.17 A a **D**. Úlceras isquêmicas.

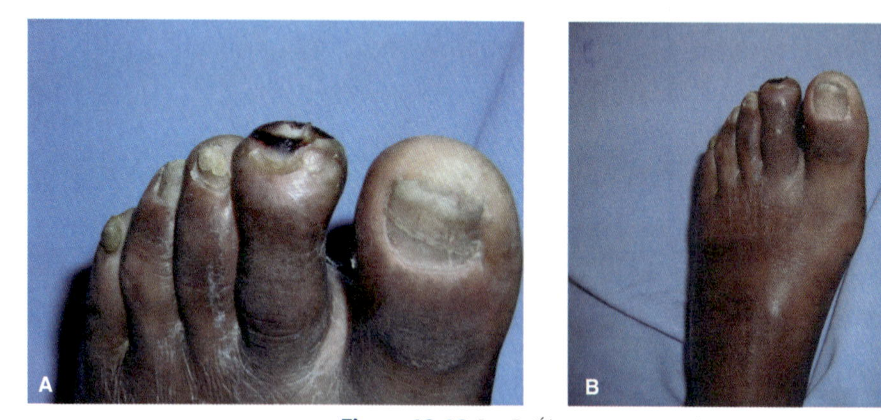

Figura 12.18 A e **B**. Úlcera neuroisquêmica.

As úlceras com infecção subjacentes têm seu processo de cicatrização dificultado por causa da competição pelo oxigênio e nutrientes que os microrganismos responsáveis estabelecem, provocando maior gravidade das úlceras.[31] A infecção é o fator mais associado às úlceras do pé do diabético. Cerca de 85% das amputações de membros inferiores são precedidas por úlceras infectadas.[27,32]

As Figuras 12.19 e 12.20 apresentam um paciente diabético com DAP, que, após traumatismo mecânico, desenvolveu úlcera isquêmica infectada que evolui para amputação aberta do hálux.

Tabela 12.4 Diagnóstico diferencial de úlceras neuropáticas e isquêmicas.

	Isquêmica	Neuropática
Aspecto	Forma irregular, leito pálido, necrose úmida ou seca	Forma redonda ou elíptica com bordas uniformes e hiperceratóticas, profunda (pode apresentar túneis), leito pálido
Localização	Distal, especialmente artelhos, interdigitais e calcanhares ou em outros locais onde ocorrer oclusão arterial	Regiões plantar e dorsal, prevalecendo a região plantar do hálux, cabeça do 1º metatarsiano e região dorsal dos dedos, seguido das regiões plantares dos outros dedos, cabeças dos demais metatarsianos, arco do pé e calcanhar, ou seja, áreas sob pressão e atrito frequente
Dor	Presente, aliviada quando as pernas ficam pendentes. Dor em repouso. Dor no ponto da ferida	Nenhuma, mas pode ocorrer disestesia ou hiperestesia
Deformidade	Ausente	Presente, como dedo em garra, proeminência da cabeça de metatarsiano, arco plantar acentuado ou plano
Temperatura da pele do pé	Fria	Quente
Cor do pé	Pálido, quando elevado, ou cianótico e rubor quando pendente	Róseo
Unhas	Atrofiadas	Atrofiadas
Pulsos	Diminuídos ou ausentes, ITB < 9	Pulsos palpáveis e amplos, ITB normal ou superior a 1,1 a 1,4, vasos dorsais distendidos
Pele	Atrofiada (fina e lustrosa), sem pelos rarefeitos ou ausentes	Seca, com rachaduras/fissuras nos pés e alterações osteoarticulares (Charcot)
Calos/ calosidades	Ausentes	Presente, especialmente na região plantar e dorsal dos dedos

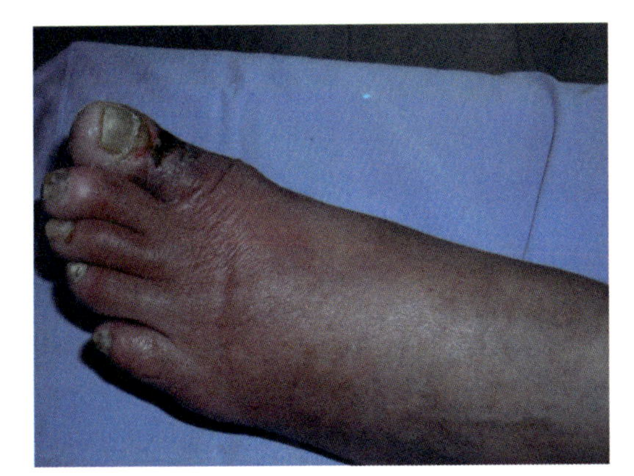

Figura 12.19 Úlcera isquêmica e infectada no hálux.

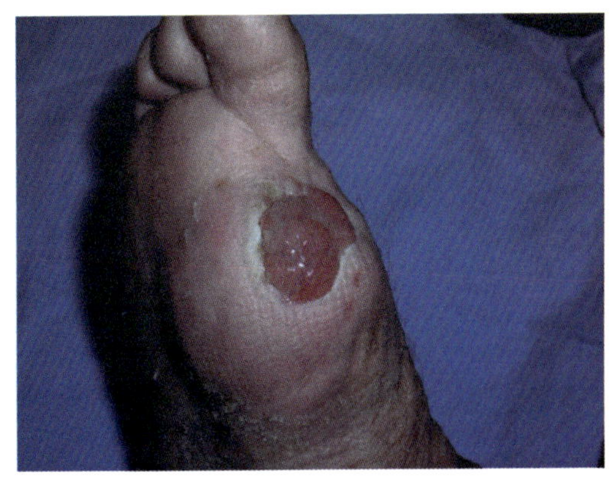

Figura 12.20 Coto de amputação do hálux e infecção controlada.

As infecções de áreas superficiais podem se estender para o subcutâneo, evoluindo com celulite ou erisipela, ou atingirem tecidos mais profundos, culminando com osteomielite. A infecção pode se manifestar pelo aumento do exsudato, precedendo a purulência franca e o odor fétido local e nos tecidos circundantes, presença de sinais flogísticos (edema, eritema e dor), febre, leucocitose e elevação da velocidade de hemossedimentação (VHS).[24]

A infecção dos músculos do pé e da perna e de seus tendões é ascendente e resulta de uma necrose tissular isquêmica; clinicamente, observa-se o empastamento doloroso da panturrilha, e as dosagens de criatinofosfoquinase (CPK) estão aumentadas.

As culturas bacterianas da superfície da ferida geralmente são imprecisas e não representam os microrganismos presentes dentro do tecido de granulação subjacente à lesão. Apesar de a biopsia de tecido ser o "padrão-ouro", é procedimento invasivo e os testes microbiológicos, nem sempre viáveis. Portanto, é necessário selecionar um método de cultura, procedendo a uma limpeza exaustiva da ferida, com retirada de esfacelos e coleta do material da região profunda da base da lesão, evitando a coleta de pus.[30]

Os diabéticos são também mais suscetíveis a infecções fúngicas superficiais, como onicomicoses e lesões cutâneas crônicas por *tinea pedis* (descamação, eritema, fissura, maceração e prurido nos espaços interdigitais ou vesículas e descamação em regiões plantares), que podem se complicar com infecções bacterianas secundárias.[26]

Classificação de lesões em pés de pacientes diabéticos

Há vários sistemas propostos de classificação de lesões e, atualmente, a mais utilizada e validada em serviços de pé diabético é a da Universidade do Texas, segundo a Diretriz de 2009 da Sociedade Brasileira de Diabetes, conforme Tabela 12.5.

A Figura 12.21 ilustra úlcera decorrente de DM, classificada em grau 2 e estágio C, conforme o sistema de classificação citado, uma vez que apresenta exposição de tendão e sinais de isquemia.

Prognóstico de cicatrização da úlcera

É importante verificar se há irrigação sanguínea suficiente para cicatrização da úlcera do pé diabético. Em um pulso palpável, a pressão arterial é de aproximadamente 80 mmHg. ITB $\geq$ 0,8 indica que não há doença arterial significativa, enquanto índices $<$ 0,5 sugerem que há insuficiência arterial grave. Entretanto, nas pessoas diabéticas, a calcificação das artérias interfere na avaliação do ITB, gerando um falso resultado, ou seja, $\geq$ 1,3.

Tabela 12.5 Sistema de classificação de lesões em pés de diabéticos elaborado pela University of Texas Health Science Center San Antonio (UT).

Estágio / Grau	Grau 0	Grau 1	Grau 2	Grau 3
Estágio A	Lesão pré- ou pós-ulcerativa epitelizada	Superficial, sem comprometer tendão, cápsula ou osso	Penetra o tendão ou a cápsula	Penetra o osso
Estágio B	Infecção	Infecção	Infecção	Infecção
Estágio C	Isquemia	Isquemia	Isquemia	Isquemia
Estágio D	Infecção e isquemia	Infecção e isquemia	Infecção e isquemia	Infecção e isquemia

Fonte: Diretrizes da Sociedade Brasileira de Diabetes, 2009.

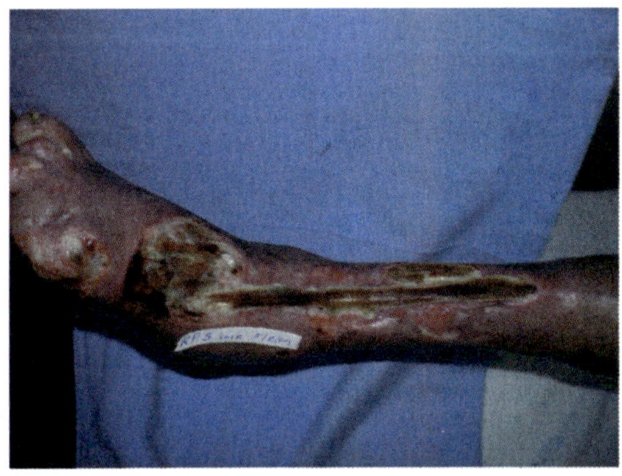

Figura 12.21 Úlcera diabética em grau 2 e estágio C.

A pressão transcutânea de oxigênio ($TcSO_2$) acima de 30% ou a fotopletismografia do dedo acima de 50 mmHg é indicador mais confiável da irrigação sanguínea para a cicatrização. Em contrapartida, esses exames não estão disponíveis na maioria dos serviços de saúde. Identificada a presença de claudicação e de dor em repouso, a pessoa deverá ser encaminhada para avaliação com um especialista.[15]

Tratamento da úlcera

O tratamento das úlceras, além do uso de cobertura, inclui desbridamento, alívio de pressão, controle da infecção e revascularização, quando há comprometimento arterial.

A escolha da cobertura é o fator final que tem influência na cura. O uso isolado de coberturas não levará cura da úlcera, sendo necessária a implementação de outras intervenções de tratamento. Coberturas apropriadas e usadas corretamente podem ajudar no manejo das complicações das ulcerações do pé; quando usadas incorretamente podem ter efeitos prejudiciais na lesão[34] e elevar os custos do tratamento.

Segundo o Consenso Internacional sobre Pé Diabético de 2007, o curativo ideal necessita das seguintes características:

- Criar e manter um ambiente úmido na ferida
- Proporcionar isolamento térmico
- Proporcionar proteção mecânica
- Não requerer trocas frequentes
- Apresentar uso seguro, não tóxico, bem como não causar sensibilização e ser hipoalergênico
- Ser livre de partículas contaminantes
- Não aderir à ferida
- Permitir a remoção sem dor ou trauma
- Ser capaz de absorver o excesso de exsudato
- Permitir a monitoração da ferida
- Permitir a troca gasosa
- Ser moldável
- Ser impermeável a microrganismos
- Ser de fácil aceitação pelo paciente
- Ser de fácil aplicação e ter custo acessível

As coberturas tradicionais ainda são utilizadas em muitos centros de referência no tratamento de lesões no pé de pacientes diabéticos, mas novos tipos de coberturas têm sido avaliados. As coberturas de alginato de cálcio, espumas, hidrogel placa e hidrocoloides têm sido utilizadas no tratamento das úlceras pela sua capacidade de absorver o exsudato da lesão e controlar o nível de umidade. Na prática clínica, além das coberturas citadas, também são usadas as coberturas com carvão e prata iônica. O uso de coberturas tem demonstrado que auxiliam o processo de cicatrização. No entanto, os resultados de pesquisas ainda são incipientes sobre o tema, uma vez que apresentam fragilidades metodológicas que impedem o estabelecimento de recomendações com força de evidência.[35]

Os novos tratamentos das lesões por diabetes incluem aplicação de coberturas com fatores de crescimento ou cultura de granulócitos (G-CSF), terapia com oxigênio hiperbárico e sistema fechado a vácuo. Há relatos de bons resultados a partir dessas terapias, entretanto, não são amplamente utilizados em razão do alto custo e da escassa disponibilidade nos serviços públicos.[35]

As abordagens sobre as úlceras nos pés de pacientes diabéticos incluem também desbridamento. As lesões neuropáticas, geralmente, necessitam dessa intervenção antes do início do tratamento com coberturas. É importante, na ferida neuropática, desbridar e explorar as áreas com calos para verificar a existência de ulceração sob o tecido hiperceratótico. A borda hiperceratótica e os tecidos desvitalizados impedem a cicatrização da lesão, assim como o tecido necrótico úmido das feridas isquêmicas. Entretanto, a necrose seca, na ferida isquêmica e neuroisquêmica, esse procedimento deve ser evitado até se avaliar as condições circulatórias da área e a cobertura com antibióticos, pois expõe a área, causando risco de infecção ou de progressão de infecção já instalada. Ressalta-se que o desbridamento deve ser interrompido quando houver exposição de tendão, penetração no plano da fáscia, sangramento ou queixa de dor.

A Figura 12.22 ilustra o processo de desbridamento mecânico.

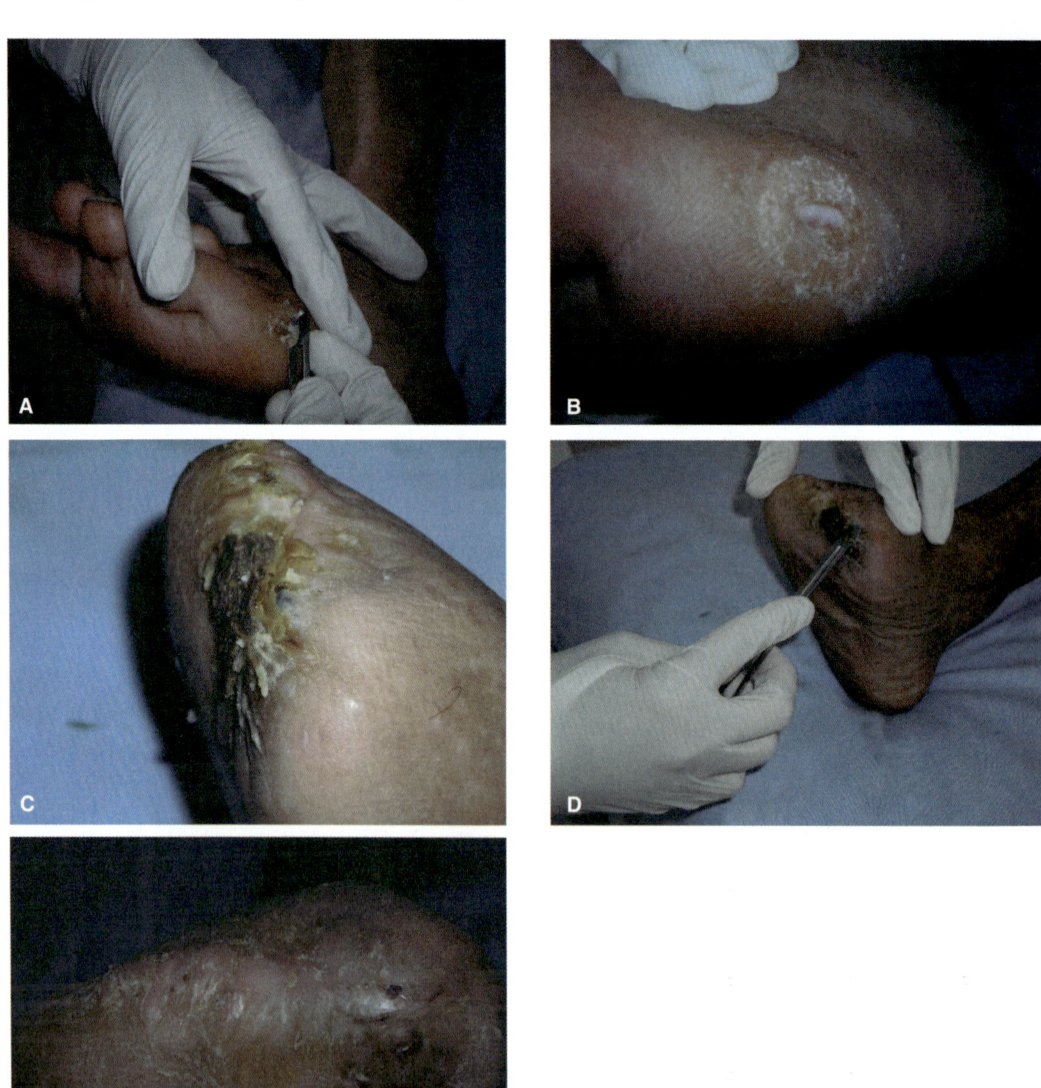

Figura 12.22 A a **E**. Desbridamento de calos.

Para a cura das úlceras, principalmente as de origem neuropática e neuroisquêmica, é importante a remoção dos fatores que provocam pressão localizada, o que pode exigir o uso de calçados especiais. Os profissionais devem estar capacitados a prescrever calçados terapêuticos em caso de úlcera plantar. O calçado poderá ser com alívio no antepé, mediopé ou no retropé dependendo da região acometida (Figura 12.23). Também é necessário orientar o uso de dispositivo de apoio para deambulação que poderá ser bengala canadense ou andador. O paciente idoso ou obeso deve evitar o uso de muletas devido à dificuldade de adaptação e risco de lesão do plexo braquial.

No caso de neuropatia de Charcot, recomenda-se o uso de bota imobilizadora (Figura 12.24) ou gesso de contato total.

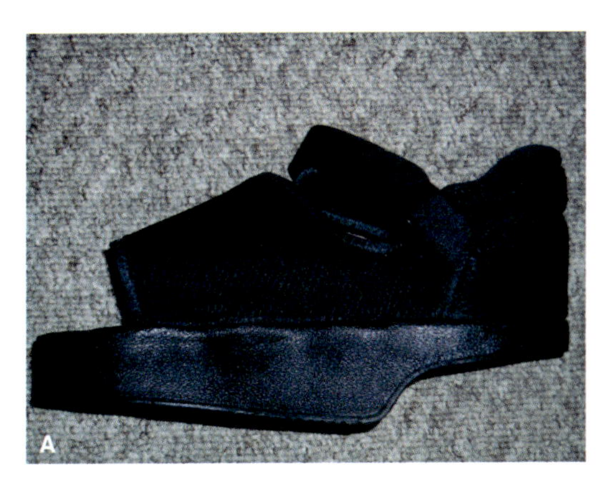

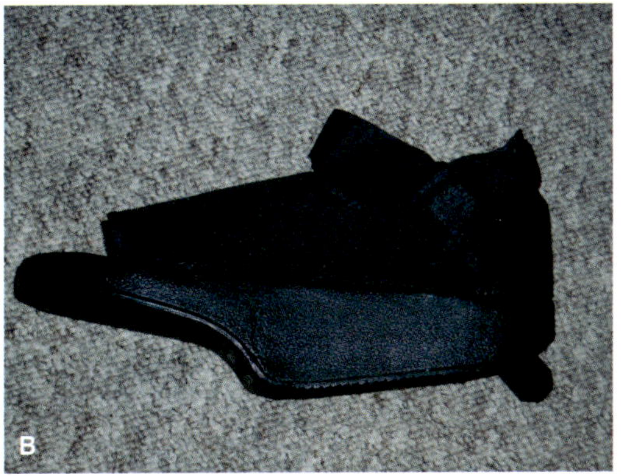

Figura 12.23 A e **B**. Calçados terapêuticos com plataforma alongada e apoio no retropé e antepé.

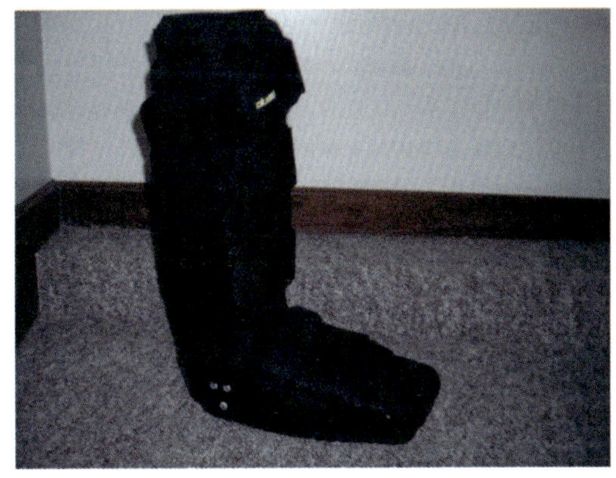

Figura 12.24 Bota de contato total.

Outra conduta a ser adotada pelo paciente é o uso de calçado fechado e meias de algodão no pé sadio, considerando que será o pé no qual haverá maior apoio.

Naqueles casos em que a úlcera ocorreu devido a uma deformidade nos pés, é necessária a avaliação de um fisioterapeuta especializado para a indicação de palmilhas e calçados protetores que deverão ser usados após a epitelização da úlcera, caso contrário, há o risco de recidiva, pois o fator causal não foi removido, que é a pressão aumentada em determinada área do pé.

Avaliação da dor

A dor é considerada uma experiência genuinamente subjetiva e pessoal. A percepção de dor é caracterizada como uma experiência multidimensional, diversificando-se na qualidade e na intensidade sensorial, sendo afetada por variáveis afetivo-motivacionais.

A dor é uma experiência sensorial e emocional desagradável, associada a um estado específico do corpo, que desencadeia em cada pessoa uma resposta particular.

Em seu sentido orgânico, concorda-se que dor é uma sensação desagradável, uma reação que cada indivíduo apreende desde a infância, ou seja, algo que se incorpora a partir de acontecimentos dolorosos.

A Agência Americana de Pesquisa e Qualidade em Saúde Pública e a Sociedade Americana de Dor descrevem a *dor como o quinto sinal vital* que deve sempre ser registrado ao mesmo tempo e no mesmo ambiente clínico em que também são avaliados os outros sinais vitais: *temperatura, pulso, respiração* e *pressão arterial.*

A dor deve ser quantificada para um melhor tratamento, para tal existem vários instrumentos de avaliação, por exemplo, os instrumentos unidimensionais que permitem quantificar apenas a intensidade da dor. Nesse grupo pode-se citar a *Escala de Categoria Numérica*, na qual o paciente quantifica a dor em uma escala de 0 a 10, a *Escala de Categoria Verbal* em que o paciente classifica a sua dor como leve, moderada, forte ou muito forte, a *Escala de Faces* usa as figuras de face para representar a intensidade da dor e a *Escala Analógica Visual* na qual o paciente quantifica a dor conforme a cor e o profissional, por meio de uma régua, verifica o valor numérico correspondente à cor indicada pelo paciente.

Escala de categoria numérica

A pessoa quantifica a intensidade de sua dor em uma escala de 0 a 10.

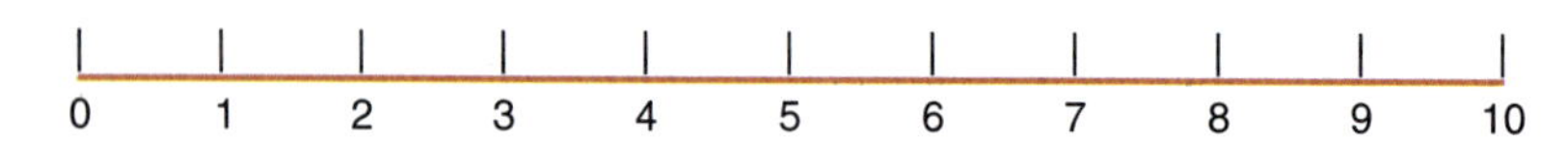

Escala de categoria verbal

O paciente classifica a sua dor segundo as categorias: dor leve, moderada, forte, muito forte ou dor incapacitante.

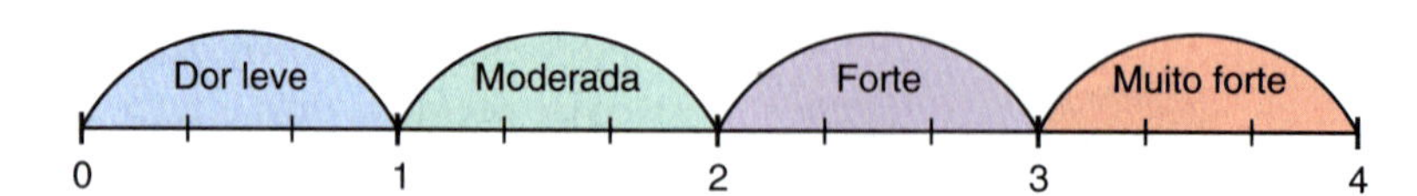

Escala de faces

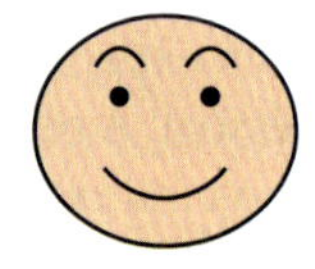
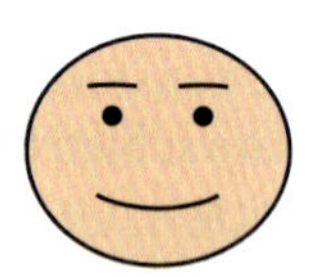
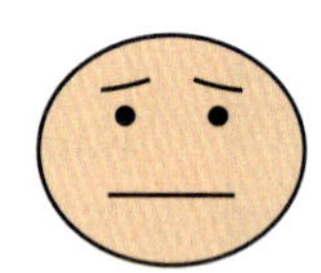
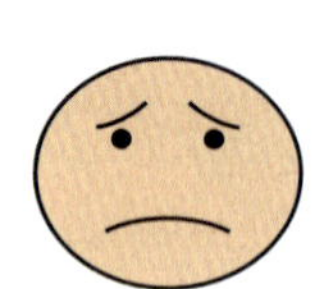
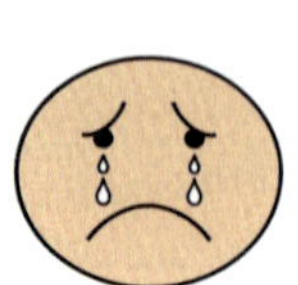

Escala analógica visual

O paciente marca na linha de 10 cm uma indicação da gravidade da dor que sente no momento.

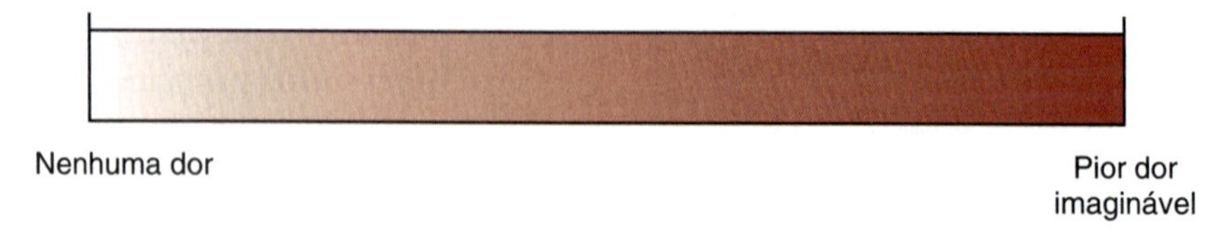

O profissional verifica no verso o valor em mm ou cm correspondente ao indicado pelo paciente.

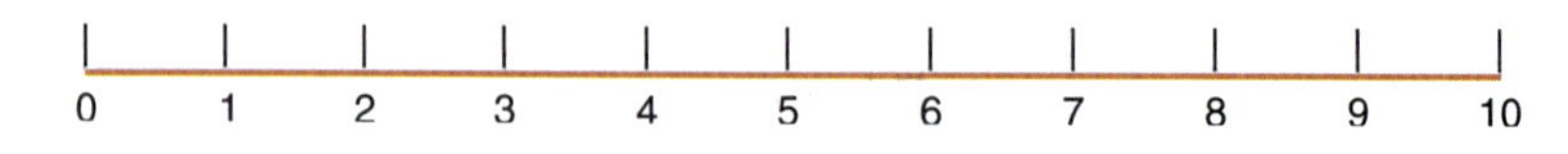

Para avaliar a dor podem ser usados instrumentos de avaliação multidimensionais que levam em conta a intensidade, localização e o sofrimento ocasionado pela experiência dolorosa. Um exemplo de método multidimensional para avaliação da dor é o Questionário de McGill (Tabela 12.6), proposto por Melzack e já validado para o Brasil.

Condutas pós-avaliação da lesão

De acordo com o resultado da avaliação da lesão, o profissional determinará as condutas a serem adotadas, conforme a especificidade de cada paciente. Entre estas, enumeram-se:

- Classificar a ferida de acordo com a classificação de Texas
- Iniciar o tratamento tópico de acordo com a classificação da ferida. Nos casos de isquemia aguda e/ou infecção, a avaliação do angiologista deverá ser imediata
- Discutir com o paciente com úlcera e seus familiares, em caso de tratamento ambulatorial, a proposta de tratamento e as metas definidas (controle glicêmico, prevenção das complicações nos pés, formação de outras úlceras e recorrência)
- Entregar o termo de compromisso para ser assinado pelo paciente ou seu responsável e posteriormente, pelo profissional

Tabela 12.6 Questionário de dor de McGill adaptado para a língua portuguesa.

Descritores: sensoriais (1 a 10), afetivos (11 a 15), avaliativos (16) e miscelânea (17 a 20)				
1 1. Vibração 2. Tremor 3. Pulsante 4. Latejante 5. Como batida 6. Como pancada	*5* 1. Beliscão 2. Aperto 3. Mordida 4. Cólica 5. Esmagamento	*9* 1. Mal localizada 2. Dolorida 3. Machucada 4. Doída 5. Pesada	*13* 1. Castigante 2. Atormenta 3. Cruel 4. Atravessa	*17* 1. Espalha 2. Irradia 3. Penetra
2 1. Pontada 2. Choque 3. Tiro	*6* 1. Fisgada 2. Puxão 3. Em torção	*10* 1. Sensível 2. Esticada 3. Esfolante 4. Rachando	*14* 1. Amedrontadora 2. Apavorante 3. Aterrorizante 4. Maldita 5. Mortal	*18* 1. Aperta 2. Adormece 3. Repuxa 4. Espreme 5. Rasga
3 1. Agulhada 2. Perfurante 3. Facada 4. Punhalada 5. Em lança	*7* 1. Calor 2. Queimação 3. Fervente 4. Em brasa	*11* 1. Cansativa 2. Exaustiva	*15* 1. Miserável 2. Enlouquecedora	*19* 1. Fria 2. Gelada 3. Congelante
4 1. Fina 2. Cortante 3. Estraçalha	*8* 1. Formigamento 2. Coceira 3. Ardor 4. Ferroada	*12* 1. Enjoada 2. Sufocante	*16* 1. Chata 2. Que incomoda 3. Desgastante 4. Forte 5. Insuportável	*20* 1. Aborrecida 2. Dá náuseas 3. Agonizante 4. Pavorosa 5. Torturante
Número de descritores escolhidos Sensoriais ____ Afetivos ____ Avaliativos ____ Miscelânea ____ Total ____		*Índice de dor* Sensoriais ____ Afetivos ____ Avaliativos ____ Miscelânea ____ Total ____		

- Utilizar soro fisiológico e, se necessário, sabonete líquido para limpar a área periferida
- Executar a limpeza do leito da ferida com a técnica de soro em jato
- Indicar e aplicar a cobertura de acordo com as características da ferida
- Garantir o acompanhamento das trocas de curativo avaliando as condições clínicas do paciente, a evolução da ferida e a adequação do tratamento tópico. Verificar a necessidade de intervenção de outros profissionais da equipe
- Solicitar agendamento para os demais profissionais da equipe, observando as prioridades apresentadas durante a avaliação.

Amputações

São realizadas visando a salvar a função, salvar o membro ou salvar a vida, e esses objetivos não serão alcançados, caso o procedimento tenha sido precoce, retirando a possibilidade de recuperação de uma extremidade, ou tardio, quando a toxemia instalada aumenta o risco de morte no pós-operatório.[18] Portanto, cabe aos profissionais que assistem o paciente saber reconhecer os limites da vitalidade da área acometida e adotar, oportunamente, as condutas que lhes competem.

A maioria das amputações mantém o coto com a ferida cirúrgica aberta e aguarda a cicatrização por segunda intenção. Os cuidados com a ferida cirúrgica são os mesmos adotados com as úlceras, porém aumenta-se a vigilância quanto aos sinais de infecção e isquemia na área da ferida.

Patologias não ulcerativas de pés em diabéticos

Nenhuma lesão pode ser subestimada no pé do paciente diabético, pois pode levar a úlcera e atuar como porta de entrada para uma infecção de rápida disseminação. A higiene e observação contínua dos pés são as condições mais elementares para possibilitar a detecção precoce de sinais e sintomas de complicações. Desde as mais simples alterações até as mais complexas, são passíveis de prevenção, detecção e tratamento. Outras medidas não são capazes de curar o paciente, entretanto possibilita adiar as complicações e até mesmo a amputação. A seguir serão descritos os agravos não ulcerativos mais frequentes nos pés de pacientes diabéticos

- **Hiperqueratose (calos e calosidades):** a formação de calos e calosidades é secundária a repetidas agressões em decorrência do aumento de pressão e fricção (Figura 12.25). Assim, calçados inadequados, ato de caminhar descalço, a limitação da mobilidade articular (LMA) e as deformidades do pé podem resultar em formação de calos. Do ponto de vista

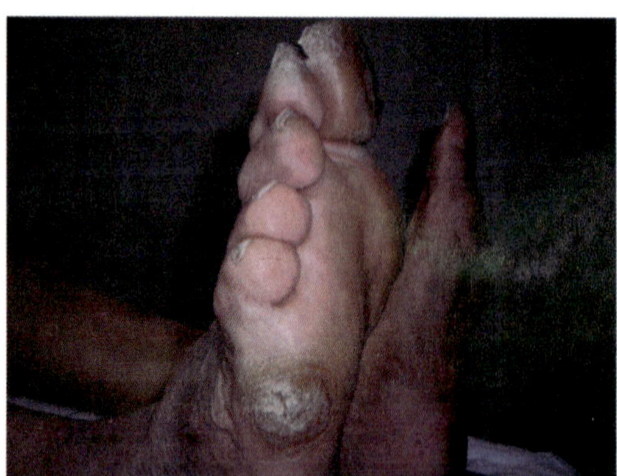

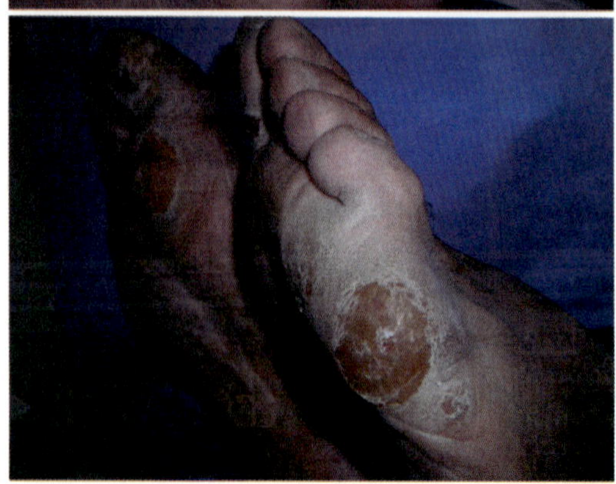

Figura 12.25 A e **B**. Áreas com calos antes e após desbridamento mecânico.

clínico, um calo será uma rolha ceratótica central que se estende mais profundamente que a calosidade circundante[8]

- Infecções por fungos (*Tinea pedis*): apresenta inúmeras vesículas pruriginosas, descamativas, eritematosas e hiperqueratose macerada associada a fissuras interdigitais ou disseminada em toda a planta do pé[8]
- Micose das unhas (onicomicose): as unhas apresentam um aspecto opaco típico, amarelo-esbranquiçado, resultante do acúmulo subungueal de detritos. As unhas dos artelhos tornam-se espessas e de difícil corte. Pode ocorrer ulceração subungueal secundária à pressão exercida pelo sapato sobre a unha distrófica (Figura 12.26)[28]
- Deformidades nas unhas:
  - Onicocriptose (unhas encravadas): todas as unhas apresentam-se acentuadamente encurvadas e são dolorosas. Pode ocorrer inflamação e/ou infecção da prega ungueal (paroníquia), que quando se cronifica causa a formação de um granuloma. Calçados apertados ou cuidados inadequados das unhas são causas relacionadas com as unhas encravadas e à paroníquia[28]
  - *Onychogryphosis* (unhas espessadas): deformidade grosseira da unha com espessamento e crescimento acentuado[8]
  - *Onychauxis* (unhas com deformidade): hipertrofia da unha com queratose subungueal[8]
- *Bollosis diabeticorum* (vesículas diabéticas): são pouco comuns, aparecem subitamente uma ou mais vesículas tensas, geralmente nas partes periféricas do corpo (dorso e lados das mãos e pés, antebraços e pernas). As lesões geralmente são assintomáticas e cicatrizam espontaneamente. Infecção instalada secundariamente em uma bolha constitui um problema importante[8,36]
- Verruga plantar: tem origem viral e desaparece após o paciente desenvolver imunidade. Não precisa ser tratada, a menos que se torne dolorosa ou se dissemine. Quando provoca rachaduras, essas precisam ser tratadas com alívio de pressão.[8]

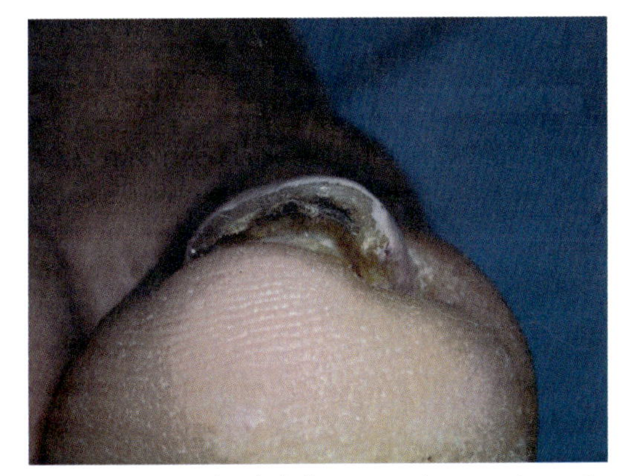

Figura 12.26 Unha do hálux com micose e ulceração subungueal.

Prevenção de ulceração nos pés

Segundo a OMS, a prevenção de ulcerações nos pés e de amputações de membros inferiores por meio de cuidados específicos pode reduzir tanto a frequência e a duração de hospitalizações como a incidência de amputações em 50%.[29]

Conforme os problemas detectados durante a consulta de enfermagem e nas avaliações subsequentes, poderão ser necessárias orientações para o portador de diabetes e seus familiares ou cuidador.

Orientações quanto ao estilo de vida[37]

- Controle do peso
- Não consumir bebida alcoólica, o que agrava a neuromiopatia
- Abandonar o tabagismo por causa da ação vasoconstritora e tóxica do cigarro
- Adquirir hábitos saudáveis de alimentação, reduzindo ao mínimo o consumo de alimentos gordurosos e carboidratos, além de respeitar os horários e a quantidade de alimentos

(*continua*)

Orientações quanto ao estilo de vida[37] (continuação)

- Praticar atividade física regular para evitar atrofia muscular e aumento de peso, melhorar a circulação e reduzir a pressão arterial, as taxas de glicose, lipídios, estresse e depressão, aumentar a densidade óssea e mobilidade articular. Antes de iniciar, solicitar avaliação médica e de um preparador físico para definir o tipo e a intensidade dos exercícios
- Manter sua capacidade de resolver problemas, por exemplo, saber prevenir ou controlar episódios de hipo ou hiperglicemia
- Compartilhar seus objetivos de autocontrole com seus familiares, amigos e equipe de saúde, bem como suas preocupações e medos. Eles podem ajudá-lo a resolver problemas, motivá-lo a reduzir riscos e manter sua meta de progresso – não de perfeição.

Orientações quanto ao controle clínico

- Controle a pressão arterial
- Controle os lipídios
- Manter o controle glicêmico é o fator mais importante para a saúde a longo prazo. Para tal procedimento pode-se utilizar o instrumento Monitoramento – Perfil Glicêmico, descrito na Tabela 12.7.

Orientações quanto aos cuidados com os pés

- Inspeção diária dos pés, inclusive entre os dedos. Verificar se há micose, rachaduras, calos, bolhas, inchaço, ferida, mudança na cor e temperatura da pele dos pés e diminuição da sensibilidade ou dor. Se houver dificuldade, utilizar um espelho ou pedir ajuda a outra pessoa
- Lavar os pés todos os dias, com sabão neutro e água morna. Verificar a temperatura da água com as mãos antes de colocar os pés
- Enxugar bem os pés, inclusive entre os dedos
- Evitar deixar os pés de molho
- Aplicar diariamente hidratante nos pés e pernas, exceto entre os dedos e sobre feridas. Preferir hidratantes com ureia ou lanolina
- Aparar as unhas dos pés com lixa em vez de cortá-las. Utilizar a lixa com cuidado para não ferir a pele. Não arredondar os cantos. Apará-las retas
- Não retirar cutícula ou limpar debaixo da unha utilizando objetos afiados

Orientações quanto aos cuidados com os pés (continuação)

- Evitar expor os pés a temperaturas extremas
- No inverno, manter-se aquecido com roupas, meias e cobertores, principalmente nas extremidades para evitar dificuldades de circulação nas extremidades, evitar usar bolsa de água quente
- No verão, manter os pés calçados para evitar queimaduras ao pisar em superfície quente (asfalto, areia e pedras)
- Não usar produtos químicos ou cortar calos ou verrugas. Procurar o serviço de saúde.

Orientações quanto aos cuidados com calçados, palmilhas e meias

- Evitar calçados de couro duro ou sintético, com muitas costuras, bico fino (exceto os adaptados), abertos, fáceis de sair dos pés, com solado muito fino, deformado ou furado
- Preferir os calçados de pano ou couro macio, com forro, sem relevos internos, fechados com cadarços ou velcro, de bico largo, arredondado e alto, com salto baixo, com apoio nos calcanhares e de solado antiderrapantes
- Comprar calçados no período da tarde, com um número a mais e iniciar seu uso progressivamente, por no máximo duas horas nos primeiros dias
- Usar sapatos apropriados e confortáveis para fazer exercícios físicos
- Examinar os sapatos antes de calçá-los para se certificar de que nada há para pressionar ou ferir os pés
- Usar sapatos e palmilhas feitos sob medida no caso de pés com deformidades;
- Usar palmilhas individualizadas, de material que não deforme nem se enrugue (Figura 12.27)
- Evitar usar meias de náilon, pois apertam e retêm a umidade
- Preferir meias de algodão, sem costuras, ajustadas e limpas. Se meias com costuras, usá-las ao avesso
- O paciente deve solicitar, durante seu acompanhamento clínico, que os profissionais de saúde avaliem criteriosamente as condições de seus pés, orientando-o de acordo com as alterações identificadas
- Na ocorrência de qualquer alteração nos pés ou pernas, não tentar se cuidar sozinho ou com pessoa não habilitada. Procurar o serviço de saúde.

Tabela 12.7 Monitoramento – perfil glicêmico.

Nome:

Diagnóstico: DM1 ☐ DM2 ☐

Tratamento: Insulina NPH ☐ Insulina glargina ☐ Insulina Detemir ☐ Insulina + ADO ☐

Data Mês	Glicemias							NPH/Glargina/Detemir			Regular/Ultrarrápida		
	Jejum	Antes do almoço	2 h depois do almoço	Antes do jantar	2 h depois do jantar	Ao deitar	De madrugada (3 h)	Antes do café	Antes do almoço	Antes de deitar	Antes do café	Antes do almoço	Antes de jantar
/													
/													
/													
/													
/													
/													
/													
/													

Meta do bom controle:

Glicemia de jejum: 70 a 130 — Ao deitar, > 110 e < 180

Glicemia pré-prandial: 70 a 130 — No exercício, > 130 e < 250

Glicemia pós-prandial: 90 a 140

Fonte: Adaptado do instrumento utilizado pelo PECD/DF e do Diário de Automonitoramento, Manual Prático de Diabético, 2009.

Observações importantes

- Nunca andar descalço mesmo dentro de casa
- Não existe calçado perfeito. O melhor é aquele que se adapta e protege cada pessoa
- No domicílio usar sandália de material macio, bem ajustada no dorso do pé e no tornozelo, com solado grosso, firme e antiderrapante e no caso de uso de palmilhas estas deverão estar fixadas à sandália.

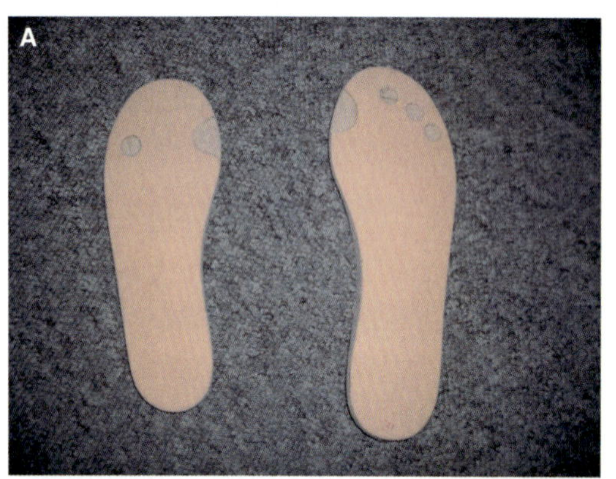

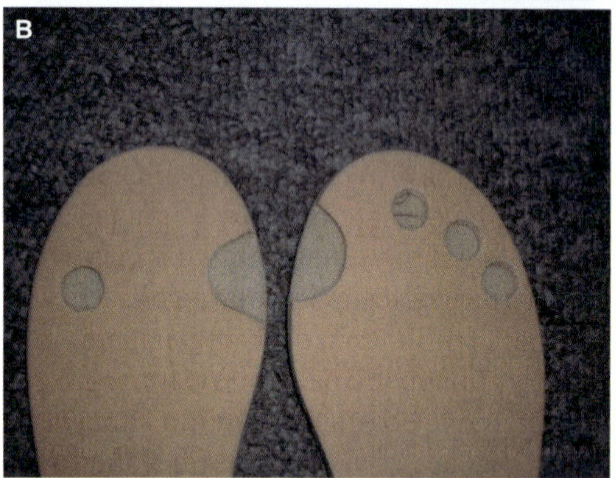

Figura 12.27 Palmilhas para alívio de pressão.

Assistência ao paciente acometido por úlcera decorrente do diabetes

Aspectos educacionais

A educação da pessoa com diabetes deve ser a base da atenção e deverá ser iniciada antes da presença de sinais de complicações, no caso específico do pé do diabético ainda em risco 0 de ulceração e ser individualizada, considerando os aspectos psicossociais e a capacidade de entendimento individual e dos familiares e cuidadores. É importante avaliar o nível de conhecimento da pessoa com diabetes e seus familiares ou cuidador sob sua condição clínica e cuidados necessários para controle e redução das complicações do DM e checar se os conteúdos educacionais foram entendidos. Cuidadores e familiares devem ser também envolvidos nos momentos de ensino sobre o autocuidado da pessoa com diabetes.

Evitar fazer críticas negativas ao identificar que a pessoa valoriza e utiliza produtos para controle do diabetes e tratamento da lesão contraindicados ou que não têm evidência científica que justifique o uso. Nesse caso, propor a substituição por produtos e medicamentos disponíveis no serviço e, de acordo com os bons resultados obtidos, mostrar a ela que há tratamento mais adequado e eficiente para o diabetes e a complicação apresentada.

O profissional de saúde precisa adquirir conhecimento e habilidades para praticar uma educação em diabetes com qualidade, que seja capaz de propiciar modificação de comportamento tanto do profissional quanto da pessoa com diabetes e seus familiares.

O ensino pode ser individual ou em grupo, entretanto, deve-se observar que há vantagens e desvantagens em ambas as formas, mas o importante é atentar-se para o processo educativo que precisa ser centrado na pessoa e na sua aprendizagem.

Estabelecer metas alcançáveis e de forma graduada com a pessoa com diabetes, checar os controles e metas acordados e valorizar sempre todos os bons resultados, mesmo que sejam pequenos.

Na Figura 12.28 são descritos os dez principais aspectos que devem ser observados na abordagem da pessoa com diabetes que apresenta uma úlcera no pé.

1. Estabelecer rígido controle glicêmico
2. Identificar fatores etiológicos
3. Estabelecer e qualificar a condição vascular
4. Controlar os fatores de risco arteriais
5. Rápido controle da infecção
6. Identificar características da ferida
7. Estabelecer e qualificar as complicações neurológicas e a dor
8. Empregar estratégias de alívio de pressão
9. Assistência de equipe interdisciplinar especializada
10. Oferecer educação estruturada e capacitação
Utilização das melhores práticas para o controle da ulceração do pé do diabético

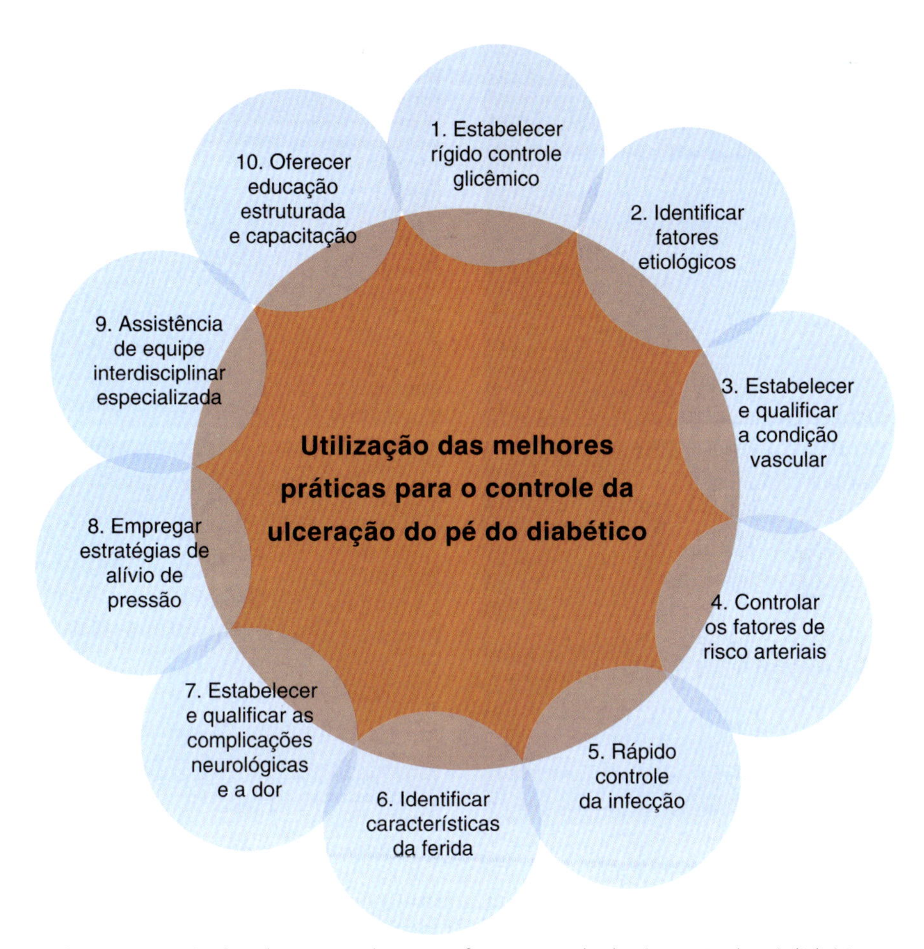

Figura 12.28 Os dez elementos-chave no efetivo controle da ulceração do pé diabético.

A adesão ao tratamento é um fator fundamental para prevenção e cicatrização de úlcera preexistente devido ao risco aumentado para complicações em pacientes com diabetes. Quando a adesão é baixa ou inexistente as complicações secundárias ocorrem com muita frequência, agravando-se o quadro clínico do paciente.

A Figura 12.29 ilustra a evolução da lesão da úlcera no pé de um paciente diabético que não seguiu as orientações quanto à proteção do pé sadio, com calçado fechado e meias de algodão, prestadas pelo enfermeiro estomaterapeuta.

Organização dos serviços para atendimento

A organização do cuidado do pé do diabético exige sistemas e diretrizes para educação, triagem, redução de riscos, tratamento e auditorias. Em razão da complexidade, da gravidade e do custo econômico, social e pessoal que a úlcera no diabético representa, é fundamental uma abordagem multiprofissional abrangente e apoiada em diretrizes e protocolos. Há fortes evidências de que a instituição de equipes multiprofissionais reduz as taxas de amputação. É essencial que o portador de diabetes também seja considerado e respeitado como um membro da equipe, pois seu entendimento e cooperação são fundamentais. Algumas vezes, ele sabe mais de sua doença, pois, além de conviver com ela e suas oscilações e complicações, conhece também a si mesmo, sua história e a de sua família, suas fragilidades e potencialidades, e deve ser es-

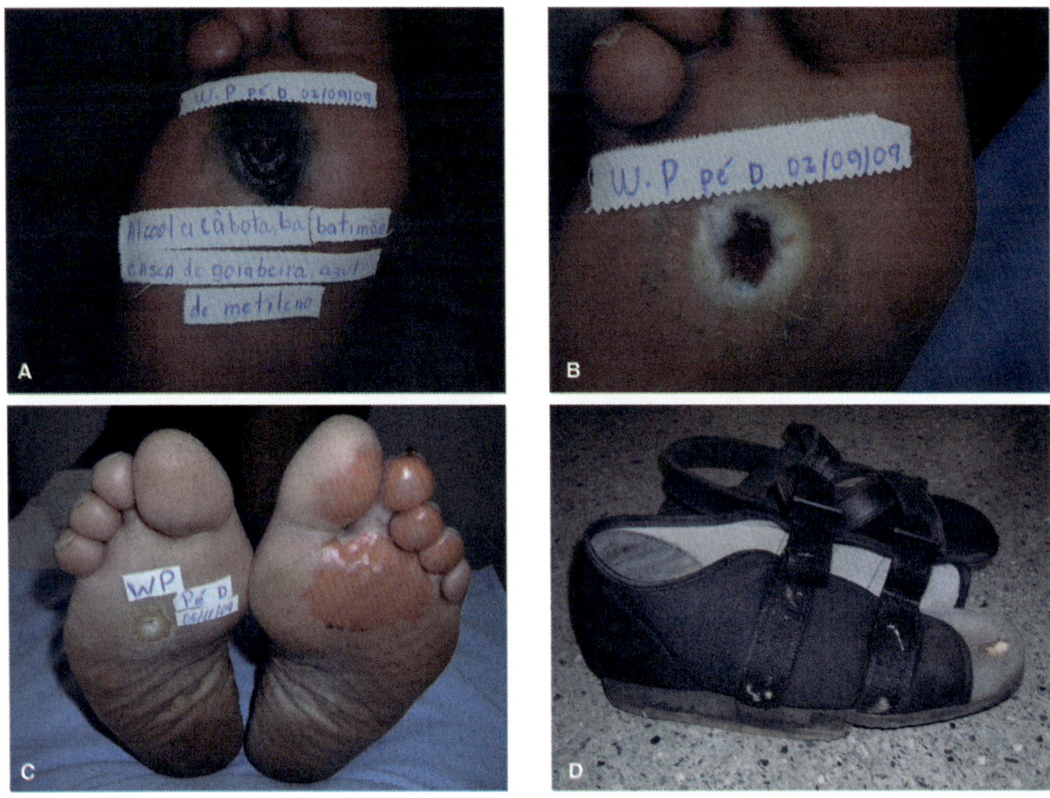

Figura 12.29 A. Paciente atendido no ambulatório com úlcera sob calo na região medial do metatarso usando um produto composto de "álcool, cambota, barbatimão, casca de goiabeira e azul de metileno". **B**. Realizado o desbridamento e após acordo com o paciente, foi utilizado hidrocoloide em fibra e prescrito calçado terapêutico com alívio no antepé e solicitado uso de calçado fechado com meia de algodão no pé sadio. **C**. Traumatismo agudo com sangramento provocado por falta de uso do calçado fechado. **D**. No momento do traumatismo o paciente utilizava sandália terapêutica do tipo Baruk no pé direito, ulcerado, e sandália aberta no pé sadio.

timulado pelos profissionais de saúde a valer-se destes potenciais para seu autocontrole e autonomia no cuidado da saúde.

Esta abordagem necessita ser conjunta e integrada, envolvendo profissionais que atuam nos níveis primário, secundário e terciário de atenção à saúde, tendo como foco a educação em saúde, a promoção da saúde e a prevenção de agravos.

Além de profissionais conscientes e habilitados, são necessários serviços bem estruturados, com políticas públicas e programas efetivos que deem respostas a problemas específicos e atuem para diminuir as dificuldades que os diabéticos enfrentam para obter assistência qualificada.

O desenvolvimento de programas de educação depende da organização dos serviços, tendo como prioridade a capacitação dos profissionais da assistência e o fornecimento dos meios para atuação na prática clínica, a fim de qualificar o atendimento ao diabético, que precisa ser motivado, para conseguir realizar modificações comportamentais necessárias ao controle efetivo e global do diabetes.

Um desafio para gestores e profissionais dos serviços públicos deveria ser a atuação na prevenção e na abordagem da pessoa com úlcera por diabetes, atendendo as diretrizes preconizadas por consenso internacional, objetivando a redução do impacto da doença e das complicações nos pés.

Nenhum profissional ou serviço, isoladamente, é capaz de prestar uma assistência global às pessoas com úlcera por diabetes. Entretanto, criando uma sinergia de esforços entre os pacientes, os profissionais, as equipes, os serviços e os gestores públicos, é possível consolidar ações e serviços bem-sucedidos, evoluir na qualidade da assistência e, então, vislumbrar um futuro no qual o paciente poderá ter melhor qualidade de vida.

O enfermeiro tem papel importante na organização dos serviços e no atendimento do paciente diabético. Para facilitar as atividades assistenciais desse profissional é primordial a implementação da consulta de enfermagem, descrita a seguir.

Roteiro para consulta de enfermagem

A anamnese constitui-se dos dados sociodemográficos e histórico-clínico do paciente. Em seguida, realiza-se o exame físico. Tanto a anamnese quanto o exame físico são métodos efetivos, simples e de baixo custo para a avaliação da pessoa com diabetes visando à detecção precoce dos fatores de risco para ulceração/amputação, com destaque para sinais e sintomas de neuropatia periférica, doença arterial periférica e infecção, além da identificação da lesão, quando já presente.

O instrumento para a consulta de enfermagem a ser apresentado é utilizado pelos enfermeiros do Ambulatório do Pé Diabético da Unidade de Referência Secundária – Padre Eustáquio/Secretaria Municipal de Saúde da Prefeitura de Belo Horizonte-MG. O instrumento inicial era uma adaptação do instrumento utilizado nas unidades de clínicas médicas – setor de endocrinologia e diabetes do Hospital Regional de Taguatinga, da Secretaria de Estado de Saúde do Distrito Federal que foi revisado, amparado no resultado da pesquisa intitulada *Perfil dos pacientes diabéticos de um serviço público de saúde de Belo Horizonte – Minas Gerais*, monografia desenvolvida para conclusão do curso de especialização em Enfermagem Hospitalar – Área Estomaterapia, da Universidade Federal de Minas Gerais.[38]

A seguir é apresentado o modelo de instrumento para registro do atendimento a

Registro de atendimento à pessoa com diabetes melito

Anamnese

Data __/__/__ Nº do prontuário ____________________ Nº do cadastro________________

Dados sociodemográficos

Nome, data de nascimento, sexo, raça/cor, ocupação, escolaridade, condição econômica (referência ao salário-mínimo), situação social (local e condição de moradia), composição familiar e situação familiar.

História clínica

DM1 ☐ DM2 ☐ Anos de diagnóstico: ____________

Doenças concomitantes

☐ Hipertensão ☐ Dislipidemia ☐ Obesidade

Outra: ___________________________________

Complicações do DM

☐ Retinopatia ☐ Nefropatia ☐ Neuropatia

Macroangiopatias: ☐ Coronariopatia ☐ Acidente vascular encefálico ☐ Doença arterial periférica

Fatores de risco

☐ Educação em DM precária ☐ Tabagismo ☐ Etilismo

☐ Dieta inadequada (consumo elevado de açúcares, gorduras e carboidratos e baixa ingestão de proteínas, vitaminas, sais minerais e fibras).

Tratamento

Específicos para DM	Posologia	Outros medicamentos	Posologia
☐ ADO			
☐ Insulina (ação ultrarrápida)			
☐ Insulina (ação rápida)			
☐ Insulina (ação intermediária)			
☐ Insulina (longa ação)			
☐ Dieta apenas			
☐ Nenhuma			

Exame físico

Dados antropométricos, pressão arterial e glicemia capilar do momento

Peso: ______kg Altura: ______cm IMC: ________

Perímetro abdominal: _______cm (< 80 cm; < 94 cm)

PA: _________ mmHg (< 130/80 mmHg; < 125/170 mmHg se proteinúria > 1 g/24 h ou aumento de creatinina)

Glicemia capilar do momento: ________________mg/dℓ

Avaliação de membros inferiores

Mobilidade: ☐ deambula ☐ deambula com auxílio ☐ não deambula

Coordenação motora: ☐ normal ☐ ataxia sensorial (marcha anserina)

Calçados adequados: ☐ sim ☐ não

Uso de palmilhas: ☐ sim ☐ não

Palmilhas ajustadas: ☐ sim ☐ não

Material da palmilha: ☐ silicone ☐ plastozote

Uso de meias: ☐ sim ☐ não

Meias de algodão: ☐ sim ☐ não

Higienização: ☐ adequada ☐ inadequada

Corte adequado das unhas (reto nos cantos): ☐ sim ☐ não

Retirada de cutículas: ☐ sim ☐ não

Uso de esmalte leitoso e escuro: ☐ sim ☐ não

Úlcera prévia: ☐ não ☐ sim

Local:...

Amputação prévia: ☐ não ☐ sim ☐ transmetatarsiana ou acima ☐ abaixo da articulação transmetatarsiana

Local:...

Uso de próteses: ☐ não ☐ sim Tipo:..

Pele: seca ☐ sim ☐ não; calo: ☐ sim ☐ não; hiperqueratose plantar: ☐ sim ☐ não; rachaduras: ☐ sim ☐ não; fissuras: ☐ sim ☐ não; maceração interdigital: ☐ sim ☐ não; temperatura: ☐ normal ☐ diminuída ☐ aumentada edema: ☐ sim ☐ não; úlcera: ☐ sim ☐ não; lesão não ulcerativa: ☐ não ☐ sim Tipo...

Unhas: normais: ☐ sim ☐ não ☐ hipertróficas Outro...

(*continua*)

Avaliação neuropática

☐ pé cavo ☐ arco desabado ☐ dedos em garra ☐ valgismo ☐ atrofia interóssea ☐ áreas vulneráveis
Quais...

Testes neuropáticos

1. Perda da sensibilidade protetora (PSP)

☐ Monofilamento (ausente em qualquer área)

☐ Vibração diminuída ou ausente

☐ Sensibilidade dolorosa, diminuída ou ausente

☐ Reflexo aquileu diminuído ou ausente

PSP: ☐ sim (monofilamento ausente + 1 teste anormal) ☐ não

Escore dos sintomas neuropáticos

Sintomas neuropáticos				Escore
Qual sintoma o(a) senhor(a) sente?	Queimação, dormência, formigamento, choques, pontadas = 2 pontos	Fadiga, câibras ou dolorimento = 1 ponto	x-x-x	
Qual o local do sintoma?	Pé = 2 pontos	Panturrilhas =1 ponto	Outro = 0 ponto	
Quando ocorre o sintoma?	Pior à noite = 2 pontos	Durante o dia e à noite = 1 ponto	Apenas durante o dia = 0 ponto	
Como é o alívio do sintoma?	Caminhada = 1 ponto	Levantando-se = 1 ponto	Sentando-se ou deitando-se = 0 ponto	
O(a) senhor(a) já acordou à noite com esse sintoma?	Sim = 1 ponto	x-x-x	x-x-x	
			Total	

Escore	Escore obtido	Classificação
0 a 2		Normal
3 a 4		Leve
5 a 6		Moderado
7 a 9		Grave

Escore dos sinais neuropáticos

Sinais neuropáticos				Escore
Reflexo aquileu	Ausente = 2 pontos para cada pé	Presente ao reforço = 1 ponto para cada pé		
Vibração (diapasão de 128 Hz)	Ausente ou diminuída = 1 ponto para cada pé			
Sensibilidade dolorosa	Ausente ou diminuída = 1 ponto para cada pé			
Sensibilidade térmica – Diapasão de 128 Hz – frio (hálux)	Diminuída = 1 ponto para cada pé			
			Total	

Escore	Escore obtido	Classificação
0 a 2		Normal
3 a 5		Leve
6 a 8		Moderado
9 a 10		grave

Classificação da neuropatia diabética

1. Sinais moderados ☐ sim ☐ não
2. Sintomas presentes ☐ sim ☐ não
3. Sintomas ausentes ☐ sim ☐ não

Neuropatia diabética presente

☐ Sim – sinais moderados + sintomas presentes ou sinais moderados + sintomas ausentes

☐ Não

Avaliação da intensidade da dor

Vários instrumentos estão disponíveis para avaliação da dor, entretanto o fator mais importante na escolha de qual instrumento deverá ser usado, é a capacidade da pessoa com diabetes para compreendê-lo. [37]

É utilizada a escala visual analógica para determinar a intensidade da dor: escala visual analógica varia de 1 a 10. Com o auxílio de uma régua a pessoa indica a intensidade de sua dor; em uma extremidade tem-se "ausência de dor" e na outra "a pior dor possível".

(*continua*)

Escala visual analógica

O paciente marca na linha uma indicação da gravidade da dor que sente no momento.

Nenhuma dor — Pior dor imaginável

O profissional verifica no verso o valor correspondente ao indicado pelo paciente.

0 1 2 3 4 5 6 7 8 9 10

Avaliação da interferência da dor nas atividades diárias

☐ não ☐ sim: ( ) sono ( ) apetite ( ) movimentação ( ) higiene ( ) deambulação ( ) humor

Avaliação vascular

Edema: ☐ sim ☐ não

Varizes: ☐ sim ☐ não

Claudicação: ☐ sim ☐ não

Dor em repouso: ☐ sim ☐ não

Dor alivia com membro pendente: ☐ sim ☐ não

Alteração de pelos: ☐ sim ☐ não

Alteração das unhas: ☐ sim ☐ não

Palidez à elevação: ☐ sim ☐ não

Hiperemia reativa: ☐ sim ☐ não

Artéria	Pressão sistólica tibial posterior (PST)	Pressão sistólica pediosa (PSP)	Pressão sistólica braquial (PSB)	ITB PAS MMII máxima/PAS braquial máxima
Direita				/
Esquerda				ITB

PAS: pressão sistólica; PSB: pressão sistólica braquial; PSP: pressão sistólica pediosa; PST: pressão sistólica tibial posterior.
Deve-se usar a PAS máxima obtida do membro superior e do membro inferior.

Classificação de DAP

Calcificação: ITB > 1,30

Grau 1
Pulsos palpáveis: pedioso direito, pedioso esquerdo, tibial posterior direito, tibial posterior esquerdo
ITB 0,9 a 1,30
Qualquer item deve estar presente

Grau 2
Claudicação intermitente
ITB < 0,9
Pressão arterial – membro inferior > 50 mmHg

Grau 3
Pressão sistólica – tornozelo < 50 mmHg
Pressão sistólica – pododáctilo < 30 mmHg

Resultado das avaliações neurológicas e vascular

☐ ND presente ☐ DAP presente ☐ Deformidades ☐ Úlcera prévia ☐ Amputação prévia

Classificação de risco (ADA-AACE 2008)			
Risco	Definição	Recomendação de tratamento	Seguimento
0	Sem PSP Sem DAP Sem deformidades	Educação Calçados apropriados	Anual (clínico ou especialista)
1	PSP ± deformidades	Prescrição de calçados Cirurgia profilática	A cada 3 a 6 meses
2	DAP ± PSP	Prescrição de calçados Consulta com vascular	A cada 3 a 6 meses com especialista A cada 1 a 2 meses
3	Histórico de úlcera Amputação	Como em 1, seguimento combinado com vascular	Especialista

Fonte: Diretrizes da SBD, 2009.

Exames laboratoriais

Data	Tipo	Valor de referência	Resultado	Data	Tipo	Valor de referência	Resultado
	Glicemia de jejum pré-prandial[1]	< 110 mg/dℓ			Leucócitos[2]	3,8 a 10 mil/mm^3	
	Glicemia pós-prandial de 2 h[1]	< 140 mg/dℓ			Plaquetas[2]	150 a 450 mil/mm^3	
	HbA1c[1]	< 7%			Ureia[2]	18 a 40 mg/dℓ	
	Colesterol total	< 200			Creatinina[2]	0,4 a 12 mg/dℓ	
	Colesterol HDL[1]	> 40			T_4 livre[2]	De acordo com as especificações do *kit* utilizado pelo laboratório	
	Colesterol LDL[1]	< 100			TSH basal[2]		
	Triglicerídios[1]	< 150			TGO[2]		
	Hemoglobina (HGB)[2]	12 a 18 g/dℓ			TGP[2]		
	Albumina[2]	3,5 a 5 g/dℓ			Gama GT[2]		

Fontes: 1. Asociación Latinoamericana de Diabetes (ALAD), 2006. 2. Conforme valores de referência padronizados pelo laboratório de referência para a SMSA/PBH. Essas metas de controle glicêmico ideal devem ser alcançadas sem aumentar o risco de hipoglicemia.

Exames complementares (Doppler, radiografia, cultura e outros)

____

____

Observações: ________________________________

____

Avaliação da lesão

Na presença de ferida ativa, deve-se caracterizá-la, determinar o tratamento tópico e em seguida providenciar a avaliação da pessoa com os demais membros da equipe (endocrinologista, angiologista, fisioterapeuta e nutricionista) ou, tratando-se de caso mais grave, encaminhar o paciente para uma unidade de atendimento de urgência.

Características da ferida

Tempo de existência _______ dias

Fator desencadeante: ☐ traumatismo ☐ espontâneo

Etiologia: ☐ isquêmica ☐ neuropática ☐ neuroisquêmica ☐ cirúrgica ( ) desbridamento ( ) amputação ☐ outra

Sinais de infecção presentes: ☐ sim ☐ não

Número de feridas: _______

Localização:

☐ Pododáctilos: ( ) hálux ( ) D ( ) E; 2º ( ) D ( ) E; 3º ( ) D ( ) E; 4º ( ) D ( ) E; 5º ( ) D ( ) E

Região ( ) dorsal ( ) plantar ( ) interdigital

☐ Metatarsianos: 1º ( ) D ( ) E; 2º ( ) D ( ) E; 3º ( ) D ( ) E; 4º ( ) D ( ) E; 5º ( ) D ( ) E

Região ( ) dorsal ( ) plantar ( ) lateral interna ( ) lateral externa

☐ Mediopé: ( ) D ( ) E

Região ( ) dorsal ( ) plantar ( ) lateral interna ( ) lateral externa

☐ Retropé: ( ) D ( ) E

Região ( ) dorsal ( ) plantar ( ) lateral interna ( ) lateral externa

☐ Perna: ( ) terço distal ( ) terço medial ( ) terço proximal

Região ( ) anterior ( ) posterior ( ) lateral externa ( ) lateral interna

Extensão _______ cm^2

Perda tecidual: ☐ superficial ☐ profunda parcial ☐ profunda total

Tecido necrótico: ☐ não ☐ sim _________%

Exsudato: ☐ não ☐ sim. Tipo ( ) seroso ( ) serosanguinolento ( ) purulento

Odor ruim: ( ) ausente ( ) discreto ( ) acentuado

Área de periferida: ☐ intacta ☐ macerada ☐ eritomatosa ☐ descamativa ☐ pruriginosa ☐ com bolhas ☐ hiperqueratosa

Examinador ____

Assinatura e carimbo

portadores de diabetes com enfoque na avaliação dos membros inferiores.

Analisando-se os resultados do estudo de Rosa,[38] foi possível perceber algumas evidências que necessitam ser aqui registradas, com a finalidade de alertar os profissionais e as instituições de saúde quanto a algumas carências de ações efetivas direcionadas a esse público.

Em razão da complexidade, gravidade e custo econômico, social e pessoal que o pé do diabético representa, é fundamental o estabelecimento de uma abordagem multiprofissional abrangente e apoiada em diretrizes e protocolos. Esta abordagem necessita ser conjunta, envolvendo os níveis primário, secundário e terciário de atenção à saúde, tendo como foco a educação em saúde, a promoção da saúde e a prevenção de agravos.

Além de profissionais conscientes e habilitados, são necessários serviços bem estruturados, com políticas públicas e programas efetivos que deem respostas a problemas específicos e atuem para diminuir as dificuldades que o paciente diabético enfrenta para obter assistência qualificada.

Um programa de educação depende da organização dos serviços, tendo como prioridade a capacitação dos profissionais da assistência e o fornecimento dos meios, a fim de qualificar o atendimento ao paciente diabético. O paciente precisa ser motivado a realizar a modificação comportamental – estilo de vida – necessária para o controle efetivo e global do diabetes.

Existe farto material científico produzido e diretrizes estabelecidas, além de algumas experiências bem-sucedidas quanto à prevenção e à abordagem teórica sobre o pé do diabético, porém não se observa uma ampla aplicabilidade deste conhecimento na prática clínica. Um desafio para gestores e profissionais dos serviços públicos deveria ser a atuação na prevenção e na abordagem do pé do diabético observando as diretrizes preconizadas por consenso internacional, objetivando a redução do impacto da doença do pé do diabético.

Para o êxito da avaliação, do tratamento e do acompanhamento do paciente com pé diabético, é essencial a contínua capacitação das equipes multiprofissionais de saúde quanto ao desenvolvimento do relacionamento interpessoal eficaz, da escuta ativa do paciente utilizando a comunicação terapêutica.

Considerações finais

A tríade profissional de saúde, paciente e familiares deve agir em coparticipação e interagir para que haja integração desenvolvendo um processo de comunicação efetiva. Cabe ressaltar que os familiares ou cuidadores leigos também tem potencialidades para compreensão do acompanhamento do paciente e precisam estar sempre atualizados no que se refere à evolução do tratamento do seu familiar. As famílias desempenham um importante papel afetivo e de suporte socioeconômico, promovendo as condições mínimas necessárias para que o paciente se sinta estimulado a superar a rotina imposta pelo tratamento.

Considera-se relevante sublinhar a necessidade imperativa de que os profissionais de saúde sejam sensíveis e conscientes quanto à relevância, complexidade e à natureza multidimensional envolvida nessa temática e na assistência de saúde aos pacientes que vivem sob esta condição. Devem ter em conta, sobretudo, que estão lidando também com a subjetividade inerente ao ser humano, com suas potencialidades e fragilidades.

A experiência de sentimentos negativos e conflitantes a exemplo da baixa estima, estigma, o preconceito, a falta de alguém que os ouça com atenção e o desvalor, além de adjetivos pejorativos que lhes são atribuídos em diversos segmentos sociais, tem sido relatados por muitas pessoas que vivem com diabetes, independente de possuírem complicações decorrentes da enfermidade. E se isso já está presente na vida da pessoa com diabetes, naquelas que vivem com pé diabético isto se exacerba e pode interferir como fator prejudicial à adesão do paciente ao tratamento.

O estigma e o preconceito podem ficar ainda mais evidentes quando a pessoa tem uma lesão que altera sua imagem pessoal. Os odores e os exsudatos marcam ainda mais a pessoa como "diferente", o que muitas vezes a afasta do convívio social ou é afastada deste pelas demais pessoas. Isto sem mencionar que uma lesão ou um membro amputado algumas vezes já produz impacto nas relações sociais e familiares. Em nossa cultura, ser diferente é extremamente complexo, sobretudo para quem já vive limitações em vários aspectos da vida, pois pressupõe o confronto cotidiano com o desconhecido, sentimentos instáveis, medos, angústia, ansiedade, dentre outros desafios a serem superados.

Desse modo, é possível concluir que as equipes multiprofissionais de saúde devem, necessariamente, atuar de forma integrada, favorecendo a complementaridade dos saberes na prática clínica e maior qualidade da assistência. As intervenções das equipes que cuidam destas pessoas precisam ser fundamentadas em evidências a fim de lhes permitir agir sinergicamente, iniciando-se pelo conhecimento do perfil e das necessidades básicas dos pacientes que vivenciam a experiência do pé diabético como um agravo que interfere em todas as esferas de sua vida. Dessa maneira, torna-se possível que recebam o cuidado de saúde integral e humanístico no qual suas singularidades e intersubjetividades sejam alvos de observação e cuidado em todas as etapas do seu acompanhamento.

Referências

1. Diretrizes da Sociedade Brasileira de Diabetes. Classificação etiológica do diabetes *mellitus*. 2009; 13-17.
2. Teixeira L, Machado AC. Diabetes *mellitus*. Novos critérios de classificação e diagnóstico. In: Vilar L *et al.* Endocrinologia clínica. Rio de Janeiro: Meds, 1999. p. 353-362.
3. Ministério da Saúde. Manual de hipertensão arterial e diabetes *mellitus*. Brasília, DF; 2002.
4. Diretrizes da Sociedade Brasileira de Diabetes. Métodos e critérios para diagnóstico de diabetes *mellitus*. 2009; 18-20.
5. Diretrizes da Sociedade Brasileira de Diabetes. Epidemiologia do diabetes *mellitus*. 2009; 9-12.
6. Franco LJ. Diabetes: aspectos epidemiológicos. In: Guzmán JR, Ruy L, Cavalcanti N. Diabetes *mellitus*: visión latinoamericana. Rio de Janeiro: AC Farmacêutica e Guanabara Koogan, 2009. p. 38-49.
7. Pedrosa H, Olavo J, Gozzani JL, Yeng LT, Teixeira MJ, Barros N *et al.* Aspectos clínicos, avaliação e fundamentos do tratamento da neuropatia diabética. The Endocrinologist. 2004 Set:S1-36.
8. International Working Group on the Diabetic Foot. International Consensus on Diabetic Foot. 2007. DVD.
9. Ferreira SRG. Epidemiologia de las complicaciones de la diabetes *mellitus*. n: Guzmán JR, Ruy L, Cavalcanti N. Diabetes *mellitus*: visón latinoamericana. Rio de Janeiro: AC Farmacêutica e Guanabara Koogan, 2009. p. 482-94.
10. Kozak GP, Rowbotham JL, Gibbons GW. Doença do pé diabético. Um problema proeminente. In: Kozak GP *et al.* Tratamento do pé diabético. 2ª ed. Rio de Janeiro: Interlivros, 1996. p. 1-10.
11. Reiber GE. Epidemiologia das úlceras e amputações do pé diabético. In: Levin ME, O'Neal LW. O pé diabético. 6ª ed. Bowker JH, Pfeifer MA, editores. Trad. Cosendey CHA, Cosendey EB. Rio de Janeiro: Di-Livros, 2002. p. 13-33.
12. Merck S.A. Neuropatia diabética em evidência. 2005; (1). Entrevista com Hermelinda Cordeiro Pedrosa.
13. Adler A. Fatores de risco para a neuropatia diabética e ulceração do pé. Current diabetes reports. 2002; 1 Supl 3: 100 a 203
14. De Luccia N. Doença vascular e diabetes. J Vasc Br. 2003; 2(1):37-48.
15. Pedrosa HC, Macedo GC, Ribeiro JF. Pie diabético. In: Guzmán JR, Ruy L, Cavalcanti N. Diabetes *mellitus*: visón latinoamericana. Rio de Janeiro: AC Farmacêutica e Guanabara Koogan, 2009. p. 596-614.
16. Diretrizes da Sociedade Brasileira de Diabetes. Prevenção primária e secundária da doença macrovascular no paciente com diabetes *mellitus*. 2009; 107-10.
17. Bittar T, Zagury L. Tratamento das complicações macrovasculares. In: Zagury L, Zagury RL. Tratamento atual do diabetes *mellitus*. Rio de Janeiro: AC Farmacêutica e Guanabara Koogan, 2009. p. 373-84.
18. Mayall RC, Mayall ACDG, Mayall JC, Fontes FV, Almeida MF, Ferreira Júnior WT. Pé diabético. In: Maffei FHA, Lastória S, Yoshida WB, Rollo HA. Doenças vasculares periféricas. 3ª ed. Rio de Janeiro: Medsi, 2002. p. 1857-71.
19. Diretrizes da Sociedade Brasileira de Diabetes. Neuropatia diabética. 2009; 129-34.
20. Zagury L, Zennig N. Neuropatia diabética. In: Zagury L, Zagury RL. Tratamento atual do diabetes *mellitus*. Rio de Janeiro: AC Farmacêutica e Guanabara Koogan, 2009. p. 359-70.
21. Cunha RPF, Brito MMT, Prazeres EMB, Pontes Filho NT. Neuropatia periférica diabética: tratamentos recentes. Diabetes Clínica. 2002;5:346-54.
22. Lamounier RN. Manual prático de diabetes. Prevenção, detecção e tratamento do diabetes. 2ª ed. Rio de Janeiro: AC Farmacêutica, 2009. p. 15-2-18: Neuropatia diabética.
23. Tanenberg RJ, Schumer MP, Greene DA, Pfeifer MA. Problemas neuropáticos das extremidades inferiores dos pacientes diabéticos. In: Levin ME, O'Neal LW. O pé diabético. 6ª ed. Rio de Janeiro: Di-Livros, 2002. p. 34-65.
24. Lyra R, Cavalcanti N, Mazza F. Diabetes *mellitus* – Perguntas e respostas. São Paulo: AC Farmacêutica, 2009. p. 449-59.

25. Gama AD. Pé diabético: perspectivas atuais de diagnóstico e tratamento. Revista de Angiologia e Cirurgia Vascular. 1995;4(Supl 4):147-53.
26. Albuquerque IGC, Warzawski L, Zagury L. Infecção e diabetes. In: Zagury L, Zagury RL. Tratamento atual do diabetes *mellitus*. Rio de Janeiro: AC Farmacêutica e Guanabara Koogan, 2009. p. 453-69.
27. Dealey C. O tratamento de pacientes com feridas crônicas. In: ______. Cuidando de feridas. Um guia para as enfermeiras. 2ª ed. Trad. Merle Scoss. São Paulo: Atheneu, 2001. p. 96-146.
28. Frykberg RG. Problemas podiátricos no diabetes. In: Kozak GP, Campbell DR, Frykberg RG, Habershaw GM. Tratamento do pé diabético. 2ª ed. Trad. Giuseppe Taranto. Rio de Janeiro: Interlivros, 1996. p. 73-96.
29. Diretrizes da Sociedade Brasileira de Diabetes. Diagnóstico precoce do pé diabético. 2009; 134-43.
30. Brodsky JW. Método aperfeiçoado para o estadiamento e a classificação das lesões dos pés nos pacientes diabéticos. In: Levin ME, O'Neal LW. O pé diabético. 6ª ed. Rio de Janeiro: Di-Livros, 2002. p. 275-84.
31. Krasner DL, Sibbald RG. Cuidados com a úlcera do pé diabético: avaliação e tratamento. In: Levin ME, O'Neal LW. O pé diabético. 6ª ed. Bowker JH, Pfeifer MA, editores. Trad. Cosendey CHA, Cosendey EB. Rio de Janeiro: Di-Livros, 2002. p. 285-303.
32. Barone B, Caldas MG, Zagury L. Prevenção e tratamento do pé diabético. In: Zagury L, Zagury RL. Tratamento atual do diabetes *mellitus*. Rio de Janeiro: AC Farmacêutica e Guanabara Koogan, 2009. p. 277-84.
33. Campbell DR, Freeman DV, Kozak GP. Diretrizes para exame da perna e pé diabéticos. In: Kozak GP, Campbell DR, Frykberg RG, Habershaw GM. Tratamento do pé diabético. 2ª ed. Trad. Giuseppe Taranto. Rio de Janeiro: Interlivros, 1996. p. 11-16.
34. Brem H, Sheehan P, Boulton AJM. Protocol for treatment of diabetic foot ulcers. Am. J. Surg. 2004. 187 (Suppl): 1S-10S.
35. Mason J, O'Keeffet C, Hutchinson A, Mclntosh A, Young R, Booth A. A systematic review of foot ulcer in patients with type 2 diabetes *mellitus*. II: treatment. Diabetic Medicine. 1999. 16:889-909.
36. Jelinek JE. Aspectos cutâneos do diabetes melito. In: Levin ME, O'Neal LW. O pé diabético. 6ª ed. Bowker JH, Pfeifer MA, editores. Trad. Cosendey CHA, Cosendey EB. Rio de Janeiro: Di-Livros, 2002. p. 198-212.
37. Covey SR. Os 7 hábitos das pessoas altamente eficazes com diabetes, mar, 2009.
38. Rosa, EG. Perfil dos pacientes diabéticos de um serviço público de saúde de Belo Horizonte – Minas Gerais [monografia]. Belo Horizonte: Curso de Especialização em Estomaterapia, Escola de Enfermagem, Universidade Federal de Minas Gerais; 2009.

Parte 4
Casos Clínicos

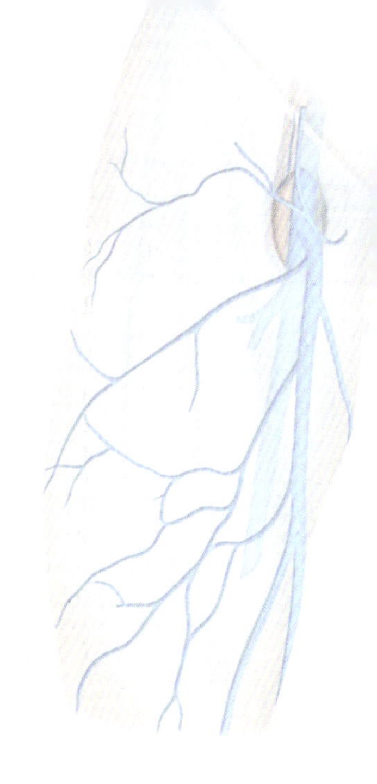

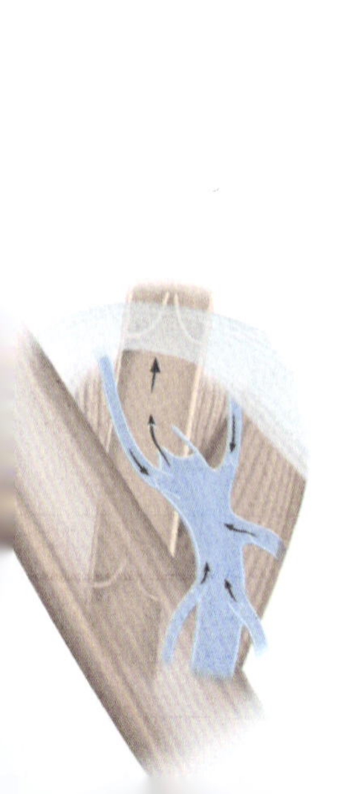

13 Relatos de Casos Clínicos

Eline Lima Borges e *Vera Lúcia de Araújo Nogueira Lima*

Este capítulo apresenta a história de alguns pacientes com úlceras localizadas em membros inferiores acompanhados pelas autoras em um serviço ambulatorial. Serão discutidos tópicos como histórias clínicas, terapia tópica e cuidados implementados, bem como serão analisados os resultados obtidos.

Caso 1 | RAS

RAS foi admitida no serviço por apresentar úlcera venosa no terço distal da perna esquerda, próxima à região do maléolo medial, que iniciou há 7 anos após sessão de infiltração para esclerose das varizes. Mulher de 39 anos, morena, casada, $G_0P_0A_0$, com Ensino Fundamental incompleto (parou de estudar na 8ª série), nega formação profissional e afirma realizar as atividades domésticas do próprio lar.

Apresenta sinais de insuficiência venosa em membros inferiores, cujo agravo não sabe precisar o tempo de evolução. É portadora de hipertensão arterial e lúpus eritematoso sistêmico (LES) diagnosticado há 14 anos. Faz uso de medicamentos anti-hipertensivos e pulsoterapia.

Ao ser admitida no serviço, demonstrava descrença, uma vez que, apesar dos vários tratamentos com pomadas já realizados, jamais obteve a cura da lesão.

Ao exame está corada, hidratada, anictérica, acianótica, normocárdica, pulsos finos, hipertensa (170 × 120 mmHg), mesmo em uso de anti-hipertensivos, e apresenta sobrepeso com índice de massa corporal (IMC) = 29,8 kg/m².

Membros inferiores

Os membros inferiores apresentam-se acianóticos, com perfusão capilar preservada e presença de pulsos pedial e tibial posterior, sem diferença na frequência e na amplitude, comparando-se ambas as pernas.

Perna esquerda

Presença de varizes, hiperpigmentação, eczema venoso, hipodermatoesclerose e edema endurecido, cujas medidas das circunferências das pernas esquerda (E) e direita (D) eram 34,0 e 33,5 cm, na região da panturrilha, e 23,0 e 21,5 cm, na do tornozelo.

Úlcera venosa

Localizada na região do terço distal medial da perna esquerda. Lesão com perda tecidual profunda parcial (até subcutâneo), com bordas irregulares, área lesionada de 3,61 cm^2 (1,9 × 1,9 cm), presença de tecido de granulação vermelho vivo em grande parte da lesão e tecido necrótico amarelo, com aspecto de rede (fibrina) em 30% da extensão, drenagem de exsudato de aspecto seroso, de volume moderado e sem odor. Ausência de sinais clínicos locais de infecção. Pele ao redor da lesão sem dermatite. Relato de dor de intensidade leve na área lesionada.

Resultados de exames laboratoriais

Hemoglobina = 14,4%; glicose = 85 mg/dℓ; albumina sérica = 4,4 g/dℓ.

Resultado do Duplex scan venoso

Insuficiência bilateral da safena magna e da safena parva direita mais varizes superficiais bilaterais.

Tratamentos anteriores

Em 7 anos já usou diversos tipos de pomadas, sendo a atual a sulfadiazina de prata. Não faz uso de terapia de compressão.

Tratamento tópico

Como tratamento tópico foi realizada limpeza da lesão com solução fisiológica em jato, aplicado hidrocoloide placa como cobertura e bota de Unna (manipulada) para melhorar o retorno venoso.

Orientações recebidas

Aumentar a ingestão de alimentos ricos em proteína e vitaminas A, B e C; reduzir o peso corporal, evitando alimentos ricos em carboidratos e açúcares; fazer repouso diário, com as pernas elevadas 20 cm acima do nível do coração durante 2 h nos períodos da manhã e da tarde; iniciar caminhadas diárias e, em seguida, elevar as pernas; não retirar a bota de Unna.

Resultados obtidos

No *3º dia de tratamento*, isto é, na primeira troca de curativo, foi constatada redução do edema da perna E (2 cm no diâmetro da panturrilha e 1 cm no do tornozelo). No *7º dia*, na segunda troca de curativo, apresentou área lesionada menor, com 2,86 cm^2, correspondendo a uma redução de 20,8%. No *14º dia* de tratamento negava algia na lesão e apresentava regressão do tecido necrótico decorrente do desbridamento autolítico propiciado pela cobertura de hidrocoloide. Após 1 mês de tratamento, a ferida encontrava-se totalmente epitelizada.

Discussão

As alterações tróficas observadas na perna E da paciente RAS sugeriam que a úlcera era decorrente de insuficiência venosa. Os sinais clínicos clássicos apresentados eram edema, varizes, hiperpigmentação, lipodermatoesclerose,

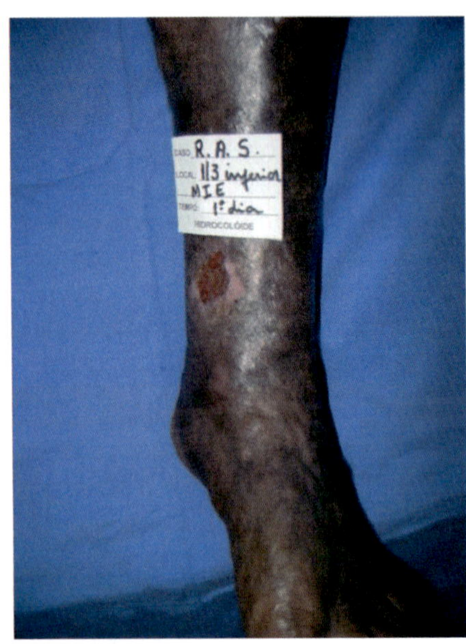

Figura 13.1 Úlcera de RAS no primeiro dia de tratamento.

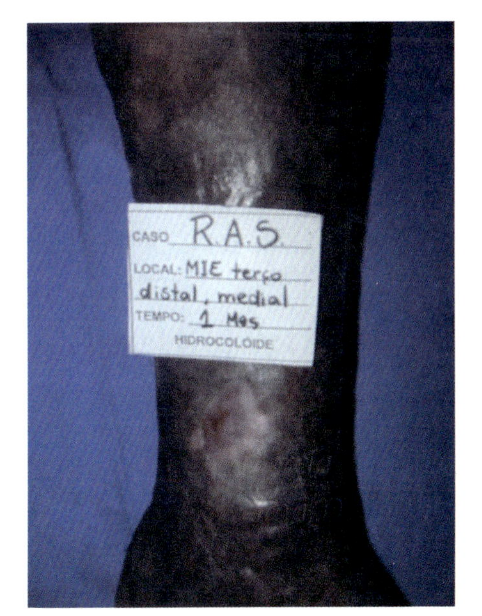

Figura 13.2 Úlcera de RAS epitelizada, após 30 dias de tratamento.

pulsos periféricos presentes e sem alterações, além das características da lesão (rasa, exsudativa, com borda irregular e presença de tecido necrótico amarelo com aspecto de rede).

A ausência da medida do índice de pressão tornozelo/braço (ITB) da perna E não impediu a implementação da terapia compressiva, uma vez que o resultado do exame clínico sugestivo de úlcera venosa foi corroborado com o resultado do Duplex scan venoso, confirmando a insuficiência bilateral da safena magna.

Como fatores dificultadores para a cura da úlcera venosa foram identificados a descrença no tratamento proposto, pelo longo tempo de existência da lesão (7 anos), o sobrepeso, por dificultar o retorno venoso, e principalmente, o fato de RAS ser portadora de LES. Esse agravo, associado à terapia medicamentosa para o seu controle, interfere no sistema de defesa do paciente, resultando no retardo do processo de cicatrização.

O tratamento tópico implementado consistiu no uso da cobertura de hidrocoloide placa porque a úlcera apresentava drenagem de exsudato seroso de volume moderado sem odor desagradável e terapia compressiva inelástica, bota de Unna, para melhorar o retorno venoso. A troca de curativo, inicialmente, ocorreu 2 vezes na semana (a cada 3 ou 4 dias) e, posteriormente, a cada 7 dias.

Logo no início do tratamento, houve redução da área lesionada, desbridamento autolítico do tecido necrótico e desaparecimento da algia. O resultado obtido pode ser considerado excelente, uma vez que a úlcera venosa de 7 anos de existência de uma pessoa portadora de LES com área de 3,61 cm^2 demandou 30 dias para epitelizar-se completamente.

Antes de receber alta do serviço ambulatorial, a paciente adquiriu a meia de média compressão e recebeu orientações sobre como calçá-la e os cuidados a serem adotados para evitar recidivas.

Caso 2 | AAOS

Ao ser admitida no serviço ambulatorial, AAOS apresentava três lesões nos membros inferiores, com 5 anos de existência. Reside, sozinha, em casa própria, na capital; sua formação é o 2º ano primário; trabalhava no Banco Agrimisa até se aposentar por invalidez, há 8 anos, aos 58 anos de idade, em decorrência das feridas nas pernas.

Exame clínico

Mulher idosa (66 anos de idade), viúva, mãe de 6 filhos nascidos de parto natural, sendo, no momento, 4 vivos e 2 falecidos, e avó de 7 netos. Informa alimentar-se muito bem, com ingestão de quatro refeições diárias compostas de alimentos diversificados, mas não come carne de porco, peixe, quiabo, abóbora nem repolho, pois acredita que esses alimentos "fazem mal à ferida". Nega tabagismo, etilismo e outros agravos associados.

É portadora de úlceras venosas em membros inferiores, com relato de diversas recidivas e sem lembrança da data que surgiu a primeira lesão. Nega uso de terapia compressiva e realização de repouso. Em relação a medicamentos, faz uso somente de analgésicos (diclofenaco de sódio, paracetamol, dipirona) para controle da dor provocada pelas lesões, classificada como intensa – escore 10 (0 a 10) –, ainda mais forte ao final do dia. É orientada no tempo e espaço, normotensa (140 × 80 mmHg) e apresenta índice de massa corporal normal (IMC = 22,5 kg/m^2), mucosas ocular e oral coradas, hidratadas e anictéricas.

Membros inferiores

Presença de eczema venoso de intensidade moderada (2+/4+) à direita e mais intenso à esquerda, caracterizado por descamação que se estende do pé à panturrilha, associada à queixa de prurido intenso, varizes, hiperpigmentação, lipodermatoesclerose e pulsos pedial e tibial posterior amplos e fortes. Edema em ambas as pernas, sendo mais intenso à direita. Pernas direita e esquerda, respectivamente, com medidas da circunferência da panturrilha de 34,5 e 33,5 cm, e do tornozelo de 23,5 e 22,5 cm.

Lesões do membro inferior direito

Presença de duas lesões na região do maléolo medial direito, com áreas de 22,8 e 4,3 cm^2, e uma lesão na região do dorso do pé com área de 4,6 cm^2. Todas as lesões apresentavam bordas irregulares, com perda parcial de tecido correspondendo a profundidade de 0,1 a 0,3 cm, classificadas como perda tecidual profunda parcial (até subcutâneo). Lesões com tecido necrótico de cor amarelo-clara revestindo parcialmente o seu leito. Presença de drenagem de exsudato de aspecto seroso, de volume e odor desagradável moderados. Pele ao redor das lesões sem sinais clínicos de infecção e com dermatite de contato.

Tratamentos tópicos anteriores

Esfregava as lesões com sabão de coco ou sabonete sob a água do chuveiro, aplicava óleo de girassol ou óleo de amêndoa e, posteriormente, cobria as lesões com gaze e enfaixava a perna até a metade do membro. Informa também já ter usado colagenase, neomicina e sulfadiazina de prata, todos sem sucesso.

Resultados obtidos com o tratamento implementado

Para o controle do eczema foi avaliada pelo médico dermatologista do serviço que orientou a suspensão do uso de sabões, inclusive durante o banho, e a suspensão do uso de meias de náilon. Foi orientada a aplicar na pele dos membros inferiores creme hidratante, de preferência os que apresentam ureia em sua composição e não tenham perfume, no mínimo 3 vezes/dia.

Com a implementação do tratamento tópico, apresentado nas Tabelas 13.1 e 13.2, houve

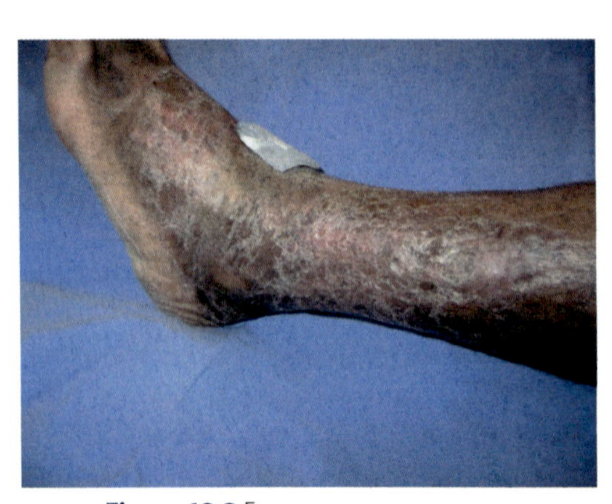

Figura 13.3 Eczema venoso na perna.

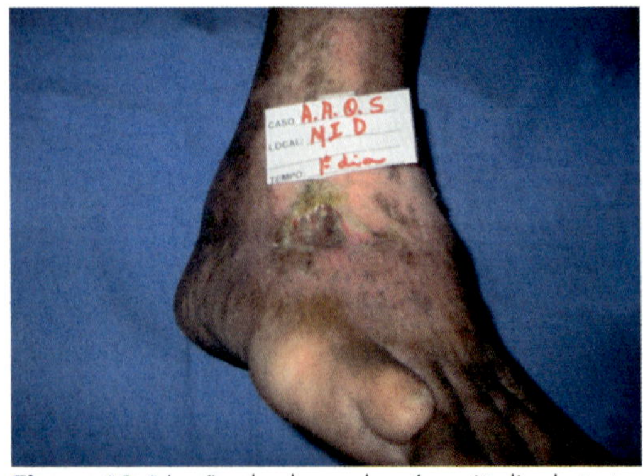

Figura 13.4 Lesão do dorso do pé no 1º dia de tratamento. Queratose nas bordas.

Tabela 13.1 Evolução da lesão do dorso do pé direito.

Data	Área em cm²	Cobertura	Terapia compressiva	Redução da área	Aumento da área
1º dia	4,6	Hidrocoloide	Ausente	–	–
7º dia	4,8	Carvão Ag	Bota de Unna	–	4,3%
1º mês	5,8	Carvão Ag	Bota de Unna	–	20,8%
3º mês	1,4	Carvão Ag	Bota de Unna	75,9%	–
4º mês	0,8	Carvão Ag	Bota de Unna	42,9%	–
21º dia do 5º mês	Epitelizada				

Observação: foi utilizada como referência a medida da área anterior para o cálculo de sua redução e aumento.

Tabela 13.2 Evolução das lesões do maléolo medial direito.

Evolução	Área em cm²	Cobertura	Terapia compressiva	Redução da área	Aumento da área
1º	27,1	Hidrocoloide	Ausente	–	–
7º	27,4	Carvão Ag	Bota de Unna	–	1,1%
15º dia	23,6	Carvão Ag	Bota de Unna	13,9%	–
1º mês	22,0	Carvão Ag	Bota de Unna	6,8%	–
2º mês	9,6	Carvão Ag	Bota de Unna	56,4%	–
15º dia do 3º mês	Epitelizada				

Observação: foi utilizada como referência a medida da área anterior para o cálculo de sua redução e aumento.

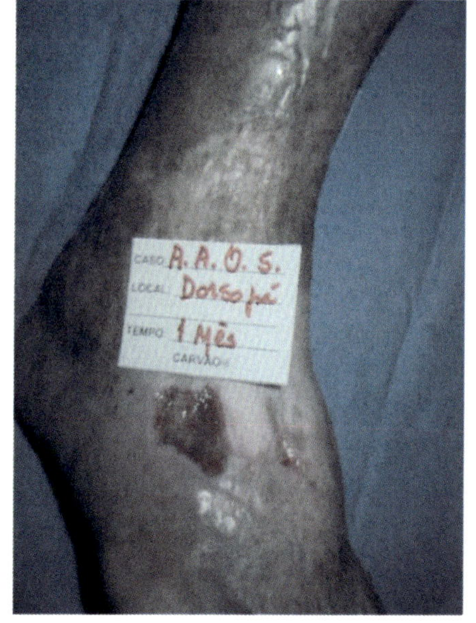

Figura 13.5 Lesão do dorso do pé após 1 mês de tratamento. Desbridamento autolítico da necrose e aumento da área lesionada.

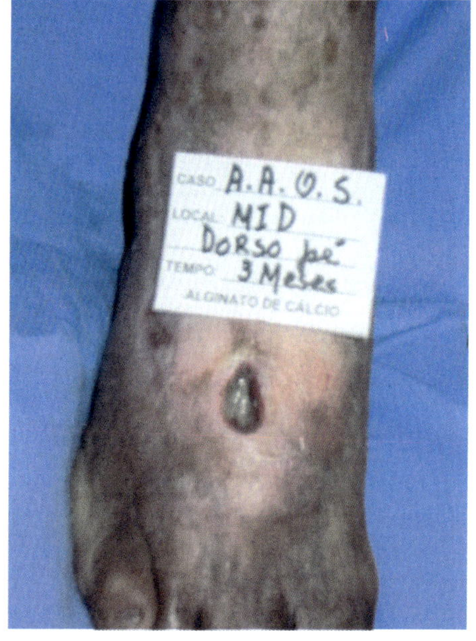

Figura 13.6 Lesão do dorso do pé após 3 meses de tratamento. Redução da área lesionada.

redução gradativa da intensidade da dor, classificada inicialmente como intensa e que desapareceu após 45 dias de tratamento. Ao final do tratamento verificou-se uma redução no diâmetro da panturrilha e do tornozelo da perna direita de 4,0 e 1,3 cm, respectivamente.

Discussão

AAOS apresentava história e clínica compatível com úlceras de etiologia venosa. As recidivas eram frequentes e as lesões atuais de longa evolução (5 anos). Nos membros inferiores estavam presentes alterações tróficas compatíveis com a insuficiência venosa como edema, varizes, hiperpigmentação, lipodermatoesclerose, eczema venoso, além de pulsos periféricos sem alterações. A dor era considerada intensa e tornava-se ainda mais forte ao final do dia. As lesões eram exsudativas e apresentavam bordas irregulares. Duas lesões estavam localizadas na região do maléolo medial, onde geralmente surgem as úlceras espontâneas, e a terceira, no dorso do pé, região pouco frequente para o aparecimento de úlceras venosas.

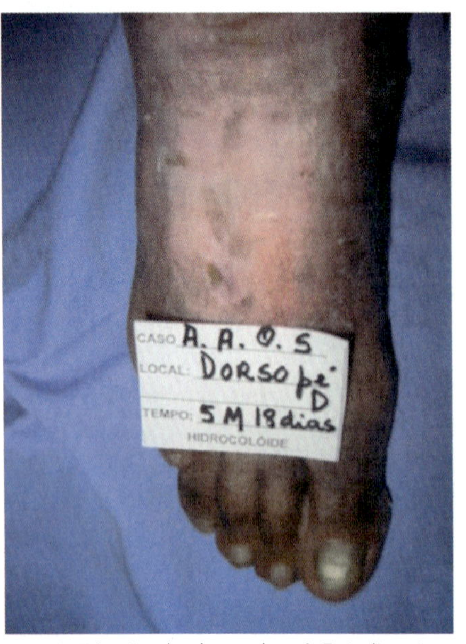

Figura 13.7 Lesão do dorso do pé. Epitelização após 5 meses e 18 dias de tratamento.

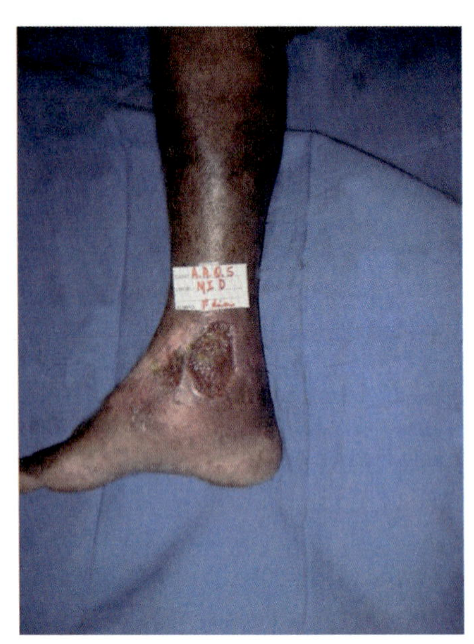

Figura 13.8 Lesões do maléolo medial D no 1º dia de tratamento.

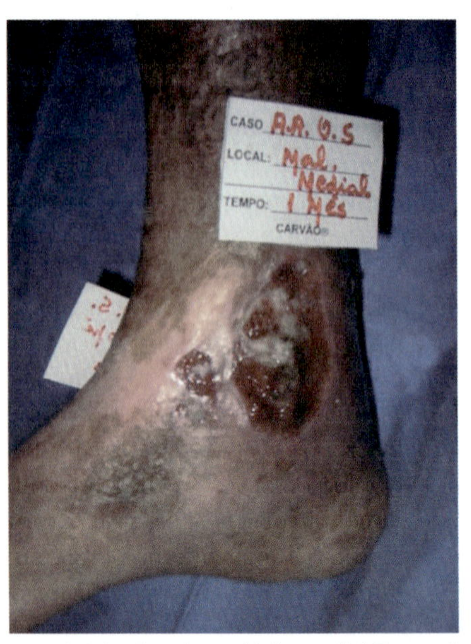

Figura 13.9 Lesões do maléolo medial D com áreas epitelizadas após 1 mês de tratamento.

A implementação da terapia compressiva inelástica com o uso da bota de Unna e a realização do repouso diário propiciaram a redução do edema. A oclusão das lesões com as coberturas interativas e a melhoria do retorno venoso contribuíram para

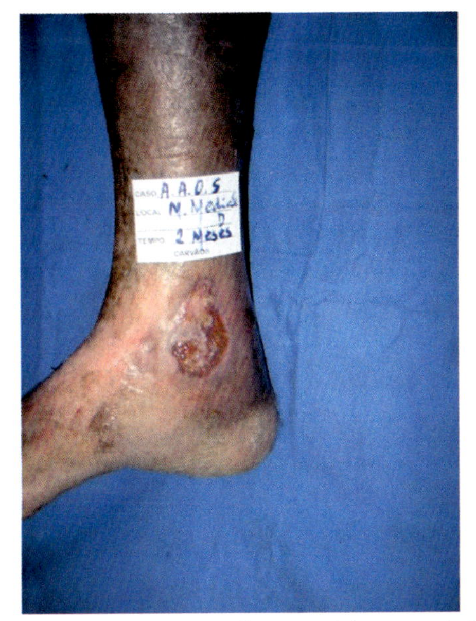

Figura 13.10 Apenas uma lesão parcialmente epitelizada no maléolo medial D após 2 meses de tratamento.

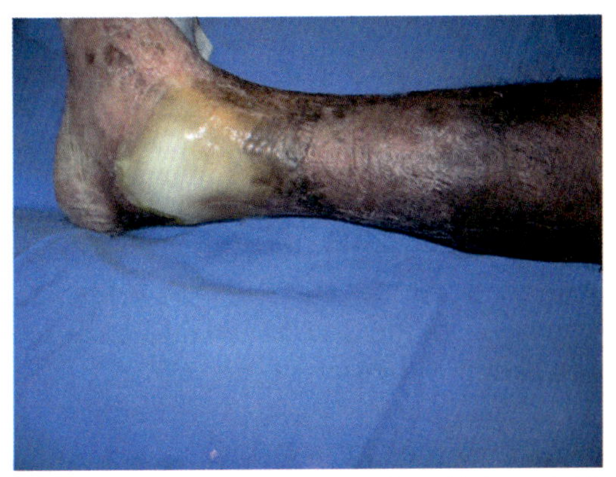

Figura 13.11 Tratamento da lesão do maléolo medial D com hidrocoloide após o 2º mês. Aspecto da cobertura antes de ser retirada.

a redução gradativa da dor, até o seu desaparecimento completo, sendo possível a paciente suprimir o uso dos medicamentos analgésicos.

Após avaliação inicial foi aplicada a cobertura de hidrocoloide placa nas lesões, feito enfaixamento do membro inferior direito da região do pé até abaixo da patela, orientado repouso diário, no mínimo duas horas nos períodos da manhã e tarde e agendado retorno após 3 dias.

Na segunda avaliação constatou-se que a paciente apresentava drenagem de volume de exsudato intenso, e não moderado, com odor desagradável, retornou com dermatite na pele ao redor das lesões e mantinha o mesmo edema. Essas alterações subsidiaram a mudança de cobertura para carvão com prata e a aplicação de bota de Unna. A cobertura de hidrocoloide placa só voltou a ser utilizada após a redução da drenagem de exsudato.

No início do tratamento houve aumento das áreas das lesões, principalmente a do dorso do pé, decorrente do desbridamento autolítico propiciado pelas coberturas interativas para, posteriormente, ocorrer redução das lesões até a epitelização completa, chegando a obter uma redução da área lesionada em torno de 56% em 1 mês.

As lesões do maléolo medial demandaram 3 meses e 15 dias para obterem a epitelização completa, e a lesão do dorso do pé evoluiu mais lentamente, demandando 5 meses e 18 dias para o fechamento. Um fator que provavelmente interferiu neste processo foi a localização da lesão em região de intensa movimentação durante a deambulação.

Durante o tratamento, a paciente foi orientada sobre a importância de ingerir determinados alimentos para acelerar o processo de cicatrização, com o objetivo de que ela reavaliasse a decisão de não ingerir as carnes de porco e peixe e os vegetais como quiabo, abóbora e repolho.

Antes de receber alta do serviço ambulatorial a paciente adquiriu a meia elástica de média compressão e recebeu orientações sobre como calçá-la e cuidados a serem adotados para evitar recidivas. Foi reforçado a importância da aplicação diária do creme hidratante e a realização do repouso.

▸ Caso 3 | MCF

MCF é portadora de úlcera em perna esquerda há 4 meses. Tem 65 anos de idade, é solteira, analfabeta, católica, aposentada como doméstica. É mãe de 7 filhos, dos quais 5 residem com ela, inclusive a filha caçula, que apresenta problemas mentais, exigindo muito cuidado e atenção. Moram em casa própria, de 6 cômodos, que não conta com rede de esgoto. O pai e a mãe faleceram há 4 e 3 anos, respectivamente – o pai por problemas cardíacos e a mãe por bronquite.

A paciente é portadora de hipertensão arterial, em uso de captopril 25 mg 3 vezes/dia. Nega diabetes melito, cardiopatias, etilismo e tabagismo.

Faz três refeições diárias e evita comer ovo, linguiça e carne vermelha por causa da ferida da perna. Apresenta baixa ingestão de líquido, bebe em torno de 600 mℓ/dia.

Quanto ao sono, informa dormir 4 h por noite devido a insônia em decorrência de preocupação com os problemas familiares. Durante o dia não tem tempo para fazer repouso.

Informa que a úlcera presente na perna esquerda surgiu há meses, após episódio de erisipela. Este foi tratado com antibioticoterapia sistêmica.

Exame físico

A paciente apresenta sobrepeso com índice de massa corporal de 29,0 kg/m^2, hipertensa com níveis pressóricos de 196 × 100 mmHg, normocárdica e normorrítimica, pulso apical de 78 bpm.

Perna esquerda

Apresenta extremidades aquecidas e perfusão preservada, edema macio intenso (3+/4+), medidas das circunferências da panturrilha e do tornozelo de 36,5 cm e de 24,0 cm, respectivamente, presença de hiperpigmentação, lipodermatoesclerose, varizes e eczema em área de 3 cm ao redor da ferida.

Lesão

Presença de lesão no terço distal, próximo ao maléolo lateral com área de 29,5 cm^2 (7,5 × 3,9 cm) e 0,5 cm de profundidade, recoberta em 50% da extensão por tecido necrótico amarelo com aspecto de rede. Drenagem de exsudato serossanguinolento de volume e odor desagradável moderados. Queixa de dor "em peso" na região da panturrilha e dor suportável na lesão, classificada com escore 3 (0 a 10). Ambas surgem principalmente, ao final do dia.

Resultados de exames laboratoriais

Glicose de 85 mg/dℓ, hemoglobina de 13,6% e albumina sérica de 3,7 g/dℓ.

Resultado do Duplex scan

Sistema venoso profundo pérvio e competente sem evidência de trombose, arteriomatose difusa leve em membro inferior esquerdo.

Tratamento tópico

Como tratamento tópico foi realizado limpeza da lesão com solução fisiológica em jato e utilizado cobertura de carvão com prata e hidrocoloide placa em 5 e 3 curativos, respectivamente. Ambas associadas ao sistema de bandagem de multicamadas de alta compressão para melhorar o retorno venoso.

Orientações fornecidas

Aumentar a ingestão de alimentos ricos em proteína e vitaminas A, B e C. Reduzir o peso corporal, evitando ingerir alimentos ricos em carboidratos, açúcares e gorduras. Iniciar caminhadas diárias e, em seguida, elevar as pernas. Não retirar o sistema de bandagem.

Resultados obtidos a partir do tratamento implementado

Após 1 semana da terapia multicamadas, houve uma regressão do edema da perna esquerda, com redução das medidas das circun-

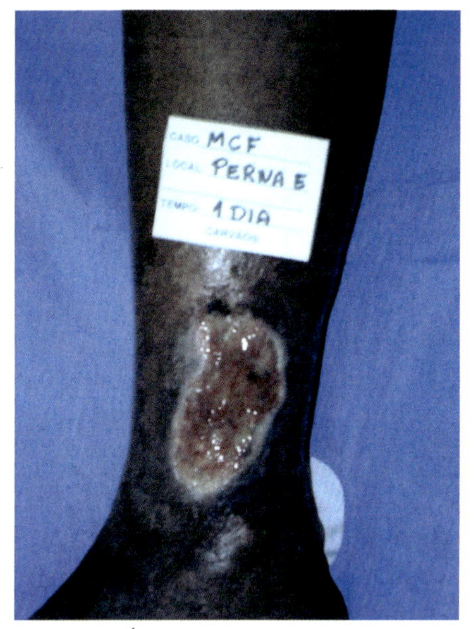

Figura 13.12 Úlcera no primeiro dia de tratamento.

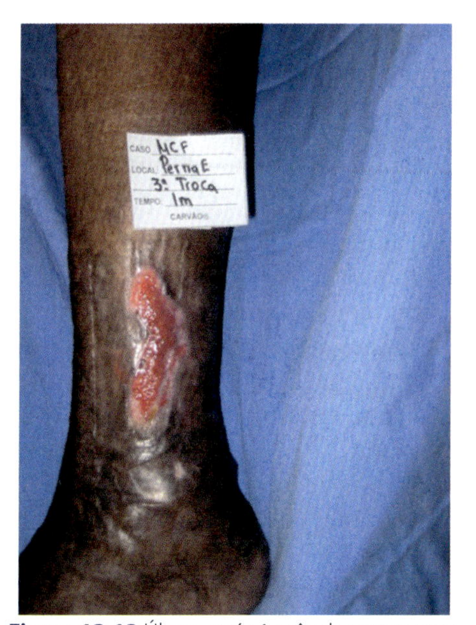

Figura 13.13 Úlcera após 1 mês de tratamento.

ferências da panturrilha e do tornozelo de 2,5 e 1,0 cm, respectivamente. Após a terceira troca de curativo, houve redução da profundidade e da área (de 29,5 para 11,4 cm²). O fechamento completo da lesão foi obtido após 2 meses de tratamento utilizando um total de oito sistemas de bandagens de multicamadas.

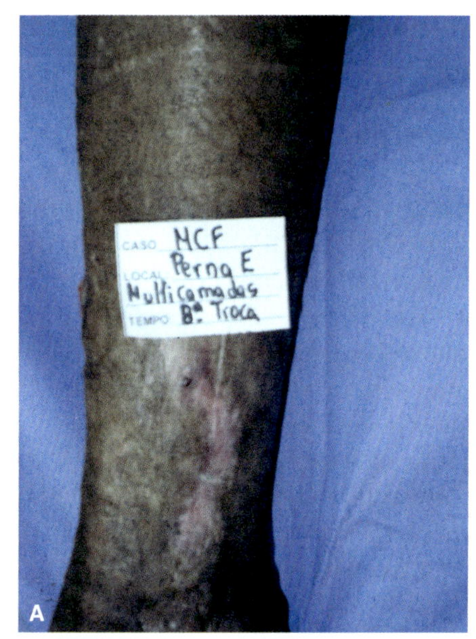

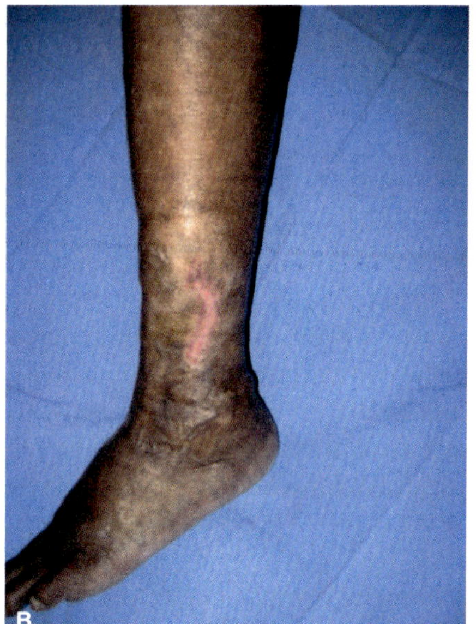

Figura 13.14 Úlcera epitelizada após 2 meses de tratamento.

Discussão

As alterações tróficas observadas na perna esquerda da paciente MCF sugeriam que a úlcera era decorrente de insuficiência venosa. Os sinais clínicos eram a presença de edema intenso e macio na região do tornozelo e no terço médio da perna, hiperpigmentação, lipodermatoesclerose, varizes e eczema em área de 3 cm ao redor da ferida, além de lesão exsudativa, com borda irregular que iniciou após apresentar episódio de erisipela. A queixa de dor ao final do dia também é compatível com a insuficiência venosa.

A ausência da medida do índice de pressão tornozelo/braço (ITB) da perna esquerda não impediu a implementação da terapia compressiva elástica de alta compressão. Além das alterações tróficas sugestivas de insuficiência venosa, a paciente apresentava extremidades aquecidas e pulsos periféricos sem alteração na frequência e amplitude.

Como *fatores dificultadores* para a obtenção da cura da úlcera venosa foram identificados: insônia; não realização do repouso diário pela necessidade de cuidar da filha especial; sobrepeso, que dificulta o retorno venoso; níveis pressóricos elevados, mesmo em uso de anti-hipertensivo.

O *tratamento tópico implementado* consistiu no uso da cobertura de carvão com prata nas primeiras 5 semanas porque a úlcera apresentava drenagem de exsudato seroso de odor desagradável e cobertura de hidrocoloide placa nas últimas 3 semanas, após desaparecimento do odor. Como terapia compressiva elástica de alta compressão, optou-se pelo sistema de bandagem de multicamadas, que fornece compressão de 40 mmHg na região do tornozelo durante 7 dias consecutivos. As trocas de curativo ocorreram 1 vez/semana, a cada 7 dias.

Na terceira troca de curativo, isso *no primeiro mês de tratamento*, houve desaparecimento da algia e regressão do edema. Na ferida, ocorreu o desbridamento autolítico do tecido necrótico, redução da profundidade e área. A lesão tornou-se superficial e reduziu 61,4% da área. A redução obtida era um bom prognóstico para a cura da lesão, uma vez que uma redução maior que 30% da área lesionada no período de 2 semanas de terapia tópica e compressiva é um indicador da cicatrização da ferida. O resultado obtido pode ser considerado excelente, uma vez que a úlcera venosa de 29,5 cm^2 demandou 2 meses para epitelizar-se completamente.

Durante o tratamento a paciente foi reavaliada pelo médico responsável. Este prescreveu antidepressivos e mudou o esquema de anti-hipertensivos. Como resultado houve melhora do padrão de sono e redução dos níveis pressóricos.

MCF recebeu alta do serviço ambulatorial em uso de meias elásticas com compressão de 40 mmHg na região do tornozelo. Recebeu orientações sobre como usar, lavar e quando trocar o par de meias de compressão.

Caso 4 | JJG

JJG, quando foi admitida no serviço ambulatorial com *úlceras venosas em membros inferiores*, era viúva, analfabeta e tinha 83 anos de idade. Residia em companhia de uma filha em casa própria com condições de saneamento básico. Não tinha profissão, trabalhava no próprio lar onde realizava as tarefas domésticas.

Era mãe de 6 filhos, sendo 3 vivos. Destes, um era portador de diabetes melito (DM). Dois filhos faleceram há 1 e 6 anos, respectivamente, de problemas decorrentes de DM, e o terceiro faleceu há 20 anos por reumatismo.

JJG dizia apresentar lesões em maléolos laterais esquerdo e direito há 2 anos, além de ser portadora de hipertensão arterial controlada com captopril 25 mg de 8/8 h, propranolol 40 mg de 12/12 h, hidroclorotiazida 40 mg pela manhã. Mantinha níveis pressóricos em torno de 150 × 96 mmHg. Fazia uso diário de ácido acetilsalicílico 200 mg após almoço. Negava outros agravos, tabagismo e etilismo. Estava obesa, com índice de massa corporal de 30,3 kg/m^2.

Resultado de exames laboratoriais

Albumina sérica = 3,3 g/dℓ, glicose = 98 mg/dℓ e hemoglobina = 11,9%.

Membros inferiores

Nos membros inferiores, como sinais clínicos de insuficiência venosa, foi possível na inspeção observar a presença de varizes, hiperpigmentação e edema. Constatou-se à palpação que este era duro sem formação de cacifo à pressão. À mensuração, encontraram-se como medidas da circunferência das panturrilhas das pernas esquerda e direita os valores de 37,0 e 38,0 cm, e dos tornozelos de 25,5 e 24,5 cm, respectivamente. Áreas de lipodermatoesclerose foram encontradas, principalmente, nas regiões de hiperpigmentação. Não foram observadas áreas de dermatite ou eczema venoso. As extremidades mantinham-se aquecidas, com perfusão capilar preservada, sem cianose. Os pulsos pediais e tibiais não foram palpados em razão da presença do edema que não cede à pressão. Como valor das medidas do índice de pressão tornozelo/braço das pernas esquerda e direita, encontraram-se os valores 0,87 e 0,9, respectivamente.

Características das úlceras

Na região do maléolo lateral esquerdo havia uma lesão (Figura 13.15) com área de 67,0 cm², e na região do maléolo lateral direito apresentava duas lesões (Figura 13.16), uma maior com área de 16,8 cm² e outra menor com área de 1,3 cm². À somatória perfazia área lesionada de 18,1 cm² nessa região.

As lesões das pernas esquerda e direita eram rasas e muito exsudativas, drenavam um volume de exsudato seroso que, muitas vezes, umedecia as ataduras de crepom e escorria até o pé. As bordas eram irregulares e sem halo de epitelização. O leito lesionado estava quase completamente recoberto com tecido necrótico amarelo de aspecto úmido e aderido. O pouco tecido de granulação presente era pálido.

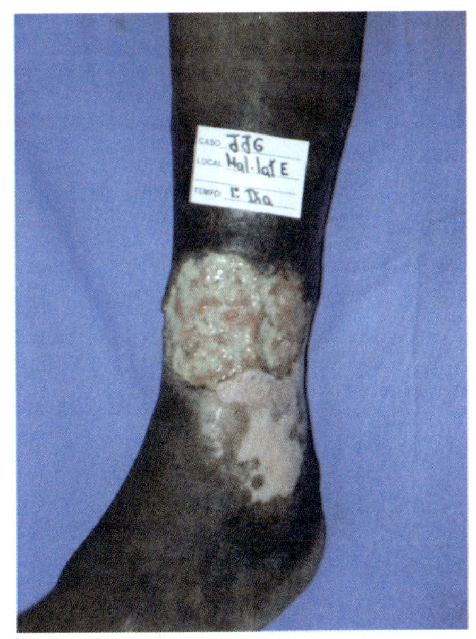

Figura 13.15 Úlcera do maléolo lateral E no primeiro dia de tratamento.

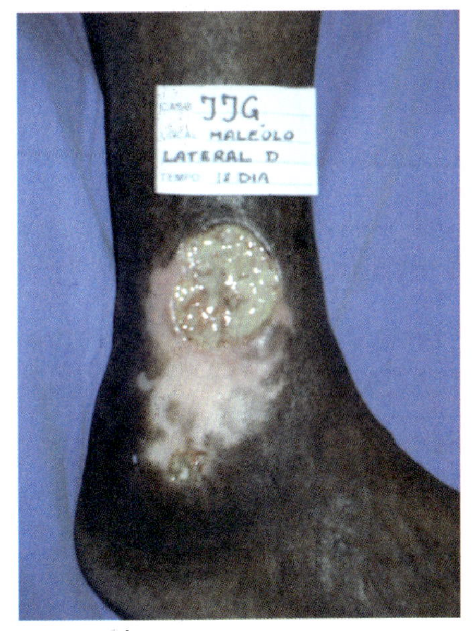

Figura 13.16 Úlceras do maléolo lateral D no primeiro dia de tratamento.

JJG queixava de dores suportáveis nas lesões, principalmente ao final do dia, sendo mais intensa nas lesões da perna direita, classificada com escore 6, do que da perna esquerda, classificada com escore 3, na escala de dor de 0 a 10.

Orientações fornecidas

A paciente foi orientada a aumentar a ingestão de alimentos ricos em proteína e ferro devido às alterações apresentadas nos valores de albumina sérica e hemoglobina, das vitaminas A, B e C; reduzir o peso corporal, evitando ingerir alimentos ricos em carboidratos, açúcares e gorduras e a fazer repouso diário no período da manhã e da tarde, com os membros inferiores elevados 20 cm acima do nível do coração, durante o período mínimo de 2 h.

Resultados obtidos a partir do tratamento implementado

Para melhorar o retorno venoso, além de a paciente ser orientada a fazer repouso diário, foi implementada a terapia compressiva inelástica, com o uso da bota de Unna. Esta foi confeccionada com a associação da atadura de crepom com a pasta de Unna (bota de Unna manipulada). A evolução do edema dos membros inferiores está representada na Tabela 13.3.

Como coberturas interativas foram utilizadas as placas de alginato de cálcio, carvão com prata e hidrocoloide. A escolha da cobertura ocorreu com base no volume e características do exsudato. Nas Tabelas 13.4 e 13.5 estão descritas as sínteses do tratamento implementado e os resultados obtidos em relação à área lesionada e à taxa de cicatrização mensal das úlceras dos maléolos laterais direito e esquerdo.

Discussão

JJF apresentava *clínica compatível com úlceras de etiologia venosa*. Nos membros inferiores estavam presentes alterações tróficas compatíveis com a insuficiência venosa como edema, varizes, hiperpigmentação, lipodermatoesclerose, incluindo a queixa de dor que piorava ao final do dia e valores de ITB > 0,8. As lesões eram muito exsudativas, com bordas irregulares e fundo recoberto por tecido necrótico amarelado e de aspecto úmido.

A *realização do repouso diário e o uso da terapia compressiva inelástica*, bota de Unna, auxiliaram o retorno venoso dos membros inferiores e, consequentemente, reduziram, de modo gradativo, o edema de ambas as pernas. O edema duro demanda um tempo maior para a sua regressão total. Este fato

Tabela 13.3 Evolução do edema dos membros inferiores com uso da bota de Unna.

Evolução do edema	Perna esquerda		Perna direita	
	Panturrilha (cm)	Tornozelo (cm)	Panturrilha (cm)	Tornozelo (cm)
1º dia	37,0	25,5	38,0	24,5
1 mês	36,0	25,5	36,5	23,0
2 meses	35,0	24,0	35,5	23,0
3 meses	35,0	24,0	33,0	23,0
4 meses	34,5	24,0		
5 meses	33,5	24,0		
7 meses	36,0	24,5	–	
8 meses	34,5	24,0		
9 meses	34,5	23,5		
11 meses	33,0	22,0		

Tabela 13.4 Evolução da úlcera do maléolo lateral esquerdo com o tratamento tópico.

Evolução	Lesão do maléolo lateral esquerdo				
	Área em cm^2	Redução da área	Aumento da área	Cobertura	Compressão
1º dia	67,0	–	–	Alginato Ca^{++}	Bota de Unna
1 mês	48,8	27,2%	–	Alginato Ca^{++}	Bota de Unna
2 meses	29,1	40,4%	–	Carvão	Bota de Unna
3 meses	25,6	12,0%	–	Carvão	Bota de Unna
4 meses	21,7	15,2%	–	Carvão	Bota de Unna
5 meses	16,7	23,0%	–	Carvão	Bota de Unna
6 meses	14,6	12,6%	–	Hidrocoloide	Bota de Unna
7 meses	18,2	–	24,7%	Alginato Ca^{++}	Bota de Unna
8 meses	13,0	28,6%	–	Alginato Ca^{++}	Bota de Unna
9 meses	13,0	0,0%	–	Alginato Ca^{++}	Bota de Unna
10 meses	9,4	27,7%	–	Hidrocoloide	Bota de Unna
11 meses e 19 dias	Epitelizada				–

Observação: foi utilizada como referência a medida da área anterior para o cálculo de sua redução e aumento.

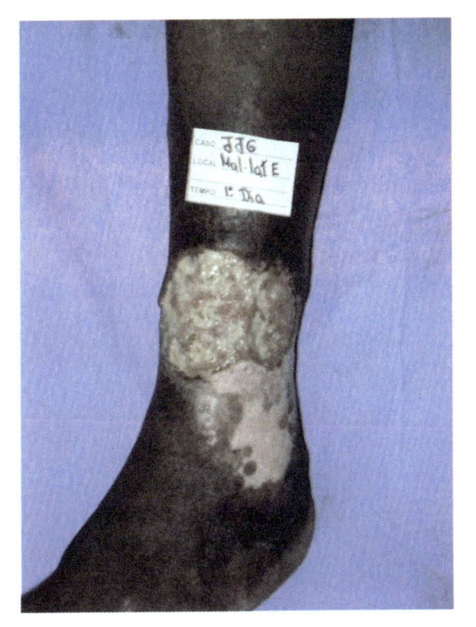

Figura 13.17 Úlcera do maléolo lateral E no primeiro dia antes de iniciar o tratamento.

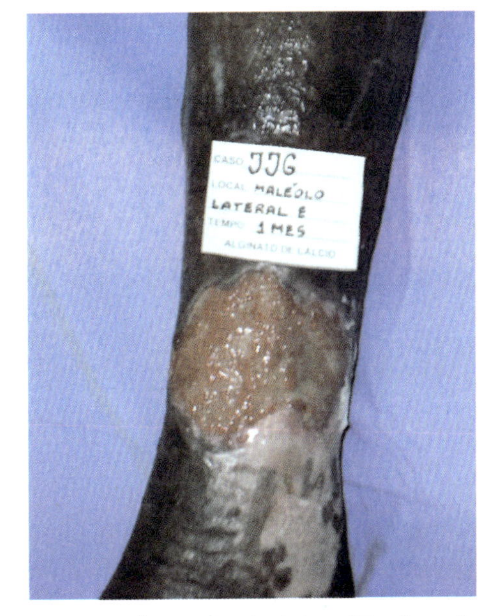

Figura 13.18 Úlcera do maléolo lateral E após 1 mês de tratamento com alginato de cálcio e bota de Unna.

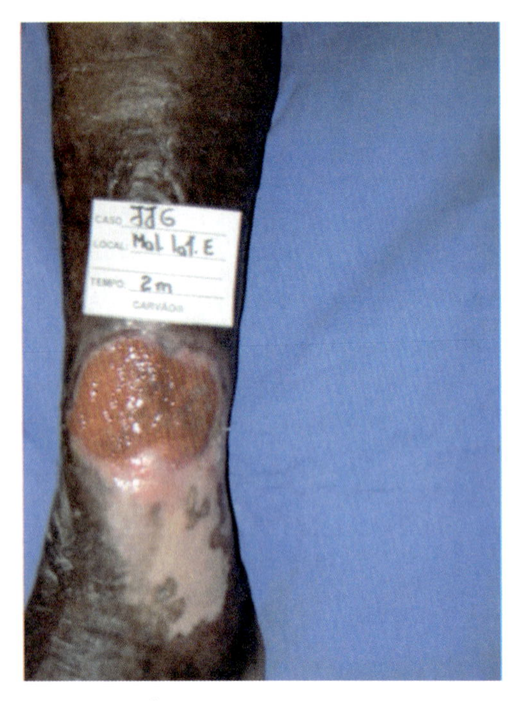

Figura 13.19 Úlcera do maléolo lateral E após 2 meses de tratamento. Em uso de cobertura de carvão Ag e bota de Unna.

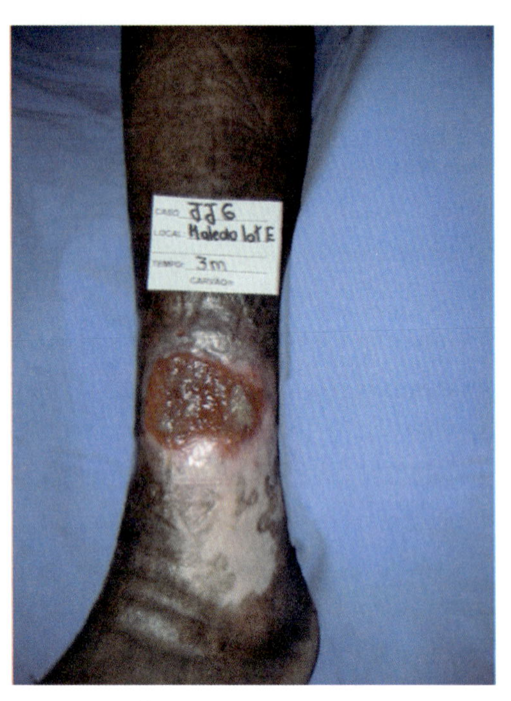

Figura 13.20 Úlcera do maléolo lateral E após 3 meses de tratamento. Em uso de cobertura de carvão Ag e bota de Unna.

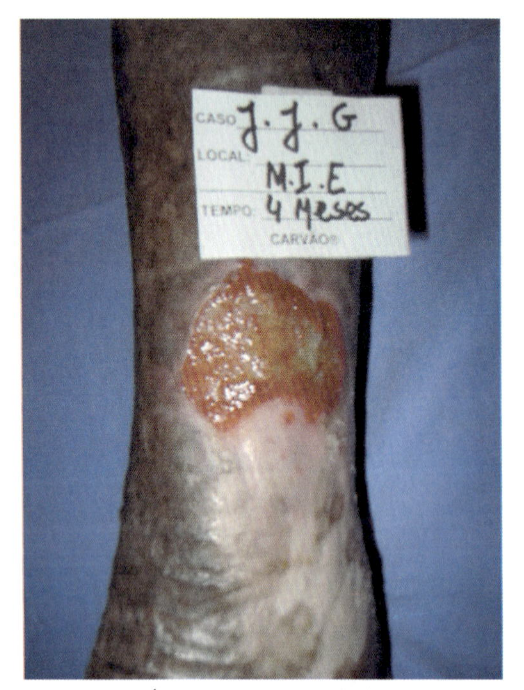

Figura 13.21 Úlcera do maléolo lateral E após 4 meses de tratamento. Em uso de cobertura de carvão Ag e bota de Unna.

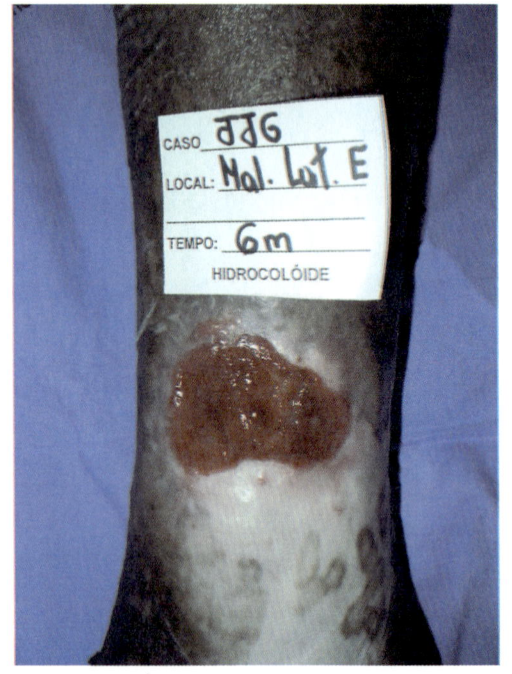

Figura 13.22 Úlcera do maléolo lateral E após 6 meses de tratamento. Em uso de cobertura de hidrocoloide e bota de Unna.

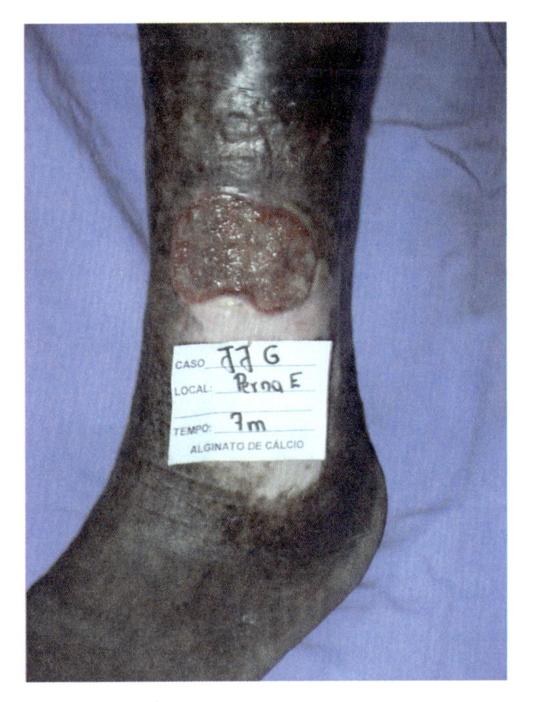

Figura 13.23 Úlcera do maléolo lateral E após 7 meses de tratamento. Em uso de cobertura de alginato de cálcio e bota de Unna.

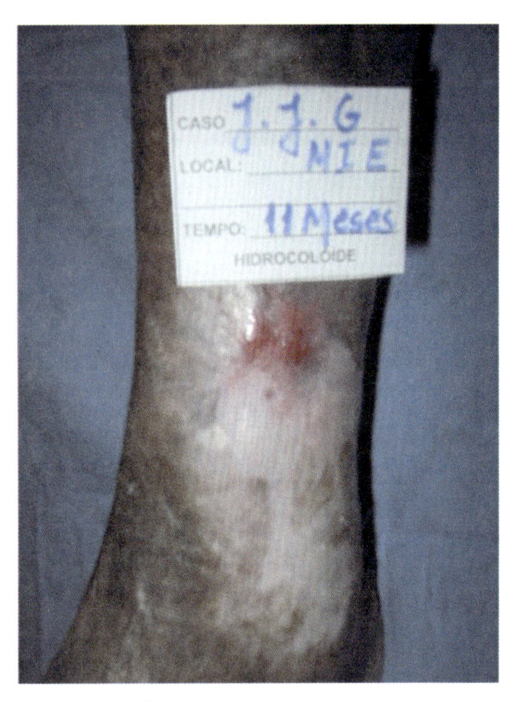

Figura 13.24 Úlcera do maléolo lateral E após 11 meses de tratamento. Em uso de cobertura de hidrocoloide e bota de Unna.

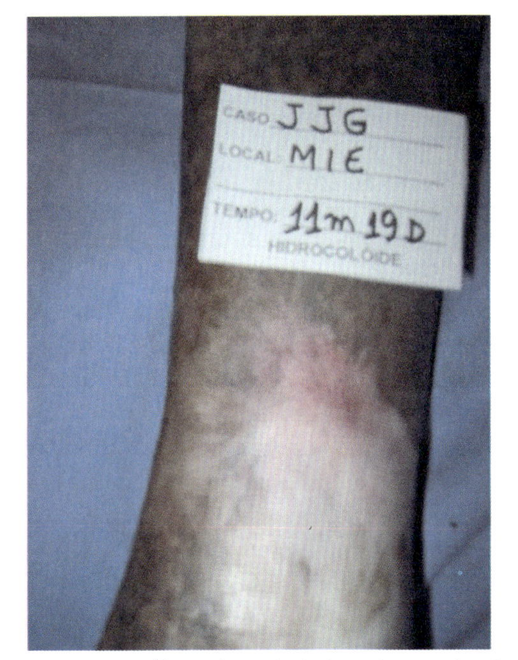

Figura 13.25 Úlcera do maléolo lateral E epitelizada após 11 meses e 19 dias de tratamento com coberturas interativas e terapia compressiva inelástica (bota de Unna).

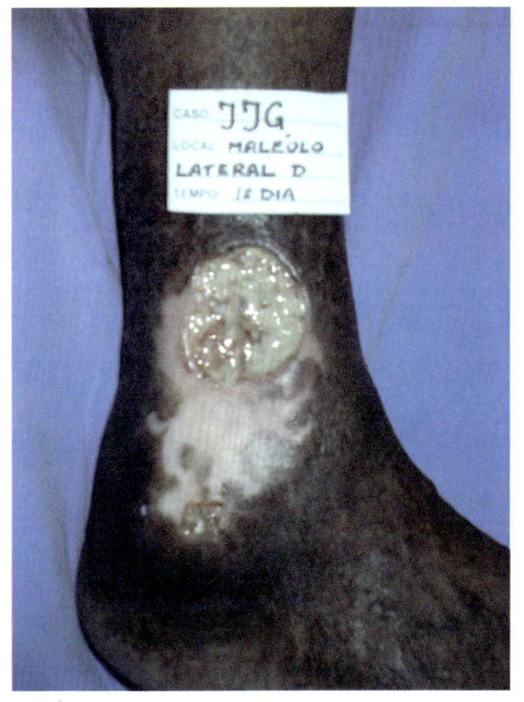

Figura 13.26 Úlceras do maléolo lateral D no primeiro dia antes de iniciar o tratamento.

■ **Tabela 13.5** Evolução das úlceras do maléolo lateral direito com o tratamento tópico.

Evolução	Lesões do maléolo lateral direito			
	Área* em cm²	Redução da área	Cobertura	Compressão
1º dia	18,1	–	Alginato Ca^{++}	Bota de Unna
1 mês	11,8	34,8%	Alginato Ca^{++}	Bota de Unna
2 meses	2,4	79,7%	Carvão	Bota de Unna
3 meses	Epitelizada		Hidrocoloide	Bota de Unna

*Somatório das áreas das duas lesões.
Observação: foi utilizada como referência a medida da área anterior para o cálculo da redução e aumento da mesma.

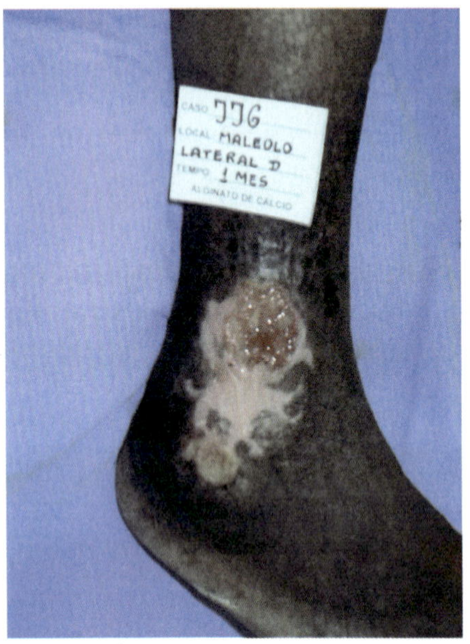

Figura 13.27 Úlceras do maléolo lateral D após 1 mês de tratamento. Em uso de alginato de cálcio e bota de Unna.

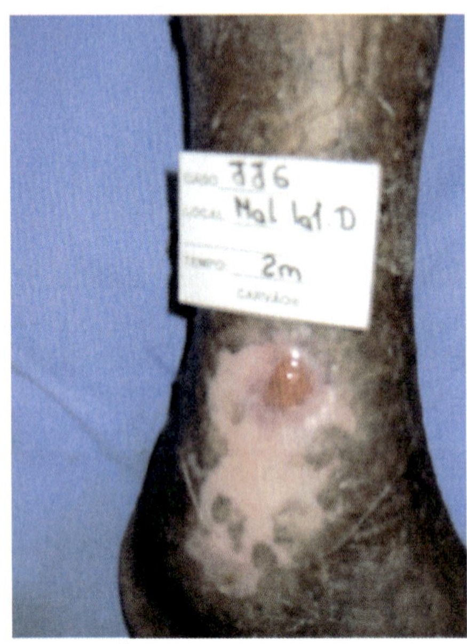

Figura 13.28 Úlceras do maléolo lateral D após 2 meses de tratamento. Em uso de carvão e bota de Unna.

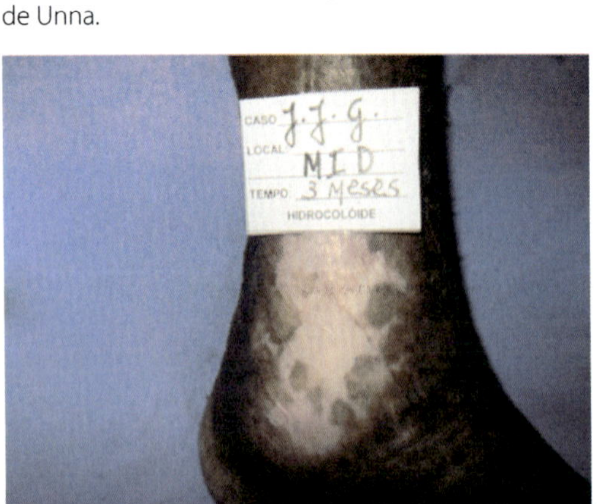

Figura 13.29 Úlceras do maléolo lateral D epitelizadas após 3 meses de tratamento com coberturas interativas e bota de Unna.

ocorreu com JJF em cuja perna esquerda houve redução de 4,0 e 3,5 cm nos diâmetros da panturrilha e do tornozelo, respectivamente, em 11 meses, e na perna direita, 5,0 e 1,5 cm nos diâmetros da panturrilha e tornozelo em 3 meses. Outro fato observado durante o tratamento foi o aumento do edema da perna esquerda confirmado com o aumento das medidas da circunferência. Isso pode ocorrer quando o paciente, mesmo em uso de bota de Unna, permanece em pé por tempo prolongado sem intercalar com a realização de repouso, uma vez que a terapia compressiva inelástica não fornece compressão na região do tornozelo para facilitar o retorno venoso.

A oclusão das lesões com as coberturas interativas e a melhoria do retorno venoso contribuíram para a *redução gradativa da dor até o seu desaparecimento completo.*

O tempo demandado para a cura das lesões foi diferente, todavia a localizada na região do maléolo lateral esquerdo gastou 11 meses e 19 dias e a do maléolo lateral direito, 3 meses. Todas as lesões tinham o mesmo tempo de existência e foram tratatadas com coberturas interativas e bota de Unna. Um fator que pode interferir na cura das úlceras venosas é a extensão e localização da obstrução e refluxo no sistema venoso. Estas informações não foram analisadas porque JJG não dispunha do resultado do Duplex scan.

No primeiro mês de tratamento, em decorrência da drenagem excessiva de exudato, optou-se por ocluir as lesões com cobertura de alginato de cálcio placa como cobertura primária e compressa estéril, como cobertura secundária. A seguir, foi confeccionada bota de Unna em ambas as pernas, após aplicar creme hidratante com ureia a 2% na pele. As trocas de curativo ocorreram duas vezes na semana devido à intensa drenagem de exsudato. Neste mês, obteve-se uma redução da área de 27,2 e 34,8% nas lesões dos maléolos laterais esquerdo e direito, respectivamente.

Em virtude da redução do volume de exsudato e aparecimento de odor desagradável, optou-se por tratar a *lesão do maléolo lateral esquerdo* com cobertura de *carvão e prata* durante 4 meses consecutivos, obtendo a maior taxa de cicatrização (40,4%) no segundo mês de tratamento, correspondendo ao primeiro mês de uso de carvão. Com a evolução da lesão houve regressão do odor desagradável, tornando possível o uso de *hidrocoloide placa* durante o sexto mês de tratamento. Essa cobertura foi substituída por *alginato de cálcio placa* porque a paciente apresentou dermatite de contato. O alginato de cálcio foi utilizado durante 3 meses de tratamento, no 7º, 8º e 9º meses. No 7º mês houve aumento da área lesionada, correspondendo a 24,7% ao mês. O aumento da lesão coincidiu com o aumento do edema na perna esquerda. Foi descartada infecção local, uma vez que os sinais clínicos estavam ausentes. No mês subsequente, a ferida voltou a reduzir gradativamente. A partir do 10º mês de tratamento, com a redução do volume do exsudato, retornou-se com a cobertura de *hidrocoloide placa*, que foi mantida até o fechamento completo da lesão (2 meses e 19 dias).

As *úlceras do maléolo lateral direito* foram tratadas no segundo mês com cobertura de *carvão e prata* em virtude da redução do volume de exsudato e surgimento de odor desagradável. Neste mês, as feridas obtiveram redução da área de 79,7%. No terceiro mês, com a redução do volume do exsudato as lesões foram ocluídas com *hidrocoloide placa*, obtendo a epitelização completa.

Antes de receber *alta do serviço ambulatorial* a paciente adquiriu a meia elástica de média compressão e recebeu orientações sobre como calçá-la e cuidados a serem adotados para evitar recidiva. Foi reforçada a importância da aplicação diária do creme hidratante e a realização do repouso. Também foi orientada sobre a importância do controle dos níveis pressóricos e a realização de pequenas caminhadas.

Caso 5 | MSA

MSA chegou ao serviço ambulatorial, no Setor de Estomaterapia, encaminhada pelo médico da cirurgia vascular com úlcera venosa na perna esquerda. É uma mulher aparentemente jovem, de 59 anos, viúva, católica, analfabeta, aposentada. Reside com dois filhos em casa própria de 9 cômodos, com condições de saneamento básico. Tem um bom padrão econômico. A renda familiar é em torno de 5,5 salários-mínimos.

Informa $G_{13}P_{11}A_2$. Tem 9 filhos, todos hígidos, o mais velho está com 40 anos e o mais novo, 23 anos.

Os pais são falecidos. O pai morreu há 7 anos por causa de câncer de próstata e a mãe, há 4 anos, em decorrência de anemia e diabetes melito. Ambos eram portadores de hipertensão arterial, e a mãe, além disso, também era cardiopata.

Quanto aos hábitos, parou de fumar há 15 anos e de ingerir bebida alcoólica, há 2 anos. Até então, era considerada etilista social. Relata alergia ao ácido acetil salicílico (AAS) e cremes hidratantes de determinadas marcas.

Faz em média três refeições diárias e evita comer couve, quiabo, carne de porco, jiló, porque acredita que esses alimentos atrapalham a cicatrização da lesão. Ingere em torno de 1,5 ℓ de líquido por dia. Tem padrão de evacuação a cada 2 dias, com eliminação de fezes endurecidas e eliminação vesical em torno de 4 vezes/dia, urina amarela e concentrada.

MSA informa que a primeira úlcera no maléolo medial esquerdo surgiu há 11 anos, com a última recidiva há 6 anos. Tem história de cerca de 20 internações por infecção nas feridas ou erisipela, sendo a última internação ocorrida há 4 anos. Nega cirurgias, inclusive do sistema venoso, e doenças associadas. Faz uso de medicamentos somente para dor, quando necessário, como codeína, dipirona ou diclofenaco sódico. Informa que fez o último tratamento para erisipela há 3 meses, e a última aplicação de penicilina G benzatina intramuscular ocorreu há 30 dias.

Avaliação

Apresenta níveis pressóricos de 140 × 80 mmHg, normocárdica e normorrítimica, com pulso apical de 72 bpm, eupneica, afebril, com discreto sobrepeso, caracterizado por índice de massa corporal de 26,7 kg/m².

Membros inferiores

Nos membros inferiores apresenta edema moderado 2+/4+ sem cacifo à pressão devido ao endurecimento do mesmo, eczema venoso 2+/4+, caracterizado por descamação intensa da epiderme associado a queixa de prurido, hiperpigmentação e lipodermatoesclerose. Presença de pulso pedial em ambos os membros. Não foi possível detectar o pulso tibial, devido a presença do edema. As pernas direita e esquerda apresentam as seguintes medidas da circunferência da panturrilha e tornozelo: 35,5 e 21,5 cm e 34,0 e 21,0 cm.

Úlcera venosa

A úlcera venosa localiza-se na região do maléolo medial esquerdo e tem área de 19,0 cm², é superficial e recoberta em quase toda extensão por tecido necrótico amarelo, aderido e de aspecto membranoso (Figura 13.30). Apresenta drenagem de exsudato seroso, sem odor desagradável e de volume moderado. Não há sinais clínicos locais de infecção. Queixa de dor intensa classificada com escore 10 na escala de dor de 0 a 10.

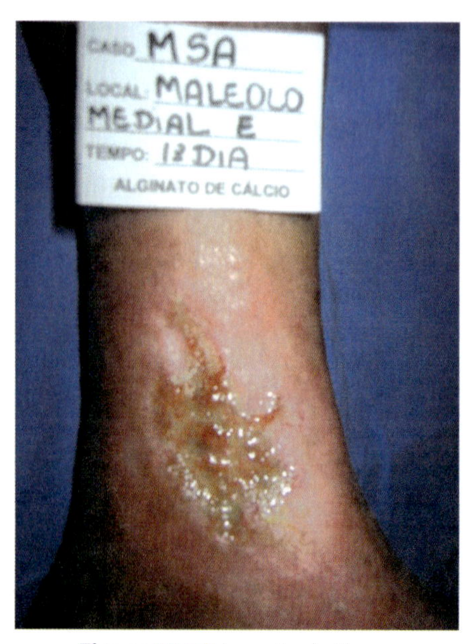

Figura 13.30 Aspecto da úlcera.

Conclusão do laudo do ecocardiograma

Insuficiência da veia safena interna direita, insuficiência da veia safena interna esquerda, insuficiência da veia safena externa esquerda, aspecto ecográfico compatível com trombose segmentar da veia safena interna esquerda. Ausência de sinais ecográficos de trombose venosa profunda.

Conclusão do ecocolordoppler vascular

Trombose de aspecto agudo em veias musculares da panturrilha, fibulares, veias superficiais na região da panturrilha, veia safena magna nos segmentos da perna. Demais vasos sem anormalidades.

Conclusão da ultrassonografia vascular

Aspectos ecográficos sugestivos de: junção safena femoral incompetente bilateralmente; veia femoral superficial incompetente à esquerda; veia safena magna incompetente bilateralmente; junções safenopoplítea incompetentes bilateralmente; veia safena parva incompetente à esquerda; perfurantes de Boyd/Sherman bilateralmente; varizes presentes em ambas as pernas e coxas, bem como no joelho direito.

Resultado dos exames de sangue

Albumina sérica = 4,0 g/dℓ, hemoglobina = 13,5% e glicose = 98 mg/dℓ.

Cuidados prévios com a lesão

MSA afirma fazer limpeza da lesão com água e sabão após o banho e, a seguir, aplicar gaze umedecida com soro fisiológico. Para cobrir a úlcera usa óleo de girassol ou sulfadiazina de prata com cério.

Discussão do tratamento e evolução

Realizada a limpeza da úlcera com soro fisiológico morno em jato e aplicada placa de alginato de cálcio como cobertura primária e coberta com compressa estéril, como cobertura secundária; em seguida, feito enfaixamento com atadura de crepom da região do pé até abaixo da patela. MSA foi orientada a realizar trocas da cobertura secundária, caso percebesse marcas de umidade de exsudato, a fazer repouso com membros inferiores elevados 20 cm acima do nível do coração, tendo-se o cuidado de evitar flexionar o joelho. Após ser avaliada pelo médico dermatologista do serviço foi orientada a aplicar dexametasona creme nas áreas de eczema venoso.

Após 4 dias, a paciente retornou informando melhora da dor, classificando-a com escore 6. Apresentava regressão do edema e dermatite. Por causa dessa evolução foi implementada a terapia compressiva com bandagem inelástica com a confecção da bota de Unna.

Com 1 mês *de tratamento* (Figura 13.31), após 7 trocas da *cobertura de alginato de cál-*

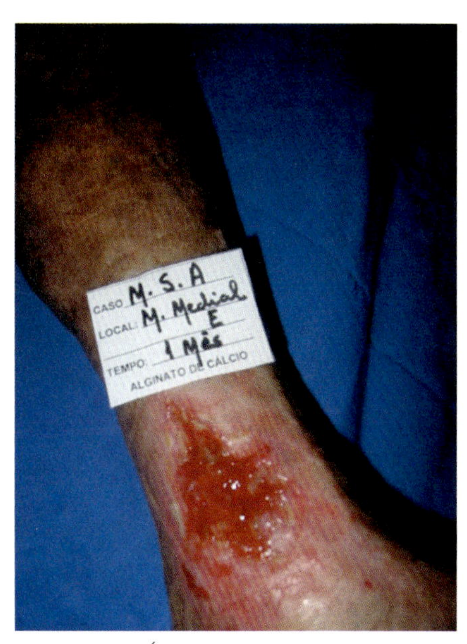

Figura 13.31 Úlcera após 1 mês de tratamento.

cio a cada 3 ou 4 dias, apresentou redução de 70% da quantidade de tecido necrótico e este, tinha aparência menos aderida. A dor havia regredido completamente; portanto, não era necessário o uso de analgésicos. Como iniciou com dermatite na região ao redor da lesão, optou-se pelo tratamento com a *cobertura de carvão com prata* e a manutenção da bota de Unna.

Após 2 meses de tratamento (Figura 13.32), período em que se usou cobertura de alginato de cálcio em 1 mês e cobertura de carvão com prata no outro, a lesão apresentava *área de 18,0 cm²*, (área inicial de 19,0 cm²) representando uma *redução de 5,3%* em 2 meses.

No *terceiro mês de tratamento*, em virtude da demora na redução da área lesionada a cobertura de carvão com prata foi substituída pela *placa de hidrocoloide*. Com *4 meses de tratamento e 1 mês de uso de hidrocoloide* (Figura 13.33) houve redução gradativa da área lesionada, observada a cada troca de curativo, chegando a *3,1 cm²* ao final deste período, representando uma *redução de 83,7%* em relação ao primeiro dia.

Com 4 meses e 15 dias de tratamento (Figura 13.34), em virtude da evolução da lesão, o médico angiologista responsável pela paciente *optou por realizar cirurgia para melhorar o retorno venoso.*

O procedimento cirúrgico ocorreu sem intercorrência e *no 8º dia de pós-operatório* (Figura 13.35) a paciente *retornou* ao serviço ambulatorial, para dar continuidade ao tratamento da úlcera que apresentava área de *0,64 cm²*, representando uma redução de 79% em relação à medida anterior a cirurgia. Durante as duas primeiras semanas manteve-se

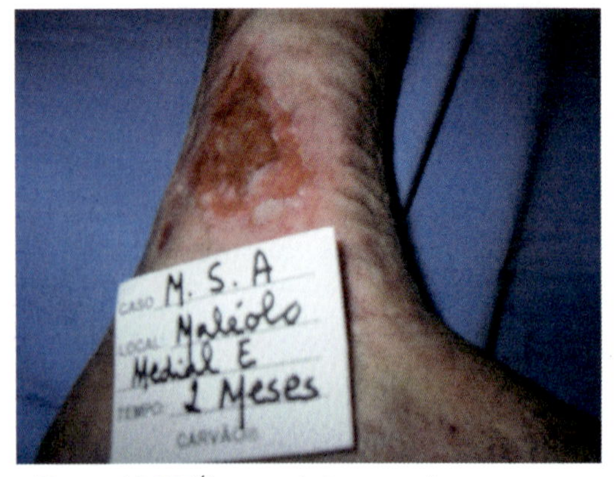

Figura 13.32 Úlcera após 2 meses de tratamento.

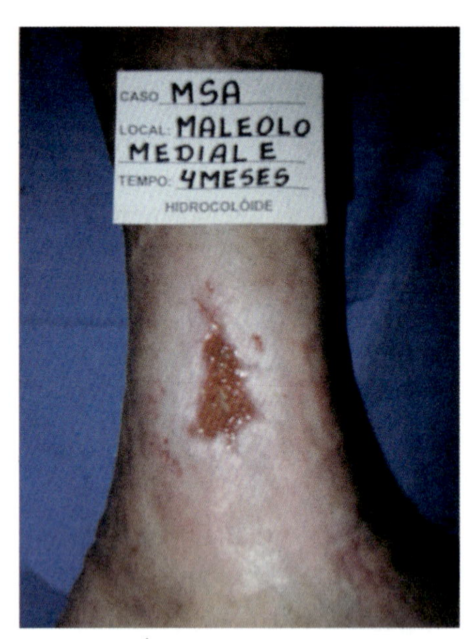

Figura 13.33 Úlcera após 4 meses de tratamento.

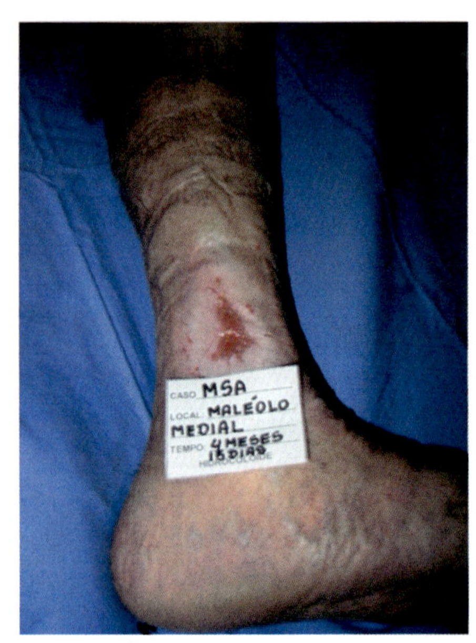

Figura 13.34 Úlcera após 4 meses e 15 dias de tratamento, antes do procedimento cirúrgico.

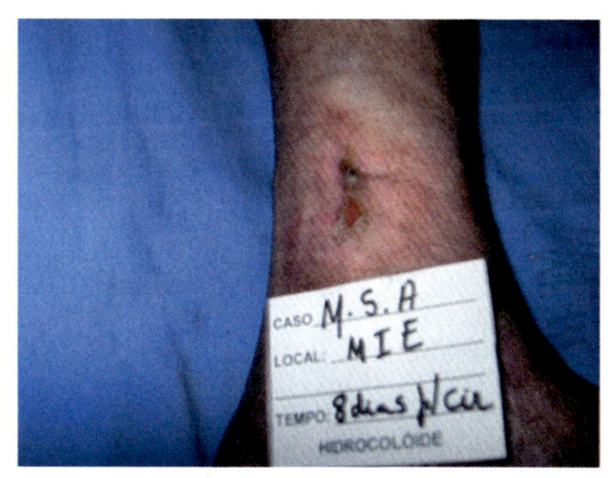

Figura 13.35 Úlcera no 8º dia de pós-operatório.

o tratamento com a cobertura de hidrocoloide placa e apenas enfaixamento da perna esquerda com atadura de crepom. Após este período, foi reiniciada a terapia compressiva com bota de Unna associada à cobertura de hidrocoloide.

MSA recebeu alta com a úlcera totalmente epitelizada após 6 meses de tratamento e 1 mês após a cirurgia, após adquirir a meia elástica de média compressão e receber orientações sobre como calçá-la e cuidados a serem adotados para evitar recidiva. A importância

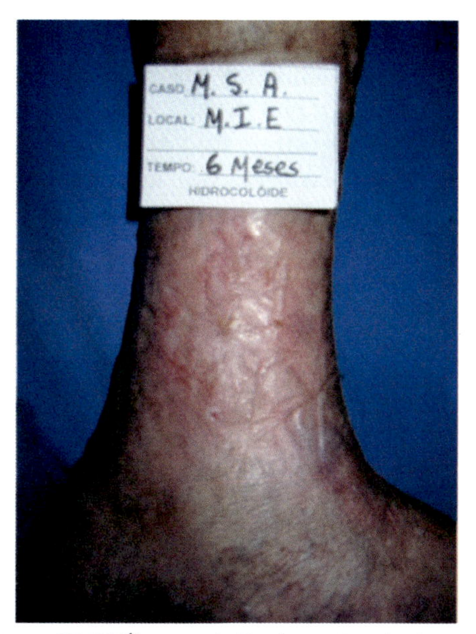

Figura 13.36 Úlcera epitelizada no 6º mês de tratamento e 1º mês de pós-cirurgia.

da aplicação diária do creme hidratante com ureia e sem perfume e a realização do repouso foi reforçada.

Caso 6 | TXS

A senhora TXS de 74 anos de idade foi admitida em um serviço ambulatorial com história de úlcera muito dolorosa localizada na região do maléolo lateral esquerdo que iniciou há 2 meses.

Relata ter submetido a perineoplastia aos 40 anos de idade e *há 9 anos tratou de hanseníase. É portadora de hipertensão arterial e leucemia mieloide crônica com trombocitose essencial*, diagnosticada há 2 anos. O primeiro agravo é tratado com enalapril, 20 mg/dia, hidralazina 50 mg e nifedipino 20 mg, ambos de de 8 e 8 h, e, para a trombocitopenia essencial, faz uso contínuo de 2 comprimidos de hidroxiureia de 500 mg/dia.

Nega etilismo e tabagismo. Afirma ser alérgica a fitas adesivas, iodo e penicilina.

Avaliação

Apresenta fácies desanimada e entristecida ao falar da evolução dos agravos, que acentua ao falar da lesão, principalmente da dor. Níveis pressóricos de 150 × 86 mmHg, normocárdica e normorrítmica, pulso apical de 74 bpm, eupneica, afebril, com sobrepeso caracterizado por índice de massa corporal de 28,4 kg/m^2.

Membros inferiores

Membros inferiores sem alterações tróficas e edema. Ausência de pelos. Extremidades pouco aquecidas, com perfusão capilar diminuída, principalmente à direita. Unhas espessas e amareladas. Pulsos pedial, tibial e poplíteo não detectados à palpação, em ambos os membros inferiores. Obtidas medidas de índice de pressão tornozelo/braço (ITB) de 0,4 e 0,7 nas pernas direita e esquerda, respectivamente.

Claudicação e dor

Relata dor tipo claudicação, presente há algum tempo, sem contudo precisar quando começou. Queixa-se de dor intensa na lesão, classificada com escore 10 na escala de dor de 0 a 10, principalmente à noite, o que a impede de dormir. A dor reduz de intensidade com o uso de codeína e tramadol.

Úlcera

Apresenta pequena lesão de formato circular, com área atual de 0,9 cm², profundidade não mensurável, com tecido necrótico amarelo de aspecto ressecado e aderido em toda extensão. Úlcera seca, com drenagem de pouco volume de exsudato seroso, sem odor desagradável. Ausência de sinais clínicos locais de infecção.

Resultado dos exames de sangue

Hemácias = 3,64 10^6/uℓ (↓), hemoglobina = 13,6 g/dℓ, hematócrito = 39,4%, plaquetas = 613.000/mm³ (↑).

Cuidados prévios com a lesão

Durante os 2 meses de existência da lesão, TXS usou sulfadiazina de prata creme e neomicina associada a bacitracina pomada para tratá-la, sem obter a redução da área lesionada ou da dor.

Discussão do tratamento e evolução

As *alterações observadas nos membros inferiores*, como a ausência de pelos, extremidades com temperatura e perfusão diminuídas, unhas espessas e amareladas, ausência de pulsos periféricos, além do relato de claudicação e dor na lesão que aumenta de intensidade quando eleva as pernas *são sugestivas de úlcera de etiologia arterial.*

As características da lesão: formato arredondado, pouco exsudado e presença de tecido necrótico seco, também *sugerem que a úlcera seja de etilogia arterial.* Este fato foi confirmado com o achado do *valor de ITB < 0,8* em ambos os membros inferiores. É importante destacar que o membro inferior esquerdo, onde se localizava a úlcera, apresentava uma melhor irrigação arterial, uma vez que o valor de ITB era maior (0,7). Este fato sugere o fechamento da lesão, mesmo com a possibilidade de um tempo prolongado para a obtenção da cura.

Além da irrigação arterial deficiente, foram identificados outros *fatores dificultadores do processo de cicatrização* como a tristeza e desânimo, o sobrepeso, a dor intensa, a redução do número de hemácias e os agravos associados, hipertensão arterial e leucemia mieloide crônica que apesar do uso contínuo de hidreia, apresenta número de plaquetas elevado o que aumenta o risco de formação de trombos e piora da lesão.

TXS foi orientada a *realizar caminhadas diárias*, inicialmente durante 10 min. Com a redução da dor, o tempo deveria ser aumentado progressivamente. Este cuidado tem por objetivo estimular a formação de vasos colaterais para melhorar o fluxo arterial nos membros inferiores. A paciente também foi orientada a manter os membros aquecidos com o uso de meias de lã.

Durante o tratamento houve *oscilação dos níveis pressóricos* que alcançaram até 200 × 100 mmHg. Constatou-se que a paciente fazia uso irregular dos anti-hipertensivos, inclusive deixava de tomá-los algumas vezes. Estas informações subsidiaram o modelo de orientação adotado para que a mesma compreendesse a importância de manter os níveis pressóricos controlados e estáveis para se obter a cura da lesão e evitar recidivas.

Para o tratamento tópico da lesão optou-se pelo uso de hidrocoloide placa em virtude da drenagem de exsudato seroso de pouco volume. Após 18 dias de tratamento a paciente mantinha fácies de sofrimento e queixa de dor intensa, classificada com escore 10. A lesão apresentou aumento da área (de 0,9 para 1,2 cm^2), apesar da epitelização nas bordas (Figura 13.37). Nesse dia, foi mantida a cobertura de hidrocoloide e implementado o enfaixamento com bandagem de lã e bandagem de crepom. O enfaixamento foi feito frouxamente, estendia do pé até abaixo do joelho e tinha por objetivo manter a perna esquerda aquecida. Ao retornar ao serviço após 2 dias mantendo o mesmo enfaixamento relatou melhora moderada da dor que foi classificada com escore 7 e a ferida aumentou os pontos de tecido de granulação (Figura 13.38).

Com a manutenção do tratamento com cobertura de hidrocoloide e enfaixamento com bandagem de lã e bandagem de crepom, a lesão foi reduzindo gradativamente até obter a cura após 3 meses e meio (Figuras 13.39 e 13.40).

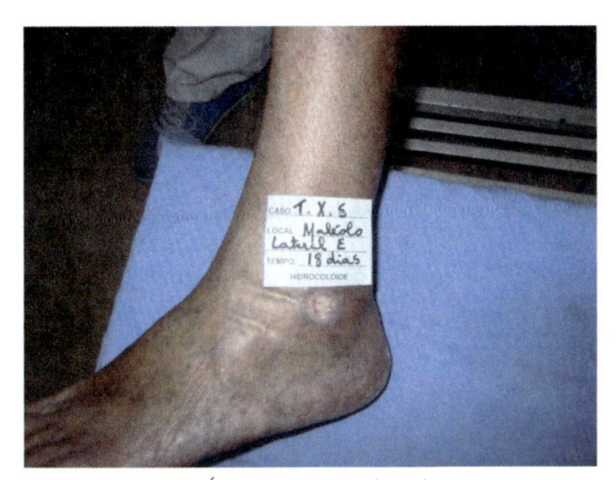

Figura 13.37 Úlcera após 18 dias de tratamento.

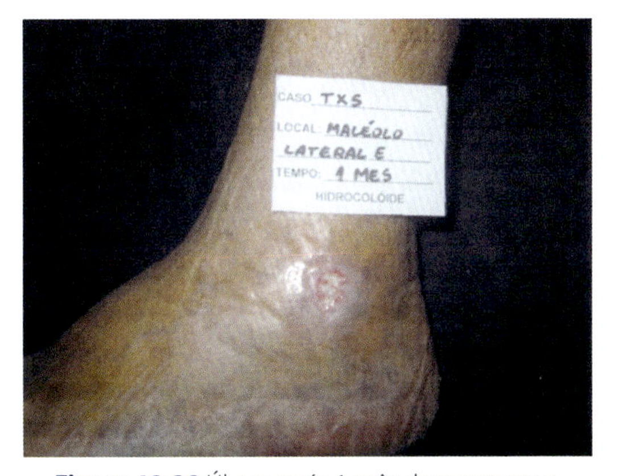

Figura 13.38 Úlcera após 1 mês de tratamento.

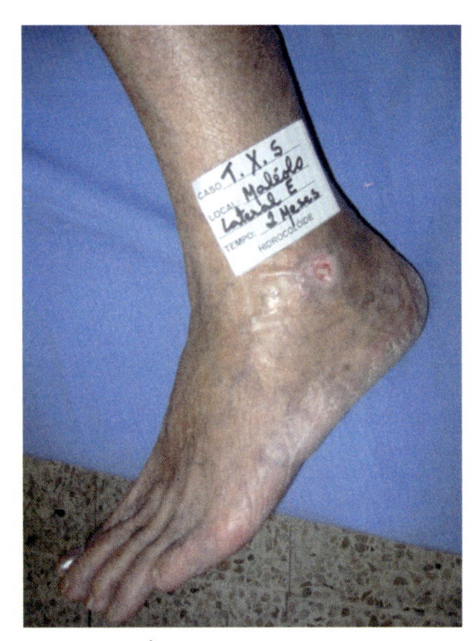

Figura 13.39 Úlcera após 2 meses de tratamento.

TXS recebeu alta com a recomendação de manter cuidados para evitar o aparecimento de novas lesões como caminhada diária, controle dos níveis pressóricos, evitar esfriamento dos membros inferiores e controle periódico com hematologista e angiologista.

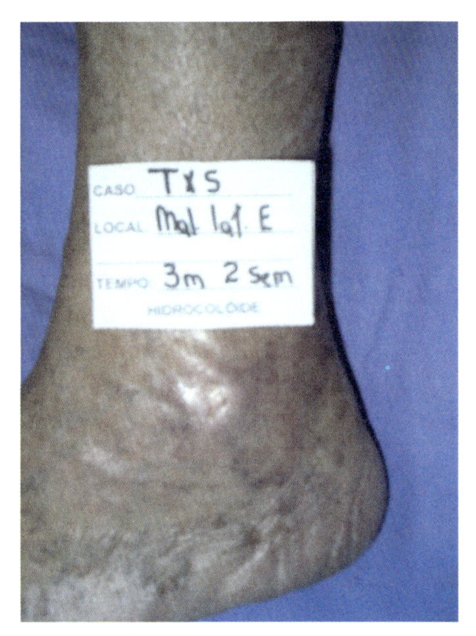

Figura 13.40 Úlcera epitelizada após 3 meses e 15 dias de tratamento.

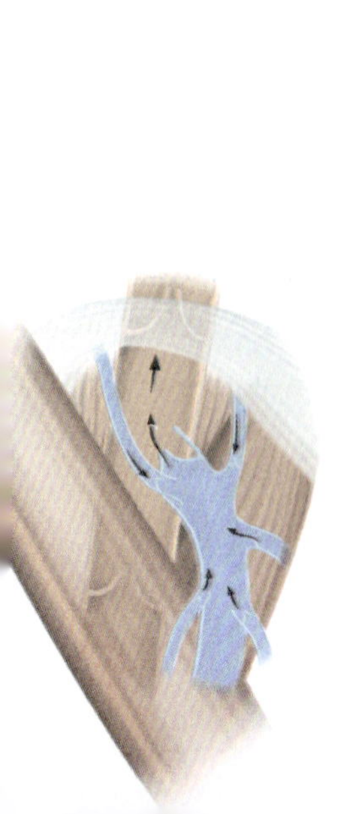

14 Casos Clínicos e Registros de Achados Referentes às Pessoas com Lesão Cutânea

Selme Silqueira de Matos, Daclé Vilma Carvalho,
Aidê Ferreira Ferraz e *Salete Maria de Fátima Silqueira*

No decorrer da vida, o desenvolvimento e a utilização da comunicação escrita adquirem maior importância pela própria necessidade de domínio da linguagem, leitura, processo de raciocínio, evolução clínica do paciente, análise da qualidade do processo assistencial, controle de custos, além de sua importância e aplicabilidade em organizações sociais.

A comunicação escrita manualmente sempre se mostrou falha por ser, em grande parte das situações, pouco ou totalmente incompreensível e por induzir os participantes das equipes multiprofissionais de saúde a erros no tratamento dos pacientes e a ruídos na comunicação. Estes, muitas vezes, resultam em conflitos e insatisfações para os profissionais, mas principalmente para as pessoas sob tratamento, quando sofrem sua interferência no cuidado à saúde.

Em sua evolução histórica e com o crescente desenvolvimento da tecnologia, a comunicação escrita se estabeleceu com um novo paradigma e passou a considerar a importância da utilização dos sistemas de informação para garantir a qualidade dos registros realizados pelos trabalhadores de saúde no campo assistencial. Esse processo, embora ainda de pouca acessibilidade pela maioria das instituições de saúde, e ainda pouco conhecido pelos profissionais da área, poderá possibilitar diminuição de erros nos tratamentos e maior qualidade na prática clínica.

Pesquisas têm evidenciado que a comunicação escrita manual já não satisfaz os enfermeiros e demais membros da equipe multiprofissional que querem fazer parte do grupo de profissionais aptos a utilizar os novos recursos tecnológicos de comunicação escrita, tornando sua prática clínica mais segura e eficaz. Ademais, a utilização dos "prontuários eletrônicos" – *softwares* – produz economia de tempo, em relação ao tempo demandado pela comunicação escrita manual, maior clareza e eficácia na comunicação escrita. Para tanto, é necessário, além da aquisição dos equipamentos e *softwares*, capacitar a equipe multiprofissional no uso deste instrumento de comunicação escrita.

Em conformidade com Santos *et al.*,[1] entre outros autores, enfermeiros relataram ter pouco conhecimento sobre sistemas de informação; insatisfação com o sistema manual de registro; necessidade de um sistema informatizado de registro do cuidado de enfermagem; desejo de utilizar um sistema de classificação em todas as fases do processo de enfermagem; dificuldades com os diagnósticos de enfermagem e o registro manual.[1]

Aplicando-se os achados dos autores mencionados ao tema deste capítulo, constata-se a necessidade de que os serviços de saúde, em todos os níveis e esferas de atuação, adotem os produtos da evolução tecnológica para registros das informações observadas, destacando-se em especial no atendimento às pessoas que convivem com lesões cutâneas. Tal tratamento necessita de acompanhamento rigoroso e detalhado, rico no registro das observações sobre a evolução das lesões e especificidades do tratamento no cotidiano.

No entanto, deve-se ressaltar que tão importante quanto esses pontos a serem registrados é a atenção dos profissionais enfatizando também os aspectos relacionados com as subjetividades das pessoas com lesões cutâneas agudas e crônicas. As características e evolução dos aspectos psicossociais e espirituais das pessoas que convivem com lesões cutâneas transcendem as esferas da objetividade exacerbada que tem caracterizado o trabalho em saúde e, por isso, merecem especial cuidado e atenção da equipe multiprofissional de saúde.

Peculiaridades da comunicação escrita no prontuário do paciente

A equipe de saúde dispõe de um instrumento de comunicação escrita de enorme valor: *o prontuário do paciente*, que representa um mecanismo de troca de informações entre os membros da equipe e, quando usado adequadamente, possibilita a continuidade do cuidado e a avaliação da assistência, além do seu aspecto legal.[2] A mesma autora afirma que muito se tem discutido sobre os direitos do paciente, inclusive os de receber informações compreensíveis, suficientes e continuadas sobre o seu diagnóstico e processo terapêutico. Quanto a isso, ressalta-se que o paciente tem direito também de livre acesso ao seu prontuário, a fim de que conheça toda a realidade do seu processo saúde-enfermidade, o que somente será possível se os registros forem dotados de clareza, legibilidade e linguagem compreensível.

Além disso, deve-se realçar que o prontuário é um instrumento legal cujos registros podem ser utilizados em processos judiciais e também em processos junto às entidades de classes para apuração de erros, negligências, questões éticas, dentre outras. Vê-se, portanto, que sua importância transcende o "dever de registrar a realização de procedimentos ou prescrições", e evidencia que tem que conter todas as informações sobre os procedimentos técnicos e administrativos relacionados com os cuidados prestados às pessoas com qualquer tipo de agravo à saúde, assim como suas reações e evolução, assinatura e registro profissional do responsável pelo respectivo procedimento, observação e registro.

A relevância da comunicação escrita se revela também em todos os níveis da atenção à saúde. O Sistema Único de Saúde (SUS), por exemplo, tem como princípio de sua organização a exigência do processo de registro. Isso se deve à necessidade de informações seguras para que o paciente seja encaminhado aos serviços de atendimento secundários e terciários e, em seguida, volte com encaminhamento e informações registrados para o seu centro de atendimento primário. Este é o princípio de referência e contrarreferência.

A escrita da *comunicação formal* deve obedecer a regras gramaticais, o que evita erros de sintaxe, pontuação e ortografia, palavras e frases obscuras ou de duplo sentido e empregar expressões persuasivas, isto é, expressões cujos resultados finais demonstrem saldos socialmente positivos.

Na área da saúde, essa comunicação ou os registros devem ser objetivos, completos, desprovidos de impressões pessoais generalizadas, compreensíveis por todos a que se destinam.

É necessário, portanto, buscar relacionar o conhecimento teórico com as experiências vivenciadas pela reflexão, entendimento, descoberta e imaginação, que são enriquecidos pelos trabalhos práticos e literários. Fecha-se, assim, o processo de pensar, conhecer e escrever.[3]

A incorporação da gestão da qualidade nas organizações prestadoras de serviço de saúde é um fator essencial para a sua sobrevivência e evidencia a necessidade dos profissionais refletirem e reverem os seus valores, as questões teóricas que asseguram as boas práticas no processo de trabalho.

Referências internacionais e nacionais relativas às anotações de enfermagem nos prontuários dos pacientes pontuam as dúvidas e as incertezas quanto à qualidade e à validade dos registros, bem como o modo como têm sido conduzidas até o momento.[4,5,9]

A informação é um requisito essencial para a prestação da assistência e gestão eficazes na atenção à saúde. O registro clínico no prontuário é o principal veículo de comunicação de informações sobre o paciente entre os membros da equipe multiprofissional de saúde e uma ferramenta importante para a avaliação da qualidade dos serviços de saúde. Para tanto, deve conter as observações sobre a situação do paciente, as intervenções realizadas e os resultados obtidos.[6]

De acordo com Alfaro-Lefevre,[7] Matos,[8] Carvalho,[9] COREN-MG[10] e Rodrigues,[11] os registros ou anotações de enfermagem visam aos objetivos apresentados no boxe abaixo.

Objetivos dos registros e anotações de enfermagem no prontuário do paciente

- Comunicar os cuidados prestados ao paciente para os profissionais envolvidos
- Auxiliar na identificação dos padrões de resposta e as modificações no estado do paciente
- Proporcionar uma base para avaliação de aspectos positivos ou negativos da assistência, a pesquisa e a melhoria da qualidade do cuidado
- Disponibilizar um documento legal que possibilite ser usado, se necessário, na justiça para avaliação do cuidado prestado
- Proporcionar comprovação para fins de repasse financeiro de seguros às instituições de saúde
- Conter subsídios para possibilitar a continuidade do planejamento dos cuidados de enfermagem nas diferentes fases e para o planejamento assistencial da equipe multiprofissional
- Possibilitar e favorecer elementos administrativos, legais, de ensino e de pesquisa.

Entre os princípios da comunicação escrita preconizados por Blikstein,[12] e Matos e Carvalho,[5] podem-se destacar os seguintes:

- Toda comunicação escrita deve gerar uma resposta a uma determinada ideia ou necessidade que temos em mente
- A comunicação escrita será correta e eficaz se produzir uma resposta igualmente correta
- Resposta correta é a que esperamos, isto é, aquela que corresponde à ideia ou necessidade que temos em mente
- Para avaliarmos a correção e a eficácia de uma comunicação escrita, temos de verificar, sempre, se houve uma resposta ou se a ela corresponde à ideia ou necessidade que queremos passar para o leitor

- Escrever bem significa comunicar-se bem, ou o mesmo que tornar o pensamento comum
- A comunicação escrita deve ser suave e persuasiva. Escrever bem é também persuadir.

Os princípios específicos da comunicação escrita são fundamentados nos elementos do processo de comunicação escrita esquematizados na Figura 14.1.

Silva[2] afirma que a escrita deve representar sempre um pensamento mais elaborado, uma vez que podemos filtrar a emoção e a espontaneidade.

Assim, uma palavra ou expressão usada em um determinado contexto não pode ser simplesmente "recortada" e aplicada em outro, ou seja, partes de um texto não podem ser utilizadas fora de um contexto específico. Por essa razão, deve-se dar atenção à escrita, agindo de modo consciente e criterioso ao utilizá-la em qualquer situação e, em especial, no tratamento e no acompanhamento da evolução das pessoas com lesões cutâneas.

Acompanhar a evolução das pessoas é muito diferente de apenas registrar aspectos da evolução física e dos procedimentos relacionados com a lesão cutânea no prontuário. Esse acompanhamento transcende esse olhar e pressupõe interações dos profissionais de saúde com as pessoas em tratamento, considerando-se também a rede social de suporte em que se encontra inserido. Portanto, o processo de tratamento das lesões exige estar atento ao estado emocional do paciente e seus familiares, provendo-lhes a assistência integral e humanística indispensável para caracterizar a excelência da assistência de enfermagem e a atuação da equipe multiprofissional, em toda a sua dimensão.

Ruídos ou interferências na comunicação escrita

De acordo com Blikstein[12] e Carvalho[9] existem, no mínimo, três tipos de interferências, fatores prejudiciais à comunicação escrita, como apresentado na Figura 14.2.

Técnicas de comunicação

Das técnicas de comunicação escrita propostas por Blikstein,[12] Bachion[13] e Matos e Carvalho[5] na Figura 14.3 são ilustradas aquelas comuns aos autores e aplicáveis à área da saúde.

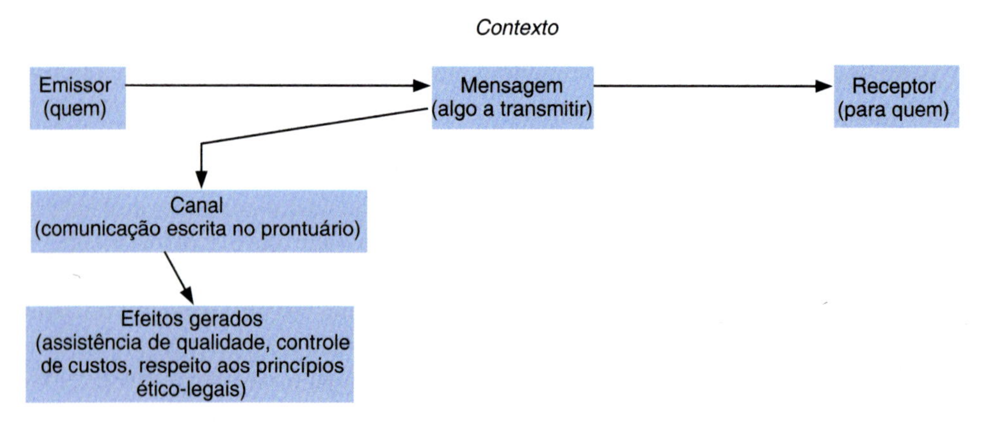

Figura 14.1 Elementos específicos do processo de comunicação escrita.

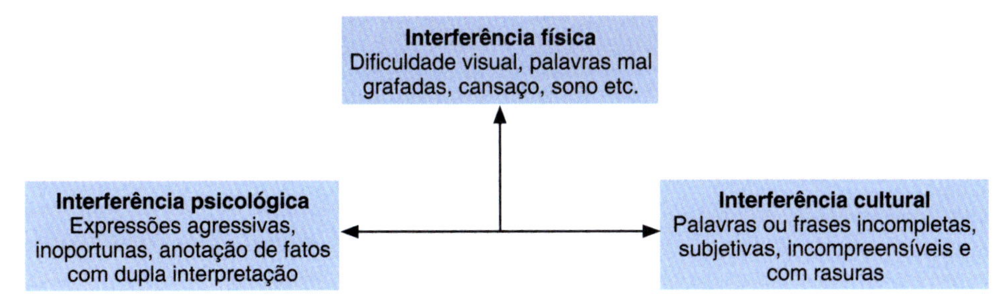

Figura 14.2 Tipos de interferências mais frequentes na comunicação escrita.

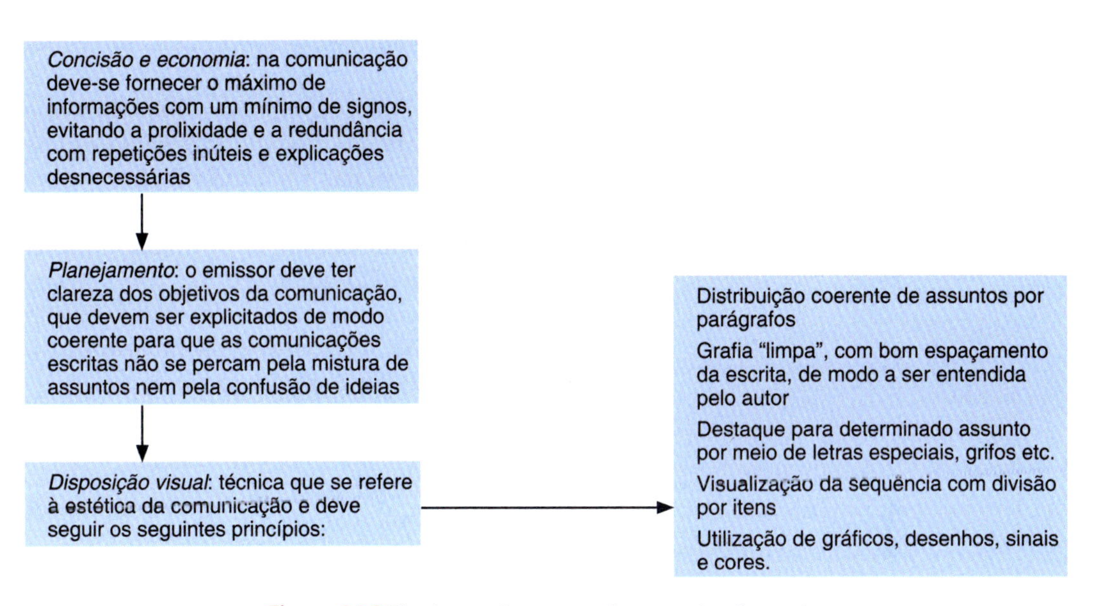

Figura 14.3 Técnicas mais comuns de comunicação escrita.

Estratégias para mudanças positivas na comunicação em geral

Para que haja relativa eficácia no modo de abordagem ou de relato dos fatos, devem-se desenvolver a capacidade de interação intergrupal e a capacidade de crítica e de observação.

Em geral, as estratégias que podem provocar mudanças de atitude nos discentes e na equipe de enfermagem, por isso Blikstein,[12] Stefanelli,[14] Matos e Carvalho,[5] Silva[2] sugerem estratégias que propiciam uma comunicação escrita eficaz sintetizadas no boxe adiante.

Assim, é evidente que os profissionais de saúde possam aprender a pensar e agir em situações complexas. Devem ter oportunidades de desenvolver habilidades que exijam mais do que registrar o resultado de seus estudos ou ações.

Portanto, esses profissionais devem ser motivados a construir o seu próprio conhecimento, mediante leitura de relatórios e prontuários, observações e ações desenvolvidas junto aos pacientes, comunicação com a equipe multiprofissional, da leitura de textos, sistematização dos conteúdos e discussão em grupo. Essas estratégias propiciarão a esses profissionais facilidades de expressão do raciocínio, compreensão, tomada de decisões e aprimoramento da capacidade de síntese.

Síntese das estratégias para uma comunicação escrita eficaz

- Conhecer os componentes do processo de comunicação
- Conhecer os contextos social, cultural e profissional
- Tornar comuns as ideias e as necessidades, não perdendo de vista os objetivos, estruturando o raciocínio de maneira coerente e usando um vocabulário que esteja ao alcance de todos
- Persuadir, usando expressões que despertem no leitor o interesse para gerar respostas
- Analisar os assuntos a partir de uma realidade, ou seja, a partir de problemas, causas, consequências e soluções viáveis
- Ser objetivo, suavizando a carga de informações, construindo frases e parágrafos curtos, com letra legível e ortografia correta
- Demonstrar consciência crítica da situação estudada
- Verificar sempre se a comunicação escrita foi compreendida e se houve resposta
- Ser um bom ouvinte, o que faz do profissional um bom comunicador
- utilizar "modelos escritos" para mensurar e avaliar as comunicações escritas e as ações executadas
- Praticar auditorias com padrões preestabelecidos
- Certificar-se de que o seu comportamento apoia sua comunicação escrita.

A comunicação adequada, segundo Silva,[15] é aquela que procura atingir objetivos definidos para a solução dos problemas detectados.

Na área da saúde, a possível intercorrência de fatores ligados ao processo de comunicação, aliada ao estresse pelo convívio com o sofrimento, a dor e a morte, levam a distorções na interação e na comunicação entre profissionais e acadêmicos, dificultando, ainda mais, o registro de suas ações pela escrita. Isto se observa principalmente nas condições adversas de trabalho em extensos plantões noturnos da equipe de enfermagem.

Algumas metodologias de ensino devem ser utilizadas quando se tem por objetivo desenvolver a capacidade de: observar, analisar, teorizar, sintetizar, aplicar e transferir o aprendido. Essas metodologias também podem ser aplicadas no aprimoramento da comunicação escrita.[5,8,9]

Na Figura 14.4 são apresentadas algumas competências exigidas dos profissionais de saúde para a elaboração do registro completo e adequado dos achados dos pacientes com lesão cutânea e para a elaboração de relatórios ou comunicação escrita de suas ações em geral.

As observações, as ações e as intervenções realizadas e os resultados obtidos junto aos pacientes devem compor os dados clínicos e outros insumos e comunicados para a equipe multiprofissional. Na Tabela 14.1 são apresentadas sugestões de dados referentes ao procedimento realizado no tratamento da lesão e à avaliação da mesma. Essas informações devem ser registradas no prontuário do paciente. A elaboração da Tabela 14.1 foi pautada na Deliberação 65/00 do COREN-MG[16] que dispõe sobre as competências dos profissionais de enfermagem na prevenção e tratamento das lesões cutâneas.

A deliberação COREN-MG 135/00[17] normatiza no Estado de Minas Gerais os princípios gerais para ações que constituem a documentação de enfermagem que inclui a anotação de enfermagem e o processo de sistematização da assistência de enfermagem.

Nesse documento considera-se que a anotação de enfermagem constitui parte integrante do registro de Enfermagem e deve incluir todos os eventos importantes que ocorrem no dia a dia do cliente. Enquanto o processo de sistematização da assistência de enfermagem direciona o registro ordenado da assistência prestada, conforme metodologia previamente estabelecida, e determinação legal na Lei 7498/86, Artigo 11, Inciso I, Alínea J; Decreto 94.406/87, Artigo nQ 8, Inciso I, Alínea F.

Os profissionais devem anotar informações subjetivas e objetivas, problemas/preocupações do cliente, sinais e sintomas, evento ou mudança significativa do estado de saúde, cuidados prestados, ação e efeito das intervenções de Enfermagem baseadas no plano de cuidados e respostas apresentadas.

A anotação pode ocorrer sempre que ações de assistência forem executadas, mantendo o planejamento de Enfermagem atualizado em impressos próprios, segundo modelo adotado na instituição de saúde.

O registro deve ser feito de forma clara e objetiva, incluindo data e horário específico, identificação (nome do responsável, COREN-MG e carimbo) do profissional de enfermagem que faz a anotação. O registro manual deve ser feito com letra legível, sem rasuras. Na vigência de uma anotação incorreta, colocar entre vírgulas a palavra digo e anotar o texto correto. Em caso de registro eletrônico, atualmente o mais usado, deve-se atentar em não "copiar e colar" dados indevidos.

Na Tabela 14.2 estão sugestões de dados que devem ser registrados no prontuário manual ou eletrônico.

O desenvolvimento de uma comunicação escrita compatível com o meio e as circunstâncias, mediante múltiplos recursos e princípios, bem como o processo psicológico na intersubjetividade existente nos grupos requer a capacitação de docentes, enfermeiros assistenciais e técnicos de enfermagem. Para tanto, deve-se considerar o contexto de pessoas que se comunicam em situações complexas e na ampla diversidade cultural.

Essa preparação é fundamental para que possamos evitar, conforme sublinha Silva,[2] transmitir nossas emoções pela palavra escrita e suas pontuações, ao elaborarmos registros formais, técnicos e científicos de nossas ações de enfermagem.

Considerações finais

A comunicação escrita das ações de enfermagem, independentemente das filosofias e

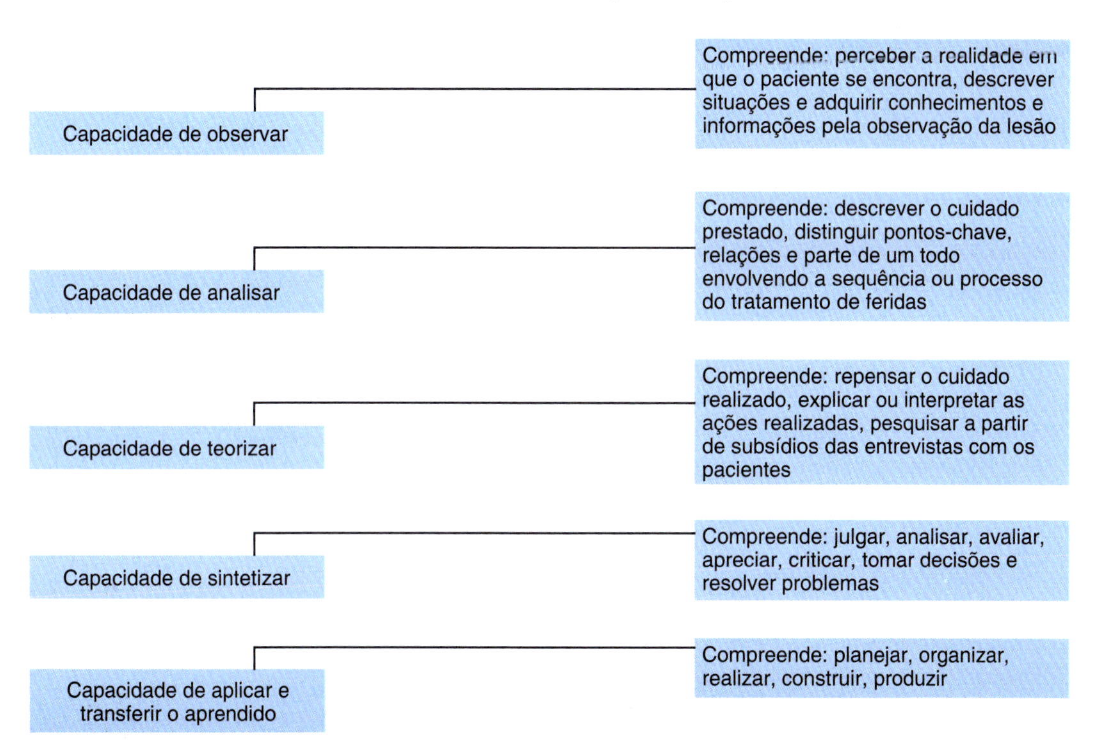

Figura 14.4 Competências exigidas para elaboração do registro dos achados clínicos e psicossociais dos pacientes.

Tabela 14.1 Dados referentes ao procedimento de curativo e lesão cutânea – Belo Horizonte, 2011.

Tratamento de lesões cutâneas	*Horário* da atividade ou ação realizada	*Características da lesão*	Tecido de *granulação*
	Motivo da ação realizada		Tecido de *epitelização*
	Condições gerais do paciente		Tecido *necrótico*
Classificação da lesão	*Pequena*: < 50 cm²	Profundidade da lesão	*Superficial*: até a derme
	Média: > 50 cm² e < 150 cm²		*Profunda superficial*: até o subcutâneo
	Grande: > 150 cm² e < 250 cm²		*Profunda total*: músculos e estruturas adjacentes
	Extensa: > 250 cm²		
Comprometimento tecidual	Epiderme	*Exposição de estruturas anatômicas*	Músculos
	Epiderme e derme		Tendão
	Epiderme, derme e subcutâneo		Vasos sanguíneos
	Epiderme, derme, subcutâneo e tecidos adjacentes		Osso
Aspecto do exsudato	Seroso	*Presença de microrganismos*	Colonização
	Serossanguinolento		Colonização crítica
	Sanguinolento		Infecção
	Purulento		
Tempo de existência	Aguda	*Medicações e coberturas em uso*	Conforme avaliação e prescrição
	Crônica		

Tabela 14.2 Dados a serem registrados no prontuário do paciente – Belo Horizonte, 2011.

Anotações diárias em relação a:
• Entrevista
• Exame físico
• Lesões
• Cateteres e drenos
• Sinais/sintomas (dor, outros)
• Procedimentos de enfermagem e de outros profissionais
• Exames/tratamentos realizados (exames laboratoriais e raios X, hemotransfusão e outros, quando necessário)
• Terapêutica medicamentosa
• Controles (drenos, cateteres)
• Transferências
• Encaminhamentos
• Intercorrências e providências tomadas (identificação de alergias)
• Medidas de segurança (restrições)
• Cuidados no pré e no pós-operatório
• Condutas adotadas quanto a limpeza, coberturas e desbridamentos, quando necessário

das teorias de enfermagem adotadas na instituição, constitui-se em uma tarefa essencial, uma vez que tem múltiplas utilidades. Entre elas destaca-se a avaliação dos cuidados prestados ao paciente em tratamento de lesões cutâneas.

A comunicação escrita é um instrumento que pode ser usado não apenas para a comunicação pessoa a pessoa, mas também, na comunicação institucional, uma vez que para que algo seja de fato compreendido, é necessário ter a habilidade de expressar nosso entendimento com nossas próprias palavras.

Assim, quando se enfatiza a importância de o profissional de saúde "aprender" comunicação escrita no prontuário do paciente, entende-se que este deve buscar informações, rever a própria experiência junto ao cliente, adquirir atitudes e comportamentos.

A comunicação escrita, implica despertar no profissional o interesse pelo registro de suas ações junto ao paciente e o empenho no seu desenvolvimento pessoal, na arte de escrever.

É importante enfatizar ainda que lidar com pessoas que têm lesões cutâneas requer muita sensibilidade, competências interpessoais e uma habilidade que ultrapassa a comunicação convencional, sobretudo no caso daquelas com lesões crônicas, um olhar assustado, a expressão facial do profissional de saúde para a região ou membro acometido, ou pode ter inúmeros significados para o paciente, tais quais repulsa ou nojo, entre outros. Desse modo, é fundamental o aprendizado da comunicação não verbal, em que as expressões e gestos podem significar muito mais para o paciente do que a comunicação verbal. Muitas vezes, situações como estas, implicam na não adesão do paciente ao tratamento proposto. Por isso, é importante que desde o primeiro contato do paciente com o serviço ocorra a interação efetiva entre paciente e profissional e/ou equipe de saúde e, assim, tornar-se-á possível que estes registrem as manifestações do paciente com fidedignidade.

Referências

1. Santos SR, Paula AFA, Lima JP. O enfermeiro e sua percepção sobre o sistema manual de registro no prontuário. *Rev Latino-Am Enferm* 2003;11(1):1-9.
2. Silva MJP. *Comunicação tem remédio: a comunicação nas relações interpessoais em saúde.* 2 ed., São Paulo: Editora Gente, 1996.
3. Pereira RCJ. Refletindo e escrevendo sobre as experiências vivenciadas no contexto da Escola e do Cuidado. *In*: Waldow VR, Lopes MJM, Meyer DE. *Maneiras de cuidar, maneiras de ensinar: a enfermagem e a prática profissional.* Porto Alegre: Artes Médicas, 1995:135-149.
4. Fernandes R. Processo de enfermagem: tomada de decisão e anotações de enfermagem. *Rev Med HU-USP* 1993; 3(1/2):35-9.
5. Matos SS, Carvalho DV. A comunicação escrita das ações de enfermagem. REME rev. min. enferm. 2002; 6(1/2):7-15.
6. Pan American Health Organization. *Building standard-based nursing information systems.* Washington DC: PAHO, c 2001.
7. Alfaro-Lefevre R. *Aplicação de processo de enfermagem: um guia passo a passo.* 4 ed., Porto Alegre: Artes Médicas Sul, 2000.
8. Matos SS, Carvalho DV. A comunicação escrita das ações de enfermagem: uma contribuição ao ensino da graduação. (Dissertação de Mestrado apresentada à EEUFMG.) Belo Horizonte, 1997.
9. Carvalho, EC, Ferraz AEP. GIR, E. O ensino de Comunicação nas Escolas de enfermagem no Brasil. In: Simpósio Brasileiro de Comunicação em Enfermagem, 1988; Ribeirão Preto. Anais...Ribeirão Preto: Escola de Enfermagem da USP, 1988. p.96-108.
10. Conselho Regional de Enfermagem. Legislação e normas ano 12:1 Belo Horizonte. COREN-MG, 2010:100.
11. Rodrigues V *et al.* Glosas hospitalares: importância das anotações de enfermagem. *Arq Cienc Saúde* 2004; 11(4):210-4.
12. Blikstein I. Técnicas de comunicação escrita. 5 ed., São Paulo: Ática, 1987. 98p.
13. Bachion, MM. Comunicação interpessoal: ensino de algumas habilidades desejadas. 1994. 141p. Tese (Doutorado). Escola de Enfermagem de Ribeirão Preto, Universidade de São Paulo.
14. Stefanelli MC. *Comunicação com o paciente: teoria e ensino.* São Paulo: Robe, 1993. 167p .
15. Silva MJP. O papel da comunicação na humanização da atenção à saúde. *Rev Bioética,* 2002; 10(2):73-88.
16. Conselho Regional de Enfermagem, Deliberação 65/00. Competências dos profissionais de enfermagem na prevenção e tratamento das lesões cutâneas. Belo Horizonte: COREN-MG, 2000:75-80.
17. Conselho Regional de Enfermagem; Deliberação 135/00. Princípios gerais para ações que constituem a documentação da enfermagem. Belo Horizonte: COREN-MG, 2000:81-82.

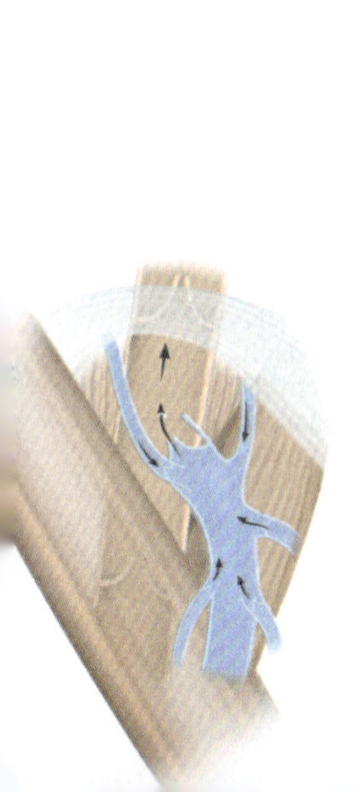

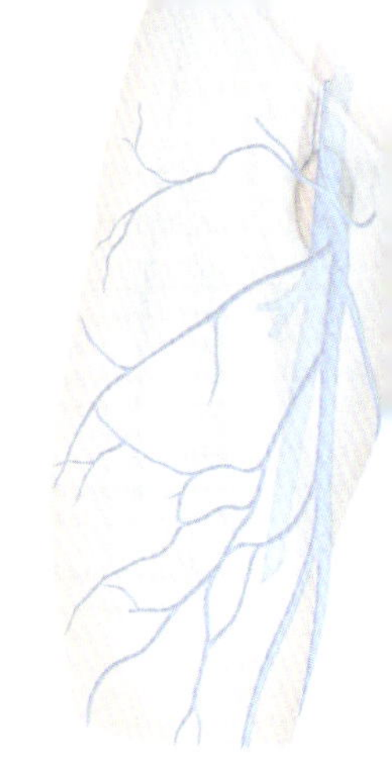

Índice Alfabético

■ U

■ V

Impressão e Acabamento

GRÁFICA IDEAL
J. CAPRINI GRÁFICA E DITORA LTDA.
Tel/Fax: (19) 3729-3030

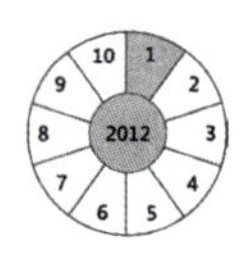

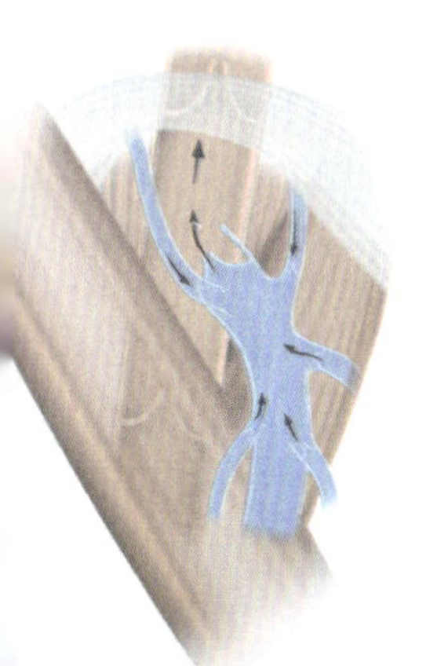